GENIUS LIFE

ジーニアス・ライフ

万全の体調で生き抜く力

マックス・ルガヴェア
Max Lugavere〔著〕
江口泰子〔訳〕

東洋経済新報社

母のKathyに捧ぐ。愛してる。会えなくて寂しいよ。

Published by arrangement with Harper Wave,
an imprint of HarperCollins Publishers, through
Japan UNI Agency, Inc., Tokyo

ジーニアス・ライフ　目次

第2章　ジーニアス・ライフの基盤②体内時計をコントロールする
あなたの体内時計を正しく整える方法……71

第3章　ジーニアス・ライフの基盤③自然界とのつながりを取り戻す
ビタミンDをつくり出し、最大限活用する方法……105

第4章　ジーニアス・ライフの基盤④からだを動かさない生活をやめる

からだと脳のための5つのエクササイズ

第5章 ジーニアス・ライフの基盤⑤有害な化学物質を避ける

第6章 ジーニアス・ライフの基盤⑥心の健康と幸せを手に入れる

高まるいっぽうのストレスと不安を緩和する方法

第7章 最高の体調のための、積極的な予防策を取り入れる
初心者のためのジーニアス・ライフ実践法……287

【免責・注意事項】

本書に記載されている内容は、著者が論文や書籍などから得た、また著者自身の経験や専門家等へのヒアリングに基づいた著者の意見と考えです。本書に記載されている情報の使用や適用の際には各人の状況に十分配慮されるとともに、かかりつけ医、専門医のアドバイスに従っていただき、それにより生じたいかなる損害や傷害、リスク等の結果に対し、著者、訳者、および出版社はいっさいの責任を負いかねます。

また翻訳書という性質上、本書で取り上げている個別の事例、食品、エクササイズ等に関するお問い合わせにはお答えすることができませんので、ご了承ください。

まえがき——母とのアルツハイマー闘病から学んだこと

健康だった私の母は、長生きの条件をすべてクリアしているように思えた。体重は適正で、お酒は飲まない。生まれてこのかた、タバコも吸ったことがない。野菜やフルーツをたくさん食べ、穀物食品も低脂肪で無塩の〝心臓にいいもの〟ばかり選んでいた。

だから、2010年に58歳になった母の行動が少しおかしくなった時には、家族みんなが驚いた。

最初の違和感は些細なものだった。だがそのうち、徐々にはっきりしてきた。私は母と一緒にキッチンに入るのが好きだった。そして、いつものように母と食事の準備をしていた時のことだ。母は簡単なことができなくなっていた。たとえばキッチンバサミを渡してほしいと頼んでも、すぐには対応できない。そんな姿を見て、変だとは思ったが、家族のなかに脳の疾患をわずらった者はいない。きっと母も歳をとったのだろうと、その時の私は思った。

事態が少々深刻になったのは、母が私たちに、ニューヨーク市内の医師に診てもらったと言った時だった。だが、母の説明では詳しい事情はわからなかった。不安ととまどいのなかで、母自身も混乱していたに違いない。

2011年8月、私たち家族はオハイオ州にあるクリーブランド・クリニックの予約を取り、私が母に付き添った。専門的な検査を次々に受けたあと、神経科医はカルテから目をあげて、一種のパーキンソン病のようですね、と告げた。そして処方箋を手渡すと、「お大事に」と言った。

その夜、私はインターネットに接続して、私たちの世代の誰もがそうするように、〝現代の賢人〟にご神託を仰いだ。そう、グーグルで検索したのだ。すると母が処方された薬には、パーキンソン病だけではなく、アルツハイマー病の薬も含まれていることがわかった。

でも、なぜアルツハイマー病なのか。母は死んでしまうのか。息子の私が誰か、わからなくなってしまうのだろうか。

いろいろな疑問が頭のなかでぐるぐるとまわりはじめ、恐怖や無力感が膨れ上がり、溢れ出た。心臓が早鐘を打ち、目の前が真っ暗になる。激しい耳鳴りがする。私はパニック発作に襲われたのだ。世界でいちばん大切な母の身になぜそんなことが？　しかも、家族がすぐそばについていながら。なにかできることはないのか。どうすれば母を救えるのか。

次の日、ニューヨークに戻った私たちは、あちこちの病院の予約を取った。私は必ず母に付き添った。ジャーナリズムの世界にいて、私がなにか学んだことがあるとすれば、それは質問の仕方だった。だが、必死で質問をくり出した私たちが得たのは、たいてい診断結果と「お大事に」という素気ない言葉だけだった。新しい薬が追加されるか、投薬量を増やすように指示されることも多かった。

落胆しながらも希望は失わず、母と私は答えを求め続けた。私は調べ物を続け、医師の予約を取り続けた。母は毅然としていた。「これまでこうやって生きてこられて、とても幸せよ」母はいつもそう言うのだった。

すべてを失っていく母の姿を見て思うこと

母の症状は徐々に悪化し、特に思考能力が衰えた。アルツハイマー病では記憶力に障害が出る。歩道に描かれたチョーク絵のように、記憶が消えてしまうのだ。母の場合はそれよりもっと緩慢に、じわじわと真綿で首を絞めるように知力が奪われていくようだった。中身のある会話や、表現力豊かなコミュニケーションが困難になり、話しはじめるとすぐに、なにを言おうとしていたのか、わからなくなるようだった。

視界にも異常が現れた。母がそこにないものを――母にとっては〝そこにあるはず〟だが、どれだけ手を伸ばしても届かないもの〟を――摑もうとしている姿もよく見かけた。母は読書好きだった（本を蒐集していた）が、それも諦めなければならなくなった。習慣的な行動にも苦労し、トイレやシャワーの仕方、食事、電話の取り方まで〝忘れてしまった〟。ドアを開けることさえ困難になった。そして、もちろん母をひとりにはしておけなくなった。

動作にも支障をきたした。動きが鈍くなり、からだが弱って、筋肉がこわばり、姿勢も不安定になった。家族か介護者の助けがなければ、立ったり座ったり、いろいろな動作もできなくなってしまったのだ。

私はいつも母の薬をピルケースに入れていた。1日分の薬が十数種類にのぼった時期もある。母のためとはいえ、薬物治療のせいで症状は悪化するいっぽうに思えた。私はパステルカラーの錠剤を見つめながら、しばしばこう考えていた。この薬のせいで、母はますます衰弱しているのではないか。母に薬を飲ませながら、私は母を騙しているような気がしてならなかった。だが、薬物治療のほかになにができたというのか。

2018年9月の労働者の日に、母の身にまたもや重大な出来事が起きた。仕事でロサンゼルスに滞在していた私のもとに、弟から連絡が入ったのだ。

「母さんが救急室に運ばれた」

「えっ、どういうことだ?」私は訊ねた。つい数日前に、病院に連れて行ったばかりだというのに。その時も確かに食欲は落ち、認知能力も衰えていた。だが、特に変わったことはなかったはずだ。

「肌が黄色くなった」弟が言った。そして心配になって、医師に連絡したのだという。

「どこが悪いって？」

「わからないと言ってる」弟が答えた。「胆石じゃないかと言うんだけど……」

最後まで聞くのももどかしく、私は電話を切り、なるべく早い飛行機の予約を取り直した。

「今度はなんだっていうんだ？」家に着くまで私は不安で仕方なかった。

次の日、私が救急室に入ると、母は意味不明なことを言い、確かに肌が少し黄色かった。医師は母の腹部のＭＲＩ検査を終えたところだった。

胆石であれば、黄疸《おうだん》を起こす理由にも納得がいく。だが、診断結果はそれよりもはるかに悪いものだった。腫瘍だという。膵《すい》臓の膵頭部と呼ばれる膨らんだ部分に腫瘍ができ、胆管を圧迫していた。そのため、血液中にビリルビン（尿の黄色い色素）が増加して、皮膚や白目の部分が黄色く染まっていたのだ。膵がんはすでに転移しているらしい。

医師が母の胆管にステントを挿入し、私たちはいったん家に帰った。1～2日後には黄疸も治まった。母の認知能力も一時的に回復した。

それからの12時間は、もとの母が戻ってきたかのようだった。その夜、家族全員が母を囲み、中華料理を食べ、母の好きなローリング・ストーンズのステージをテレビで見た。

だがそれからの3カ月というもの、母は苦しみ、体重が落ちた。少しでも長く生きられるように、私たちはがんの治療法を必死に探した。どこまで積極的に治療するのかについて、家族のあいだでも意見が分かれた。

３つの病院で診てもらった結果、医師にできることはもうほとんど残されていなかった。私は、最初の頃に足を運んだ神経科医のクリニックで言われたことを思い出していた。母の望みは家に帰ることだった。

２０１８年12月６日午前11時。母は66歳でこの世を去った。父と３人の息子の私、アンドルー、ベニーに看取られながら。

現代生活は、私たちのからだにいいものではない

母の症状はひどく悪化していった。すべてを失っていく母の姿を見ているのは、胸が張り裂ける思いだった。

病気を予防するために、なにかできることはなかったのか。あれほど健康そうに見えた母が、すっかり変わってしまった原因はどこにあったのか。この私が心身ともに健康で長生きするために、私自身にできることはなんだろうか……。そんな問いが頭から離れなくなった。

母を襲った悲劇をきっかけとして、その答えを探すうちに、私は健康について、特に脳について多くを学ぶことになった。世界中のトップレベルの研究機関で働く専門家から学び、たくさんの人と協力する機会にも恵まれた。認知症予防の臨床研修に役立つ教育ツールを開発し、

テキストブックの一部も共著した。[1]

そして、食生活と脳の重要な関係に気づき、その発見をもとに2018年、私にとってはじめてとなる著書『ジーニアス・フード』（未邦訳）が誕生した。私の発見を患者に勧めてくれたという、世界中の医師や看護師、食事療法士、栄養士から連絡を受け取った。

『ジーニアス・フード』を著すための調査は、食生活に対する私の考えを変えた。とはいえ、栄養学は常に進化している。しかも、栄養は健康というパズルのピースのひとつでしかない。そこで2018年中頃、私は「ジーニアス・ライフ」という名前のポッドキャストをはじめた。その番組を通して、脳とからだの関係について、さまざまな分野の最前線で活躍する専門家から、さらに多くを学んだ。それは栄養学から断食、時間生物学（時間と体内時計との関係を調べる学問だ）、睡眠科学、運動生理学までの幅広い範囲に及んだ。

私たちは長いあいだ、人間の運命を握るのは遺伝子だと考えてきた。遺伝子が重要なことは間違いない。だが、健康問題のうち、どのくらいの原因が遺伝子によるのかについてはさまざまな意見がある。

アメリカでは、4人にひとりがアルツハイマー病のリスク遺伝子を保有し、非保有者と比べて発症リスクが2〜14倍も高い。ところが、その同じリスク遺伝子とアルツハイマー病の発症とのあいだに、明確な関連性が認められない国や地域もある。[2]

また多くのがんの発症リスクは、遺伝要因だけでなく環境要因によっても高まるとされ、実際、がん患者は増加傾向にある。たとえば1960年代、女性の乳がん罹患率は20人にひとりだったが、今日では8人にひとりに跳ね上がっている。[3]

この70年というもの、人間の遺伝子は変わっていないが、環境は大きく変わった。環境が健康に及ぼす影響を指摘する報告は増えてきている。気温や照明から、キッチン用品や家具に使われる化学物質までが、私たちの健康や感情に大きな影響を与えているのだ。だが、おそらくあなたは、そのことに気づいてもいない。

つまり、現代生活は私たちにとって決していいものではない。また、からだの防御システムの戦闘能力にも限度がある。なによりもまず、私たちを太らせ、病気にしているのは、私たち自身が摂取する食べ物なのだ。

現代のアメリカにおいて、がんと診断される人の原因の40％は体重オーバーか肥満にあり、[4]メタボのお腹は脳の老化を早める。医学雑誌『ランセット（*The Lancet*）』に掲載された論文によれば、今日、食生活が原因で命を落とす人は、世界中で5人にひとりを数えるという。[5]

だが、問題は食べ物だけではない。煌々《こうこう》と照らす夜の明かりは、体内時計を混乱させる。きれいな空気、太陽の光（とビタミンD）、自然との触れ合いがもたらす恩恵も失われている。からだを動かす時間は激減し、車や電車で通勤し、テレビの前に座って過ごす時間が増えている。家のなかは安全性の怪しい化学物質で溢れ、体内に取り込まれて大暴れしている。ストレスの多い毎日では、ぐっすり眠ることも難しい。

これらが一緒になって私たちのからだを攻撃する。私たちは不安や抑うつに陥り、体調がすぐれない。さらに悪いことに、いつも疲れているのが普通だと思うようになっている。慢性的なストレス、不安、抑うつ、注意散漫は当たり前。腹部に膨満感があり、体重が増え、からだがだるくて、なかなかやる気が起きない。だが、それは本来の状態ではない。

そんな状態は寿命を縮め、愛する人や家族の命を奪っているが、私たちは苦痛に耐えられなくなってはじめて、食事や薬、あるいは無謀な方法で対処しようとする。最悪の場合にはなにもしない。だが、そんな症状に苦しむ必要はないのだ。

いいニュースがある。私たちを病気にする環境要因の多くを、私たち自身がコントロールできるのだ。そう、健康は取り戻せる。生活習慣を改め、私たちの祖先が進化してきた時のような居住環境につくり直せばいいのだ。それが私の言う「ジーニアス・ライフ」だ。これは、誰にでも手に入れられる。

アメリカ合衆国大統領だったジョン・F・ケネディは、こんな言葉を残している。「屋根は、太陽が照っているうちに修理しておかなければならない」。

私がショックを受けたのは、認知症は、症状が現れるすでに数十年も前にはじまっていることだ。パーキンソン病もそうだ。最初の症状が出た時には、関係のある脳細胞の半数が死んでしまっている。[6]

私たちはある日とつぜん、がんや心臓病などの恐ろしい病気にかかるわけではない。それらの病気に打ち勝つためには、積極的に健康を心がけなければならない。

本書が病気やストレスに負けない、強くて健康なからだづくりの役に立ち、今日とこれからの長い人生を、より健康に過ごすための土台となることを願っている。

序章

現代生活が私たちの脳とからだにもたらすもの

不安や疲労を感じたことはあるだろうか。頭に靄《もや》がかかった感じは？　気怠さや物忘れ、絶望的な気持ちはどうだろうか。今日、そんな状態はごく当たり前になっている。だからといって、なにもそうである必要はない。

現代では、これまでにないほど人間の脳の働きについてわかっている。毎年、莫大な研究費を投入して、脳というすばらしい器官の機能や仕組みを解き明かしている。そのいっぽうで、そうした重要な発見を知らないまま、絶望の淵で静かに苦しむ人たちも多い。

本書は、そんな状況を変えるための本だ。あなたの脳が本来の力を発揮するための、パワフルな戦略を紹介しよう。気怠さや不安、抑うつを追い払い、活動的で記憶力の確かな毎日を送るのだ。その戦略を実践するなら、アルツハイマー病やがん、心臓疾患などの恐ろしい病気にかかるリスクも減らせるだろう。

脳の健康を取り戻すカギは、あなたのからだにある。さまざまな変数があなたのからだに影響を与え、考え方や行動、感情まで左右する。こんな新しい研究報告もある。病気を跳ね返す強い心臓をつくる方法が脳も健康にする、と。あるいは、体重を減らして筋肉をつけると幸福感が増し、記憶力もよくなる、と。本書では、脳とからだの関係をさらに詳しく紹介していく。

そしてもうひとつ大切にすべきなのが、からだと環境との関係だ。現代は、私たちの祖先が暮らしていた世界とは大きく変わってしまった。私たちのからだと脳は、祖先が暮らしていたかつての世界で繁栄するために設計されたものだ。21世紀の生活とその象徴——超加工食品やデジタルな娯楽、有害な化学物質など——はどれも、私たちのからだに大きな負担を与え、その防御システムを圧倒して不調や不快感をもたらし、時には寿命までも縮めてしまう。

からだと脳、からだと環境との関係を修復すること。それこそが「ジーニアス・ライフ」を送るカギだ。本書を読めば、健康になるためにはなにが必要かを深く理解できるだろう。毎日の習慣をほんのちょっと変えるだけで、明るい気持ちになり、将来の健康を大きく改善できることがわかる。年齢やほかの条件は関係ない。いまこそ、行動を起こす時だ。そのプランは、あなたの手のなかにある。

私たちにできることはなにか

ほぼ1世紀のあいだ、専門家は、脳とからだのほかの部分とが遮断されているという前提に立ってきた。そのふたつは血液の供給によってつながっているが、脳は「血液脳関門」と呼ばれる関所によって保護され、孤立した要塞のなかにあると考えられてきた。

ところが、この数十年間の研究の結果、いまではその考えは否定されている。新たな発見によって、脳とからだが無数の方法でつながっていることがわかったのだ。

残念ながら、現代の生活は私たちのからだを傷つけている。体重オーバーの人が多く、成人のふたりにひとりは2型糖尿病かその予備軍だ。これらは、細胞がエネルギーをつくり出す代謝プロセスに影響を及ぼす。代謝の問題を抱えている人は非常に多く、実際、理想的な代謝機能を持つ人を見つけるために、研究者は四苦八苦しているほどだ[1]。代謝の働きが低下すると、脳にもその影響が現れはじめる。

代謝に問題があり、細胞が充分なエネルギーをつくり出せないと、炎症が起きる。炎症は免疫活性化のサインだ。病気になるか、気分がすぐれない時にも炎症は起きる。

炎症を起こした動物は、普段とはまったく違う行動を示す。毛づくろいや社交、強い本能であるはずの食事にも関心を失うからだ。人間も同じだ。炎症を起こすと、不安や快感消失（快感や喜びが感じられなくなる症状。アンヘドニア）、精神的な疲労に陥る。[2] いつもからだが怠い、気分が最悪だと感じる人が多いのも納得がいく。

抑うつさえ、炎症に対する反応かもしれない。驚くかもしれないが、うつ病患者の3人にひとりが従来の治療法では効果がなく、抗炎症薬で症状が大きく改善するという。[3] からだの痛みを治療する薬が、精神的な苦痛の治療に役立つらしいのだ――これは精神医学分野の革命的な発見だ。科学は進歩し、日々新たな発見があるが、確かなことがひとつあるらしい。それは、からだの炎症を抑えると幸福感が増し、脳の健康につながることだ。

私たちにできるパワフルな対策のひとつは、食事をコントロールすることだ。今日の食生活は、パック入りの超加工食品で溢れている。超加工食品とは、食品の加工ランクが非常に高い食品を指し、現代では毎日の摂取エネルギーの60％を占めている。エンプティカロリーで（すなわちカロリーは高いが栄養はほとんどなく）、炎症を起こす化学物質がたくさん使われている。

これらの食品を避けるのは難しい。便利なうえ、とてもおいしいからだ！　とはいえ、脳とからだの健康を目指すのなら、超加工食品をきっぱり断たなければならない。本書の第1章では、栄養分が濃厚な食品を紹介しよう。食べる楽しみを諦めずに、健康的なからだをつくるためだ。

脳とからだの最適な機能のために必要なのは、栄養だけではない。ある調査によれば、「いつ食べるのか」は「なにを食べるのか」と同じくらい重要だという。私たちの体内時計システムは、重要な防御機能を調節している。ところが、現代の生活はその規則正しい体内時計を狂わせてしまい、それが原因で心臓疾患、がん、認知症を招くことも多い。

第2章では、近年、急速に研究の進む時間生物学について探っていこう。体内時計をどうやって同調させれば、エネルギーや注意力を高め、脳の働きや消化機能をよりよく発揮できるのだろうか。

私たちが自然界とのつながりを失ったことも、心身の問題を引き起こす原因のひとつだ。あなたの主治医はあまり言わないかもしれない。だが、太陽の光は健康にすぐれた効果をもたらし、あらゆる器官に影響を及ぼす。日光を浴びると、体内でビタミンDがつくられるからだ。だが、日光を充分に浴びている人は少ない。

第3章では、ビタミンDをつくり出し、最大限に活用する方法や、大気汚染の影響を防ぐ方法について学ぼう。サウナや冷水シャワーによって脂肪を燃焼させ、心の健康を取り戻し、さらにはアルツハイマー病や認知症のリスクを減らす方法についても取り上げよう。

思考は行動を決定するが、運動が思考を変えることもある。脳に対する最高の贈り物のひとつは、からだを鍛えることだ。老化に伴う衰えを跳ね返す力を強化できるからだ。からだを動かすことは、かつて日常生活の一部だった。ところが、現代生活はその必要性を取り除いてしまい、私たちの代謝を損なってしまった。

第4章では、エクササイズでからだを鍛え、筋肉をつける方法や代謝を上げる方法に加えて、くもの巣が張ったような、ぼんやりした頭の中をエクササイズでクリアにする方法についても述べよう。エクササイズの初心者とベテランの両方に役立つ、具体的なアドバイスも紹介する。

いっぽうで、現代生活のなかには避けようのない要素もある。そのひとつが、工業用化学物質の影響だ。歴史を振り返れば、適切な検査もされないままに、こっそり市場に投入された毒物がすぐ頭に思い浮かぶ。環境を破壊する殺虫剤。鉛含有塗料。住宅の断熱材に使われるアスベスト。石鹸や歯磨き剤に入っている内分泌攪乱《かくらん》物質（環境ホルモン）。ほんの少量の毒物が、夜のニュース番組で放映されるような深刻な被害を引き起こすかもしれない。だがそうなった時にはもう、人体や環境に重大な影響を及ぼしてしまっているのだ。

重金属はもちろん、食品の容器から家具、デンタルテープまで、いろいろなものに含まれる毒は、私たちのからだを攻撃している。化学物質のなかには、私たちが日常的に接触している有害なものもある。

非営利団体の「環境ワーキング・グループ」は、新生児の臍帯血《さいたいけつ》のなかに287種類もの工業性汚染物質を特定した。殺虫剤や難燃剤。石炭やガソリン、生ゴミを燃やしたあとの廃棄物。どれも神経毒性、発達障害、がんと明確な関係があるものばかりだ。

第5章を読めば驚くに違いないが、有害な化学物質を見極め、そのリスクを劇的に減らす役に立つだろう。洗面所や薬箱のなかにある健康を損ないかねない薬を指摘し、食品の安全な保存方法や調理方法についても紹介する。さらにはヒ素やカドミウム、鉛といった重金属の危険性と、体内への取り込みを防ぎ、デトックスする方法についても学べる。

最後はストレスについて。ストレスレベルが高いと優秀な頭脳の流出を招く。アメリカ心理学会によれば、ストレスレベルは毎年、上昇するいっぽうだという。

第6章では、いろいろなストレス解消法を見ていこう。たとえば意義のある仕事の見つけ方。ソーシャルメディア依存（誰でも一種の依存状態だ）の対処法。周囲の人やあなた自身とよりよい関係を築くための瞑想術やマインドセット術など。疲労の回復に役立つ睡眠方法についても取り上げる。

本書は、最初から順を追って読んでもらえるようにしたが、飛ばし読みをしても構わない。情報が多すぎると思っても、心配はいらない。最後の第7章で、本書の中心となる考えや、毎日の生活に取り入れられるアイデアをまとめて紹介している。

あなた自身の力で疾患を予防しよう

およそ40億年前に生命が誕生して以来、すべての種はさまざまな選択圧に対処しなければならなかった。適者だけが子孫を残すことができたからだ。時を重ね、世代を重ねるにつれ、種は生息環境によって強くなった。

堂々たる体長のシロナガスクジラから人間の口腔内に生息する細菌まで、あらゆる生物は巧みに適応して生き延び、その環境のなかで進化を遂げてきた。あなたも例外ではない。

残念ながら、この数百年で環境は急変し、さらに猛烈な勢いで変化し続けている。すべての変化が有害というわけではない。その証拠に、私たちは日が落ちても暗闇のなかで生活せずに済む。食料供給は産業化され、飢餓の脅威も減った。トイレットペーパーのありがたさを疑う者はいない。

だが、あまりに多くのことがすさまじいスピードで変化したために、その激変にからだが適応し、対応するのは難しくなっている。その結果、私たちは体重が増え、ストレスを抱え、疲労し、気分がすぐれない。だが本来、そんな症状に苦しむ必要はないのだ。

私たちの脳については、すでに次のようなことがわかっている。脳はからだの影響を受け、そのからだは環境の影響を受ける。そして、その環境を私たち人間はある程度まで自分の力でコントロールできる。つまり、本書がアドバイスする方法を試せば、がんや認知症、自己免疫疾患などの疾患を、あなた自身の力で予防できるのだ。

ひとつの化学物質や生物学的経路だけをターゲットとする伝統的な医学と違って、本書が紹介するのは、環境やからだのシステム全体を考え、その驚くほど複雑なメカニズムのなかで心身の健康を目指すアプローチだ。

私が本書を著した目的は、健康と長生きの科学を、簡単で取り組みやすいかたちで提供することにある。食事、自然、太陽の光、ストレス、眠り、あるいは有害な工業用化学物質との関係について知り、健康的な生活を送るための戦略が詰まった実践的なガイドブックを、あなたはいま手に入れたのだ。

私の母の身に起きたことはもう変えられない。だが、母は私たちに、心身の幸せを最大限にして、健康的な人生をより長く楽しむ機会を与えてくれた。「ジーニアス・ライフ」は、手の届くところにある。あなたが一緒にその旅を歩みはじめることに、私はわくわくしている。

第1章

ジーニアス・ライフの基盤①食事をコントロールする

それを食べる前に、知っておきたいこと

真実はひとつだけ。
それ以外の〝真実なるもの〟は不正確だ。
――デイヴィッド・ミッチェル著『クラウド・アトラス』

あなたに遺伝子は選べないかもしれない。だが、あなたには自分が食べるものを選ぶことはできる。食事は、加齢に伴う疾患と戦う最前線であり、「ジーニアス・ライフ」を送るための基盤だ。倦怠感や不定愁訴が悪化するか改善するか、なにかの病気を発症しやすいかどうかを決めるのは食生活だ。それはまた、ウエストや太ももにつく脂肪の量も決める。

なにを食べるべきか、あるいは避けるべきかについて、間違った情報が蔓延している。それ

も、ある程度は仕方のないことかもしれない。食事の研究は薬物の研究よりも難しいからだ。それなのに、栄養学の研究資金は潤沢とは言いがたい。科学的な知識を持つ専門家でさえ、答えを見つけ出すのは——暗闇のなかで——動く標的を射抜くようなものだ。

医療従事者ですら、食事や栄養学の教育を充分に受けていないのに、世の健康本やドキュメンタリー番組、セレブたちは〝彼らにとっての真実〟を福音書のように説いている。そして、メディアはセンセーショナルに騒ぎ立てる。本当にアドバイスを必要とする人にとっては、あまり役に立たない。それで結局どうすればいいのか、人びとが途方に暮れるのも無理はない。

そのいっぽうで、真実と透明性の重要性は増している。これまでにないほど食品は豊富になったというのに、ほとんどの人は少しも栄養が足りていない。企業は、消費者の知識不足と意志の弱さにつけこんだ食品を発売している。

レストランで使われる食用油から、レジで手渡されるレシートまで、私たちは工業性の有毒物質に囲まれて暮らしている（無害そうに見えて、実際、レシートは皮膚に直接入り込む環境ホルモンだらけだ。第5章を参照）。これらが合わさって私たちの精神を蝕んでいる。健康になることは、地雷原を歩いて渡るように難しいのかもしれない。

となると、状況は圧倒的に不利に思える。だが、この章を読み終える頃には、そんな状況に対抗するための知識や戦略が身についているはずだ。そのノウハウを活用すれば、いままで以上に健康になり、気分もよくなり、体重の悩みも解決できるだろう。

本章では、最新の栄養学から重要な情報を選び出し、簡潔にまとめている。栄養不足を解消して理想的なからだを手に入れるために、本当に役立つ情報だけを紹介したい。本章を読めば、食事との関係を修復するための完璧なロードマップを手に入れることになる。

加工食品の怖さ――砂糖・脂肪・塩分の組み合わせ

「アメリカ型食生活」を象徴する食品というものがあるとするならば、それは加工食品だろう。精製した穀物、得体の知れない食用油、必須栄養素を取り除いた食品は、あなたの活力を消耗させ、脳の機能を損ない、体重の増加を招く。ウエストをすっきりさせるいちばん効果的な方法は、パンやパスタやグラノーラバー、甘いスナック菓子、ソフトドリンク、シリアルを断つことかもしれない。[1]

あなたも私と同じように、ポテトチップスの袋やファミリーサイズのアイスクリームの蓋を開けた時、あるいはお気に入りのレストランでおいしいパンが出てきた時に、途中で食べる手を止めるのは大変ではないだろうか。私自身は、ポテトチップスの袋やパンを入れたバスケットが空《から》になるまで食べたい。

もしあなたにもそんな体験があるなら、それは「やめたくてもやめられない、おいしくて依存性のある食品」の罠にまんまとハマった証拠だ。あまりにもおいしいために――不可能とは言わないまでも——途中で手を止めることは難しい。

だが、いいニュースもある。依存性のある食品が私たちの行動に及ぼす影響を予測できるのだ。なぜなら、脳にとっておいしくて依存性のあるものは、食品だけではないからだ。しかも、それは現代的な現象だ。インターネットポルノである。

ポルノは脳をとめどなく刺激する。しかも、ネットで簡単にアクセスできて依存性がある。刺激を受けやすい脳にとって、ポルノは薬物のような効果をもたらし、よりエロチックな〝当たり〟を求めて欲望がエスカレートする。ポルノ依存症者はこんなふうに表現する。「どれだけ見ても見飽きない」「感覚が麻痺するお楽しみ」「意志の力は崩壊する」[2]。どれも聞き覚えのある表現ではないだろうか。

ポルノ依存症は比較的新しい精神医学分野だが、ポルノ依存も食べ物に対する依存も、神経生物学的な根拠は同じである。

ものごとを官能的に、ポルノっぽくする要素とは、あるいは食べ物に依存性を持たせる要素とはなんだろうか。ポルノの場合で言えば、それは禁じられた倒錯性、刺激的な裸体、アクセスのしやすさだ。食べ物の場合には、砂糖、脂肪、塩分などの風味と食感の組み合わせだ。しかもその組み合わせは、おいしい食べ物をつくり出して売らんがために、食品メーカーがわざわざつけ加えたものだ。

だが、いまでは自由に手に入るその組み合わせも、人類の進化のほとんどで手に入らないものだった。その結果、私たちの脳は、つい最近まで希少だった――そして生死を分ける可能性のある――それらの風味と食感の組み合わせを渇望するようになったのだ。

コラム　脳内報酬系の仕掛け線《トリップワイヤ》

組み合わせの力を理解するために、簡単な実験をしてみよう。用意するのは、ジャガイモと有塩バターだ。皮つきのジャガイモをオーブンでシンプルに焼こう。できあがったら、切れ目を入れて、ひと口すくって食べる（やけどに注意！）。

どうだろうか。あまり食が進まないかもしれない。脂肪分のない、デンプンだけのジャガイモでは、食べすぎることはないだろうし、そもそもあまり食欲が湧かないかもしれない。

さて、今度は塩気のきいたバターをのせて溶かし、その組み合わせを味わってみよう。バターの塩気と脂肪分のおかげで、ジャガイモが一気においしくなったはずだ。

特に新しい発見ではないと思うかもしれないが、この実験は重要な点を指摘している。塩気という新たな風味が加わると、食品においしさと依存性を与え、それゆえ止まらない食欲をそそることだ。

そう気づけば、からだと体重のためにもっといい選択ができるかもしれない。さあ、食べ物は無駄にしないで、そのジャガイモを召し上がれ（脳内報酬系とは、欲求が満たされたり、満たされるとわかったりした時に活性化して、快感をもたらす神経系のことだ）。

スーパーの棚に溢れる、おいしくて依存性のあるジャンクフードは、ショッピングカートに収まり、最終的に私たちのウエストに蓄積する。食品産業は（そして、医療関係の専門家やフィットネス業界のカリスマたちも）、体重を減らしたいのなら「食べる量を減らしてからだを動かそう」とアドバイスする。だがそのアドバイスは、依存性のあるジャンクフードが私たちの行動に及ぼす影響を考慮していない。

パック入りの加工食品をほどほどにしようと呼びかけるのは、ポルノ依存症者に向かって、AVを見るのをほどほどにしようと呼びかけるようなものだ。あるいはドラッグ依存症者に向かって、ドラッグの量を減らしましょう、と諭すようなものだ。

それではうまくいかない。食べる量を減らせない人は、自分のことを意志の弱いダメ人間のように感じてしまう。

アメリカ国立衛生研究所は、加工食品が食生活に与える影響について画期的な実験を行った。被験者に一定期間、クリームチーズのベーグル、ポテトチップス、フルーツジュースなどの加工食品か、生鮮食品のどちらかいっぽうの食生活を送ってもらい、次の段階で、その反対の食生活に切り替えてもらったのだ。被験者はどちらの段階でも、好きなものを食べることができ、その食生活を記録した。

その結果、牧草飼育牛（穀物ではなく、本来の餌である牧草を食べて育った牛）の肉や、新鮮な野菜などの自然（生鮮）食品を試した期間には、お腹いっぱい食べても、特に努力をしなくても体重が減った（第7章でお勧めの食品をたくさん紹介しよう）[3]。

いっぽう加工食品を試した期間には、同じカロリーを摂取しても満足感が得られず、平均して1日508キロカロリーも余分に——しかもそのほとんどを脂肪と炭水化物で——摂取していた。そんな食生活を続ければ、毎週0・5キログラム近い脂肪が余分に蓄積されていくことになる！

毎日のカロリー摂取量が消費量を上まわると、確かに体重は増加する。だがおいしくて依存性のあるジャンクフードの怖さは、食べすぎだけにあるのではない。それは、毎日のエネルギー消費量も左右する。食べ物を消化すること自体がカロリーを燃焼するが、加工食品は自然食品の2分の1しかカロリーを消費しないのだ（後述しよう）[4]。そこに加工食品が引き金を引く、とどまるところを知らない食欲が加わるとするなら……くびれたウエストよ、さようならだ。

糖質はからだに入り、内部を「焼き焦がす」

精製糖がいつでも手に入るようになったのは、つい最近のことだ。現代人は砂糖を過剰に消費する。アメリカ人の場合、その量はひとりあたり年30キログラムにも及ぶ。

だが、かつて甘い食べ物といえば熟したフルーツしかなく、それも今日の基準からすれば、わずかに甘いという程度にすぎなかった。狩猟採集民は旬のフルーツを貪り食べた。放っておけば腐ってしまうか、ほかの動物に取られてしまうからであり、ためらえば、餓死のリスクがあったからだ。

このように、私たちの味覚は自然淘汰の影響を受け、糖分を好むようにつくられた。人間がセックスを好むようにプログラムされたのと同じだ。糖分を好むのは個人が生き延びるためであり、セックスを好むのは種が生き延びるためである。

脂肪やタンパク質と同じように、糖質もさまざまなかたちをとる。現代の農業は、多様で幅広い選択肢の商品を提供するように見えるが、実際はそうではない。

おそらく近所のスーパーの棚に並ぶ食品の大半は、小麦、トウモロコシ、コメの「3大穀物」の加工品だろう。それらの穀物は、あなたの祖母がクッキーを焼く時に使っていた砂糖とは似ても似つかない。だが精製穀物を使ってつくられたベーグルやパン、パン粉、グラノーラバー、マフィン、クラッカー、あるいは今日〝食品〟と呼ばれる大量生産のシリアルを食べると、砂糖を摂取した時と同じくらい血糖が上昇する。

今日、自分で挽いたものでない限り、どんな穀物の粉にも注意が必要だ。口に入ったとたん、分解されて糖分子を放出し、循環器系に〝糖質のツナミ〟を引き起こすからだ。

そこで注意したい〝食品〟をリストにしておいた。忘れないでほしい。お皿のうえではそう

ベーグル	エナジーバー	クラッカー
ビスケット	グラノーラ	クロワッサン
パン	グレイビーソース	カップケーキ
バンズ	マフィン	ドーナツ
ケーキ	パンケーキ	コメ
シリアル	パスタ	ロールパン
ポテトチップス	ピザ	ワッフル
クッキー	プレッツェル	ラップサンド

精製穀物を使った食品

は見えなくても、結局は糖質であり、それが最後に行き着くのはあなたの血液のなかなのだ。

上のリストにあげた食品を食べたあとで血糖が上昇すると、膵臓からインスリンと呼ばれるホルモンが分泌される。インスリンは、食事で摂取した糖分を肝臓や筋肉の細胞へ運び入れ、血糖値を正常レベルに押し下げてくれる。

激しいエクササイズのあとのように、インスリンが急激に分泌される現象は、からだにとって悪いことではない。ところが今日のような食生活では、インスリンの急激な分泌が頻繁に起きやすい。

なぜなら、今日の私たちは四六時中、食べ物を口にしているからだ。穀物たっぷりのサンドイッチやラップサンド、マフィンにスナック菓子。砂糖たっぷりのソフトドリンク、品種改良されたフルーツやその加工品などである。

また、細胞にはインスリン抵抗性が生じる。つまり、分泌されたインスリンがうまく作用せず、細胞が血液中の糖分を取り込まないために、血糖値が下がらなくなってしまうのだ。その状態は決して〝甘いもの〟ではない。

からだに入った糖質は活発な化学反応を起こす。血糖値が慢性的に高いと、からだのあちこちにダメージをもたらす。炎症を起こしてゆっくりと害をもたらし、最終的には脳からつま先まで、全身の血管を傷つけてしまうのだ（「炎症」の「炎」という文字は、偶然つけられたわけではない。糖が引き起こす炎症は文字通り、あなたの内部を「焼き焦がす」。詳しくは後述する）。

高血糖状態になる前の、血中インスリン値が慢性的に高い「高インスリン血症」の場合でも、さまざまな問題が生じる。インスリンは一種の成長ホルモンとして働き、脂肪の貯蔵に適した体内環境をつくり出す。そして高インスリン血症になると、ジーンズのウエスト部分に〝はみ肉〟が乗っかる（英語で「マフィンの上部」とか「サドルバッグ」と呼ばれる部分だ）。

高インスリン血症が外見に及ぼす影響は他にもある。男性の脱毛症や皮膚の変色、あるいはまだ若いうちから皺が増えるといった症状が代表的で、どれも、血中インスリン値の慢性的な高さが原因だ。わかりやすいのは、スキンタッグと呼ばれるイボだろう。首などにできやすい、この良性の腫瘍は、インスリンの分泌量が増えて皮膚組織の成長が促された結果だ。[5]

コラム　ブルーゾーンの食生活の秘訣

あなたが望むからだや健康を手に入れる方法はたくさんある。世界には、健康長寿の人たちが多く暮らす「ブルーゾーン」と呼ばれる地域がある。イタリアのサルディーニャ島や沖縄がそうだ。ブルーゾーンの人と現代の狩猟採集民の食生活が多様性に富んでいることを考えれば、健康を維持する方法がひとつではないことは明らかだ。

たとえば沖縄の人たちは豚肉や魚、コメや豆腐、海藻類を中心とした低脂肪の食生活を送っている。いっぽうでマサイ族のように、肉、牛乳、家畜の血を食事に取り入れ、高脂肪の食生活を送っている人たちもいる。それでは、沖縄の人たちとマサイ族との共通点はなんだろうか。

それは自然食品を多くとり、自らの手で加工したものを除けば、加工食品をたくさんとらないことだ。沖縄の食生活には、スーパーマーケットの棚に並ぶ加工食品はあまり含まれず、リアルフードを中心にしている。

となると、私たちにとっていちばん簡単なのは、自然食品を中心とした食生活を実践することではないだろうか。そうすれば、血糖値スパイク（食後に血糖値が急上昇し、その後急降下する症状）を最小限に抑えられ、栄養分の濃厚な食品を摂取できる。たとえば食物繊維の多い野菜。低糖のフルーツ（アボカド、柑橘系、ベリー類）。適切に飼育された動物のタンパク質（牧草飼育牛、放牧豚、放牧鶏の卵、放し飼いの鶏）。脂質の多い魚。エクストラバージン・オリーブオイルなどの脂質。
そのいっぽうでパンやパスタ、穀物、シードオイルなどの加工食品はもちろん、グラノーラやプロテインバーのような〝健康食品〟も避ける。これで細胞に充分な栄養を届けられるうえ、空腹に悩まされずに済み、いちいちカロリー計算する必要もない。

ケトン体を生成するスイッチをオンにしよう

インスリンの血中濃度が高いと、脂肪の燃焼能力が阻害される。[6] 炭水化物は、蓄えた脂肪を使わないようにケチる傾向がある。食料が豊富な時期にせっせと脂肪を溜め込んでおけば、長い冬を生き延びることができるからだ。

今日、脂肪を燃やす力は、私たちが四六時中摂取する、安価で消化しやすい炭水化物のせいで弱まってしまっている。

だが、脂肪燃焼は誰にとっても健康的で、からだにいいプロセスだ。見た目にとっていいだけでなく、体内の多くの組織は、チャンスさえあれば、脂肪を燃やしてエネルギー源にしようとするからだ。

たとえば、心臓の筋肉はせっせと脂肪を燃やそうとする。心臓の筋肉はエネルギー源の40～

70％を脂肪で賄うようにできているのだ。[7] 脳のエネルギー源も、最大60％まで脂肪によって供給される場合がある。脂肪酸が肝臓でケトン体に変わった時だ（ケトン体は、体内の糖質が枯渇した時に脂肪酸が分解されてつくられ、ブドウ糖の代替エネルギー源として使われる）。

ケトン体はよく〝スーパー燃料〟に喩えられる。そして、ケトン体が放出されて血液中に増加する「ケトーシス」という状態になると、神経伝達物質のＧＡＢＡ（ギャバ）の増加を助ける。ＧＡＢＡには脳の興奮を鎮める効果があるため、ケトン食はてんかんの治療に役立つと考えられている。また、アルツハイマー病の改善にも役立つことがわかってきている。

ケトン体はまた、脳由来神経栄養因子（ＢＤＮＦ）のようなパワフルな化合物の発現を高める。ＢＤＮＦには、強力なアンチエイジング特性があり、記憶中枢の海馬において新しい細胞の成長を促す。

そのため、血中ＢＤＮＦ濃度が低下すると、アルツハイマー病だけでなく抑うつ症状の原因になる（第４章を参照）。反対に血中ＢＤＮＦ濃度が上昇すると、「神経可塑性」を促し、歳をとっても脳は回復力を保つことができる（神経可塑性とは、脳内の神経系が変化する力を指す）。

また酸化ストレスはアルツハイマー病、パーキンソン病、自閉スペクトラム症、てんかんなどの幅広い神経疾患や老化の原因になるが、ケトン体にはその酸化ストレスを抑制する効果があるとされる。

コラム　よくある質問1

Q：常にケトーシスを保つべきでしょうか。

A：脂肪を燃やしてエネルギー源にするケトーシス状態を、24時間保ったほうがいい神経疾患もあるかもしれませんが、一般的な人であれば常時ケトーシスを保つ必要はなく、実際、最善策ではないかもしれません。

私たちが断食してケトーシス状態にある時、細胞は「オートファジー」と呼ばれるプロセスによって、細胞のなかの大掃除をはじめます。この時、古くなったり壊れたりしたタンパク質や細胞内小器官（ミトコンドリアなど）、さらには細胞自体が再生されます。いっぽうで、食事をとった時の状態も重要です。ケトーシス状態にない時、細胞は修復、防御、復元を促します。最適な健康状態を維持するためには、1日、1週間、さらには季節単位で、断食状態とそうでない状態のバランスをうまくとる必要があるでしょう。

そのためには、精製された砂糖と穀物の摂取を最低限に抑えましょう。そして、エクササイズとプチ断食を組み合わせて、代謝柔軟性（糖質と脂質のエネルギー源をうまく切り替えること）を促し、断続的なケトーシス状態を保つようにしましょう。野菜や旬のフルーツを積極的にとりましょう。デンプンをとる余裕もあるかもしれません。

遺伝学者のサム・ヘンダーソンは、ケトン体がアルツハイマー病の治療に及ぼす効果を研究している。彼のライフワークのきっかけをつくったのは、やはり実の母の病気だったという。ヘンダーソンは書いている。「高炭水化物食によって（ケトン体生成を）抑制することは、現代の食生活において最も有害な一面かもしれない」。

穀物中心の食事と砂糖をたまのお楽しみに格下げしよう。そうすれば、インスリンを減らし、体内の糖質を使い果たし、脂肪を燃やしてケトン体生成のスイッチをオンにできるからだ。

オメガ3系脂肪酸が不足している現代人

長きにわたり、人類の生存にとって貴重だった栄養素は、糖質だけではない。脳は脂肪も大いにほしがってきた。霜降り肉を好んだり、コーヒーにクリームを入れたりするのもそのせいだろう。脂肪分が加わると、料理は間違いなくクリーミーになり、豊かな風味が長く口のなかに残る。

ほんの数十年前、脂肪にはたっぷりの栄養があった。卵、ナッツ、脂質の多いフルーツ、魚やジビエの肉や内臓は、脂溶性ビタミン、ミネラル、オメガ3系やオメガ6系などの必須脂肪酸を豊富に含んでいた。これらの栄養素の摂取と、料理という行為とが組み合わさって、現代人の脳をつくるために必要な原料が供給されたと考えられている。

そうして私たちは太古の昔から、脂質を含むおいしい自然の恵みを好み、現代社会はまたも、私たちの好みに乗じて、ジャンクフードを大量に生産して売りつけている。

現代人にとって、脂質のおもな供給源は動物と動物性食品だ。ところが、今日の家畜からは、私たちの祖先が狩猟で得ていた獲物の栄養価は失われてしまっている。その理由のひとつは、それらがもはやまったく別の動物だからだ。

たとえば現在の畜牛は、ほんの1万年ほど前に家畜化した野生のウシの子孫である(私たちの祖先の現生人類が誕生したのは、20万年前だ)。牧草地で育てられ、牧草という本来の餌を与えられない限り、畜牛がジビエと同じような栄養を取り戻すことはない。

人工飼料で育てられる現代の家畜は、飽和脂肪酸を多く含む餌によって太るいっぽう、私たちの健康に必要とされる栄養素の含有量は減ってしまった。

コラム　飽和脂肪酸の真実

脂質を構成する脂肪酸は、大きくふたつに分類できる。①乳製品や肉などの動物性脂肪に含まれる「飽和脂肪酸」と、②植物や魚の脂に含まれる「不飽和脂肪酸」だ。

この50年ほど、飽和脂肪酸をせっせと悪者にしてきた人たちは、単純だが重要な事実を忘れているらしい。脂肪を含む食べ物であれば、どれほど健康的な自然食品であっても、飽和脂肪酸を含んでいることだ。ローストしていないナッツ、シード類、エクストラバージン・オリーブオイル、カカオ、アボカド、おそらく完全な自然食品である人間の母乳にも飽和脂肪酸が含まれている。

飽和脂肪酸のなかには、私たちのからだにいい特性を備えたものもあり、たとえばステアリン酸は〝細胞内のエネルギー工場〟であるミトコンドリアの機能を促進する。[8] ステアリン酸は、ダークチョコレートや牧草飼育牛の脂肪にふんだんに含まれている。

それでも、からだにいい食べ物はやはり飽和脂肪酸が少ない。牧草飼育牛の肉や天然サーモンなどの動物性食品は、集約畜産の肉や養殖サーモンと比べて飽和脂肪酸が少ない。また、アルツハイマー病の発症リスクが高いApoE《アポイー》ε4（以下、ApoE4）遺伝子の保有者は、飽和脂肪酸を多くとるとコレステロールの問題を起こしやすい。[9]

原則として、牧草飼育牛や天然サーモンなどの自然食品に含まれる飽和脂肪酸を控える必要はないが、どんな問題もそうであるように、それぞれ自分で試してみるのがいいだろう。

食品産業の被害を受けている代表的な栄養素と言えば、オメガ3系脂肪酸のドコサヘキサエン酸（DHA）と、エイコサペンタエン酸（EPA）だろう。このふたつは脂質の多い魚や放牧牛などに含有量が多い。現代人はこれらの魚や肉をあまり食べなくなったため、DHAとEPAが不足している。

だが、それのどこが問題なのだろうか。まずＤＨＡは健康な細胞膜を構成する重要な成分であり、細胞はその膜を介してエネルギーやほかの重要な分子を受け取る。ＤＨＡが脳内に取り込まれると、精神が安定し、記憶力が増し、筋肉細胞は効率よくエネルギーを活用できる。

また、ＤＨＡと一緒に含まれることの多いＥＰＡには、免疫系、循環器系の機能を保ち、脂肪燃焼や筋肉増強を促す働きがある。

なぜ現代人はオメガ6系脂肪酸をとりすぎなのか

最近では、オメガ3系脂肪酸の摂取量が減り、オメガ6系脂肪酸の摂取量が増えている。オメガ3系とオメガ6系はほぼ同量の摂取が望ましいが、実際はオメガ6系を最低10倍程度も多くとりすぎている（その影響については後述する）。

オメガ6系は穀物飼育牛や養殖魚、あるいはキャノーラ（菜種の一種）油、コーン油、大豆油、さらには原料の怪しげな〝植物〟油など、大量生産された食用油に多い。

これらのオイルは現代人のカロリー摂取のかなりの割合を占めるが、20世紀はじめにはその摂取量はほぼゼロだった（この1世紀ちょっとのあいだに、大豆油用だけで大豆の消費量が２０００％もアップし、大豆産業は莫大な恩恵に浴してきた）。

精油業界は巨額のプロモーションを展開し、「これらのオイルはあなたの心臓に優しく、バ

キャノーラ油	グレープシードオイル	大豆油
コーン油	米ぬか油	ひまわり油
綿実油	紅花油	“植物”油

注意が必要な食用油

ターや牛脂、さらにはエクストラバージン・オリーブオイル（飽和脂肪酸を約15%含む）の代わりになる」と宣伝した。そして私の家庭をはじめ、たくさんの家庭がその謳い文句を信じた。彼らはこう訴えた。これらのオイルは飽和脂肪酸を含んでおらず、コレステロールレベルを引き下げます、と。[10]

だが、そのオイルは高コレステロールの〝問題〟を解決することで、ほかの問題をたくさんつくり出してきた。しかもそれらの問題は、認知症、がん、さらには心臓疾患といった現代病の原因かもしれないのだ。

祖父母の時代にはなぜキャノーラ油は使われなかったのか、と考えたことはないだろうか。その答えは、ほんの数十年前まで、キャノーラ油の製造に必要な〝化学ラボ〟がなかったからだ。

キャノーラ油、コーン油、大豆油といった、用途が広く風味のないオイルは、苛性ソーダなどの化学溶剤を使った工業プロセスによって製造される。その過程で脂肪酸は損なわれ、原材料の時には含まれていた抗酸化物質も失われる。そのため、化学処理の過程でオイルは酸化する。その不安定なオイルは、保管、出荷、調理の過程でさらに酸化が進む。そして食卓に並ぶ頃には、皿のうえに乗っているのはまさに〝生ける屍《ウォーキング・デッド》〟というわけである。

慢性的に活性化している私たちの免疫系

「あなたのからだは、あなたが食べたものでできている」ことは、研究からも明らかだ。リノール酸は、工業プロセスで製造されたオイルに含まれる代表的なオメガ6系脂肪酸だ。アメリカ人の場合、成人の脂肪細胞のリノール酸濃度は、この50年間だけで136％も増加した。[11] だが、これらのオイルが行き着く先は脂肪組織だけではない。脂質はタンパク質と簡単に結合して、血液中でリポタンパク質という粒子を形成する。

リポタンパク質のひとつであるＬＤＬの名前は聞いたことがあるだろう。悪玉コレステロールと呼ばれることが多いからだ。肝臓でつくられたコレステロールを運ぶＬＤＬは、知らず知らずのうちに〝腹にドラッグを詰め込んで密輸するラバ〟のような働きをし、アテローム性動脈硬化（アテロームと呼ばれる粥状の沈着物が、動脈壁にできて血管を狭くする）や炎症を引き起こす。リポタンパク質は良性だ――少なくとも最初のうちは。

狩猟採集時代、炎症は、私たちの命を救ってくれる免疫機能だった。感染症から守ってくれ、怪我や傷を治りやすくしてくれた。炎症はいまでも、健康な毎日を送るために大いに役立っている。

ところが、炎症は決して無害な現象ではない。それは公園ではじまった喧嘩のように、周囲に巻き添え被害を及ぼす。一時的な炎症であれば、傷は癒える。切り傷、擦り傷、打撲が治るのも、感染症から回復するのも炎症のおかげだ。だが今日、免疫系は慢性的に活性化している。傷や感染症に対する防御反応としてではなく、私たちが日々摂取する食べ物に反応して、活性化してしまっているのだ。

化学的に変異した脂質が血管のなかを駆けめぐると、体内警察とでも言うべき免疫系の細胞が集結する。そして、アクション映画さながらの追跡劇を繰り広げ、血管の内膜から目や脳の神経細胞までを派手に荒らしまくる。[12] こうした免疫反応によって老化が加速し、アルツハイマー病や冠状動脈疾患などの準備が進む。

被害もそれで終わりではない。炎症が、遺伝情報の本体であるDNAの鎖を切断してしまうことがあるからだ。[13] 同じ損傷プロセスは、放射線や紫外線を浴びた時にも起き、腫瘍の発生を促すとされてきた。[14] 少なくともがんの原因の25%は慢性炎症にある、と考えられてきたことは不思議ではない。[15]

いっぽう、勇気の湧くニュースは、私たちのからだには、DNA鎖を修復するメカニズムがちゃんと備わっており、酵素が切断部分を認識して再結合してくれることだ。ただし、修復酵素にしっかりと働いてもらうためには、必要な栄養素が体内に蓄えられていなければならない。ところが、アメリカ人の90%はビタミンかミネラルが最低でもひとつは不足している。私たちのからだは、DNA損傷の修復に必要な栄養素を、常に満たしているわけではないのだ。

コラム　DNAの保護と修復にマグネシウム

マグネシウムは、健康維持のために比較的多く摂取しなければならないミネラルだ。体内のあちこちで需要が高く、数百種類の酵素反応に関与する補酵素として働く。なかでも重要な役割のひとつがDNAの修復だ。およそ50種類にのぼるDNA修復酵素のほぼすべてが、マグネシウムを必要とする。[16]

約2350人の遺伝子と食生活のデータをもとにした調査では、マグネシウムの摂取量が低い人はDNAの修復能力が低く、肺がんリスクが高かった。[17]残念ながら、被験者の半数はマグネシウム不足だったようだが、摂取するのは比較的簡単だ。ホウレンソウやスイスチャード（不断草）などの緑の葉もの野菜やアーモンド、シード類、ダークチョコレートに豊富に含まれている。

トランス脂肪酸——攻撃的に炎症を引き起こす

別のタイプの脂肪酸のひとつ、トランス脂肪酸は脳とからだに直接、害を及ぼす。トランス脂肪酸を含む食品としてよく知られているのは、部分的に水素を添加した油脂のマーガリンやショートニングだ。こうして穀物油やシードオイルを化学的に変化させてつくった加工油脂は、常温でも個体である。そして、滑らかでクリーミーな舌触りを生み出すために、長年にわたって、ピーナッツバターやビーガン用チーズスプレッド、あるいはパンやケーキ、ドーナツなどのベーカリー製品、アイスクリームに使われてきた。

だが、トランス脂肪酸は攻撃的に炎症を引き起こし、記憶機能を損ない、心臓疾患や早期死亡のリスクを高める。トランス脂肪酸の血中濃度が高いと、アルツハイマー病を含む認知症の発症リスクも高まる。[18] アメリカ食品医薬品局（ＦＤＡ）は水素を添加した油脂を禁止したが、トランス脂肪酸はいまも食品に紛れ込んでいる。

キャノーラ油やコーン油、大豆油、さらには摩訶不思議な〝植物油〟などの穀物油とシードオイルは、脱臭のプロセスを経る。この重要な製造過程で臭いがなくなり、風味も個性もなくなる。

これは、食用油の製造業者にとってお気に入りのプロセスだ。なぜなら、もともと二束三文だった油が、サラダドレッシングからグラノーラバーまでのさまざまな商品に化けるからだ。そしてそれらは多くのレストランで、フライからソテーまでの幅広い料理に使われる。オーツ麦やコメなどの穀物に加えることで、濃厚でクリーミーなオーツミルクやライスミルクもつくり出せる。これらのオイルは、次のリストにあるような食品や料理にひっそりと隠れている。

風味のないオイルをつくり出す脱臭プロセスから、少量とはいえ、無視できない量のトラン

オイルでローストしたナッツ	ドライフルーツ
市販のサラダドレッシング	シリアル
マヨネーズ	シリアルバー
レストランのソテー料理やフライ料理	牛乳の代用ミルク
ファストフードやサラダバー	ソース類
穀物食品	グレイビーソース
チキン料理	ピザ
“ブレンドした”オリーブオイル	パスタ料理

穀物油やシードオイルが隠れている食品や料理

ス脂肪酸が発生する。ところが、その事実は商品ラベルのどこを探しても見つからない。一食あたりのトランス脂肪酸が0・5グラム以下の場合には、ゼログラムと表示できるからだ。

だが、「事実上、どの植物性油（とその油を含む食品）も、少量のトランス脂肪酸を含んでいる」。ハーバード大学公衆衛生大学院で、栄養学の非常勤准教授を務めるガイ・クロスビーはそう指摘する。

ほとんどの人はキャノーラ油などの植物性油を1日に約20グラムは摂取しているが、人工的につくられたトランス脂肪酸の安全な摂取量というものはない。

安全で健康的な脂質を摂取するために、自然の脂質を摂取しよう。適切な方法で育てられた牛や豚、その動物性食品、ナッツ、シード類、オリーブやアボカドなどの脂質の多いフルーツなどがいいだろう。

8000年前から人間の手で圧搾して、食生活に取り入れられてきたエクストラバージン・オリーブオイルは、調理の際にもサラダなどにかける際にも、家庭で使うオイルとしてお勧めだ。[19] 100%牧草を食べて育った牛や、放牧で育てた豚の肉や鶏の卵を選ぼう（オメガ3が豊富な卵もいいだろう）。魚も養殖を避け、鶏は放し飼いにされたものがいい。どうしても値段が高くなりがちだが、地元の店かオンラインでまとめ買いすれば安くなる。忘れないでほしい。「病気ほど高くつく」ものはないのだ。

コラム　よくある質問2

Q：マックス、あなたのお勧めはもっともだと思いますが、値段が高くて、私にはとても買えません！

A：からだにいい食品は値段が高い、と思われていますね。でも、ちょっとした工夫で安く手に入れることはできます。オーストラリアのディーキン大学フード・アンド・ムードセンターの研究によれば、加工食品から自然食品を中心にした食生活に切り替えたところ、食費を19%も抑えられたといいます。[20] その秘訣をご紹介しましょう。

▼買い物リストを必要最低限に絞る。 生鮮食品。卵。ナッツ。放し飼いされた鶏や牧草飼育牛の肉。エクストラバージン・オリーブオイル。次のものは避けよう。パック入りの加工食品。ソフトドリンク。ブランドものの食品。不必要な食品。

▼食材を減らす。おいしくて健康的な地中海式クッキングでは「レス・イズ・モア」、すなわち「少ないほど豊か」だ。値の張るソース類や調味料は減らして、質のいいエクストラバージン・オリーブオイルと、塩、胡椒、ガーリックなどの基本的なスパイスを利用しよう。その4つだけでも、おいしい料理がたくさんつくれる。第7章でも、いろいろなアイデアを紹介している。

▼100％牧草を食べて育った牛のひき肉を選ぶ。ステーキ肉でなく、ひき肉を選ぶ。手頃な値段で買えるため、予算と栄養を考えるなら、ひき肉はいい選択肢だろう。牛の餌はおもに脂肪の質に影響を与えるため、牧草飼育牛の肉が売っていないか、見つけるのが難しい場合でも、牛肉料理を楽しむことは可能だ。脂肪分の少ない部位の切り身か、ひき肉を選ぶのだ。

▼チキンは丸ごと買おう。アメリカでは、チキンを丸ごと1羽買った場合と比べて、切り身の胸肉はグラムあたり2倍近く高い。丸鶏を買って切り分ける方法を覚えれば、部位ごとに冷凍保存できる。時間のない時には、安いサイ（骨つき上もも）やドラムスティック（骨つき下もも）を買おう。

▼冷凍でもOK！　冷凍食品は、いろいろな意味で生鮮食品に負けないくらい栄養がある。とはいえ、葉酸のように時間が経つと失われてしまう栄養素もある。[21] 生鮮食品と冷凍食品をうまく組み合わせて利用しよう。

▼**まとめ買いする。** 倉庫型卸売スーパーマーケットや、冷凍食品を届けてくれるオンラインストアで、牧草飼育牛の肉や天然の魚から生鮮食品までをまとめ買いしよう。

▼**オーガニックにこだわる食品と、こだわらない食品を決める。** 皮ごと食べない野菜やフルーツは、オーガニックにこだわる必要はない。たとえばアボカドや柑橘類はオーガニックである必要はないが、ベリー類やトマト、リンゴ、緑の葉もの野菜、ピーマンやパプリカはオーガニックを選ぼう（第5章を参照）。

塩は正しく上手に——加工食品を減らしてメリットを活用

砂糖、そして食用油に次いで、パック入りの加工食品に欠かせない第3の原材料と言えば食塩だろう。塩分は脳にとってはおいしいが、摂取については意見が分かれる。

食塩に含まれるミネラルのナトリウムは、からだのために比較的多く摂取する必要がある。脳が健康的に機能するためには不可欠であり、血中ナトリウム濃度が低下すると、健康な高齢者であっても認知機能が低下する。[22]

深刻なナトリウム不足に陥ると、「低ナトリウム血症」と呼ばれる認知症に似た症状が現れるが、これは治療が可能だ。ナトリウムはまた汗や尿とともに簡単に失われるため、激しいエクササイズで汗を流したり、利尿作用のあるコーヒーを飲んだりする人は、塩分の補給に気をつけたい（第5章を参照）。

とはいえ、塩分をめぐっては熱い議論が交わされている。

アメリカ心臓協会は、健康のためには塩分摂取量を1日1・5グラム以下に抑えるべきだとアドバイスする。高血圧の予防と治療のために、アメリカ国立心肺血液研究所が推奨する食事療法の「ダッシュダイエット」でも、塩分を控えるように提案する。スーパーマーケットに足を運ぶと、「減塩！」を誇らしげに謳う加工食品をたくさん見かける。まるで精製穀物や不健康なオイルを売りつけている埋め合わせでもあるかのように、棚を埋め尽くしている。

いっぽう、最近発表された信頼性の高い研究では、塩分はからだによくない、という考えに疑問を投げかけている。約9万4000人を対象にした調査で、ナトリウムの摂取量が最も低かったグループが心臓疾患のリスクが最も高く、1日5グラム以下の摂取ではリスクの上昇は見られなかった（リスクが上昇した時には、被験者はカリウムの摂取量を増やすことで、ナトリウムが血圧に与える効果を相殺して上昇を抑えた）[23]。

調査を実施した専門家は、循環器系研究財団のインタビューに次のように答えている。「（ナトリウムの）摂取量を1日約3～5グラムに制限することが、リスクを最小限に抑える最適なレベルのようです」（脳の機能を改善するためには、血圧の健康的な管理が重要だ。その方法については、次章以降で紹介しよう）。

コラム　よくある質問3

Q：カリウムをたくさん含んでいる食べ物はなんですか。

A：カリウムの含有量が多い食品といえば、すぐにバナナが思い浮かびますが、カリウム王国の王様はバナナではありません。カリウムが特に豊富な食品は、アボカド、冬《ふゆ》カボチャ、サツマイモ、芽キャベツ、ビーツ、ホウレンソウ、サーモンです。

たとえば170グラムのサーモンは、中サイズのバナナの1・5倍のカリウムを含んでいますし、中サイズのアボカド1個のカリウム含有量はバナナの約2倍にのぼります。

平均的なアメリカ人は充分な量の塩分を摂取している。現代の食生活では、塩分のほとんどがパック入りの加工食品に含まれているからだ。塩分が入っているように見えない食品でも、ナトリウムをたっぷりと含んでいる。塩分の多い食品と聞いて、塩漬け肉や塩味のスナック菓子を思い浮かべたのなら、考え直したほうがいい。アメリカの食生活でいちばんナトリウムの多い食品はパンやロール類だと、アメリカ疾病予防管理センターは警告する。

私たちは1日の塩分摂取量の75%を、加工食品（豆や魚の缶詰のような健康的な食品も含む）から摂取している。加工食品では食品の保存と風味づけのために、塩化ナトリウムを人工的に精製した食塩を使っている。[24]

だが問題は、加工食品に含まれる塩分にあるのではなく、加工食品そのものにある。だから加工食品を減らした時には、あまり神経質にならずに食品に塩分を加えよう。実際、塩分の大きなメリットのひとつは、からだにいいがあまり味のない、たとえばブロッコリーや芽キャベツ、カボチャなどの野菜にそれを加えた時には、よりおいしく食べられることだ。

コラム　よくある質問4

Q：からだにいい食塩を教えてください。

A：今日の食卓塩は、純粋な塩化ナトリウム（NaCl）を精製したうえで、ヨウ素と、ヨウ素を安定させるための少量の砂糖、固結防止剤を加えたものが一般的です（日本では、ヨウ素は食品添加物として認められていない）。自然の選択肢を求めて、精製塩から純粋な海塩（シーソルト）へと切り替える人が増えていますが、海洋汚染によって、市販のシーソルトにもマイクロプラスチックが混入していることがわかっています（プラスチックが人体に及ぼす影響については、第5章を参照）。

となると、最もからだにいい食塩は、汚染されていない原料を使い、最低限の加工しかされていない塩ということになるでしょう。そのひとつが、ヒマラヤのピンク色の岩塩です。カルシウム、マグネシウム、カリウム、鉄、銅などのミネラルや微量元素を84種類以上も含んでいます。岩塩を選ぶのであれば、充分な量のヨウ素を食事で補うようにしましょう（ヨウ素は、エビ、昆布などの海藻にたくさん含まれています）。

加工食品があちこちに溢れ、食卓塩が出まわる前には、充分な量のナトリウムを摂取するのは非常に大変だった。動物も野菜もそれぞれの組織にナトリウムを含有し、私たち人間はそれらを食品として摂取することで、ナトリウムを体内に取り込む。だが、その濃度は高いとは言えず、狩猟採集民だった私たちの祖先のナトリウム摂取量は、現代人のわずか4分の1にすぎなかった。古代ローマでも塩は大変な貴重品であり、当時の兵士の給料は塩で支払われていたという。

今日でも、英語で「給料に見合う働きをする」ことを「塩の価値がある《ワース・ワンズ・ソルト》」と表現する。そう聞けば、「給料」を指す「サラリー」の語源はもうわかっただろう。ラテン語で塩を意味する「サール」であり、それが英語の「ソルト」の語源にもなった。

世界を生き抜くために、タンパク質はたっぷりと

1838年、オランダの有機化学者ヨハンネス・ムルデルは、人体のどの器官にも存在する、

窒素を豊富に含む化合物を発見した。そして、同僚の化学者イェンス・ベルセリウスの助言を得て、その化合物をギリシャ語で「第一の性質」を意味する「プロテイオス」からプロテインと名づけた。それが、今日の私たちが知るプロテイン（タンパク質）である。

タンパク質は、私たちのからだを構成する材料であるとともに、からだの機能を調節する無数の機能化学物質（ホルモンや酵素など）の材料でもある。筋肉をつくり、維持するために不可欠であり、私たちが世界を生き抜くために必要な筋力と強靭性を与えてくれる。セロトニンやドーパミンなどの、脳内の重要な神経伝達物質の構成要素でもある。

また、ＨＤＬ（善玉コレステロール）やＬＤＬ（悪玉コレステロール）といったリポタンパク質のかたちをとって、脂質や栄養素をからだ中に運搬するためにも使われる。ＨＤＬもＬＤＬも基本的には脂質の輸送体であり、その機能を担っているのがタンパク質というわけだ。

タンパク質は脂質、炭水化物（糖質）と並ぶ3大栄養素のひとつである。生きていくうえで欠かせない栄養素として、食事から必ず摂取しなければならない。ありがたいことに、牛肉や鶏肉、魚、卵、豆などに豊富に含まれている。だが、1日にどのくらい摂取すればいいだろうか。

一般的な推奨量は、体重1キログラムあたり0・8グラムだ（体重オーバーの人は、余分な脂肪量を除いた体重で計算する）。残念ながら、このガイドラインではタンパク質不足を防ぐ役にしか立たないというのに、過去70年間、この数字は変更されていない。最近の研究は、そろ

食品	含有量（グラム）
卵（全卵1個）	6
鶏の胸肉（調理済170グラム）	50
牛ひき肉、赤身80%（調理済170グラム）	42
天然サーモン（調理済170グラム）	42
エビ（調理済110グラム）	24
レンズ豆（調理済1／2カップ）	9
黒インゲン豆（調理済1／2カップ）	7.5

タンパク質を含む食品例とその含有量

そろ更新の必要性を訴えている。[25]

ほとんどの成人は先の推奨量をクリアしている。そのため、現代人のタンパク質のとりすぎを指摘する声もある。だが、被験者をランダムにグループ分けした調査のメタ分析によれば、タンパク質をたくさんとることは理想的だという。

医学雑誌『英国スポーツ医学ジャーナル（*British Journal of Sports Medicine*）』に掲載された論文は、次のように報告している。ウエイトトレーニングに励む幅広い年齢の成人がタンパク質の摂取量を1日2倍に、つまり体重1キログラムあたり1・6グラムに増やしたところ、対照群と比べて筋力がおよそ10％、筋肉量が約25％も増加した。[26]

筋肉量が増えるメリットはたくさんある。加齢によって心身の機能が衰える、「フレイル」という状態を撃退する。過剰に摂取した炭水化物を消費してくれる。移動能力が向上し、からだのバランスが安定し、骨も丈夫になる。インスリン抵抗性（感受性）が改善し、炎症も抑えられる。自信や気分がアップする。アルツハイマー病など、脳の神経変性疾患の予防に役立つ。

30歳をすぎると、筋肉量は10年ごとに3～5％ずつ失われるため、タンパク質をたっぷりとってからだの重要な器官を守ろう。タンパク質は、体内の器官の成長と維持を促してくれるのだ（第4章でエクササイズについて紹介する）。

タンパク質の適切な摂取量を知るために、まずは体重で計算してみよう。体重オーバーの人は目標体重を使って、1キログラムあたり1・6グラムで計算する（次のコラムも参考に）。たとえば比較的筋肉質で体重60キログラムの人であれば、1日の目標摂取量は約96グラムということになる（1・6グラム×60キログラム）。

コラム　タンパク質を制限する時とその理由

健康な人の場合、タンパク質の過剰摂取を心配する必要はない。過剰に摂取するようなことはまず起こらないからだ。タンパク質たっぷりの食事は満腹感が大きいため、食べる量が自然に抑えられる。魚や鶏の胸肉を最後にお腹いっぱい食べたのはいつだったか、思い出せるだろうか。

高タンパク質の食事は、腎臓の働きが正常な人には問題ないが、腎臓の病気を抱えている人は、腎機能の悪化を防ぐために摂取を控えよう。[27] また、タンパク質は成長因子（細胞の増殖や分化を促進する物質）を増加させるため、ウエイトトレーニングを併せて行うのがお勧めだ（第4章を参照）。ウエイトトレーニングができないか、全般的な健康維持が目的なら、1日のタンパク質摂取量を体重1キログラムあたり1・2～1・6グラムで計算しよう。[28]

タンパク質を優先的に摂取すると、食欲をうまくコントロールできるため、余分な脂肪のない健康的なからだを維持できる。反対にタンパク質が不足すると、炭水化物と脂肪を過剰に摂取してしまいがちだ。これを「プロテインレバレッジ仮説」と呼ぶ。つまり「人間は、1日に必要な最低限のタンパク質量をからだに取り込むまで、食欲が収まらない」という仮説だ。[29]

複数の実験によれば、脂質、炭水化物（糖質）、タンパク質の3大栄養素のうち、タンパク質がいちばん満腹感が高く、食事の量や摂取カロリーもいちばん抑えられたという。[30] 食欲を抑えたいのなら、お勧めは高タンパク質の間食だ。脂肪分の高いギリシャヨーグルト、無糖のジャーキー、魚の缶詰を試せば「プロテインレバレッジ仮説」の効果を実感できるだろう。

タンパク質を含んだ食品は代謝率を高め、脂肪の減少を促す。これは「食物の産熱効果」と呼ばれる（産熱とは体内で熱をつくり出すこと）。消化はかなり労働集約的なプロセスであり、食事をするとカロリー消費量が増大する。とはいえ、なにを食べたかによって効果に差が出る。

加工食品は産熱効果が低く、いちばん高いのはタンパク質をたっぷり含んだ食品だ。タンパク質の場合は、摂取カロリーの約20～30％が、ただ食事をしたことで（消化などによって）消費される。[31]「プロテインレバレッジ仮説」と「食物の産熱効果」は、タンパク質の摂取量を増やすだけで、自然に体重が落ちる理由を説明している。

コラム　よくある質問5

Q：タンパク質をとりすぎると、糖質に変わってしまいませんか。

A：低炭水化物（ローカーボ）ダイエットやケトン食の熱心な支持者のなかには、そう心配する人がたくさんいます。脳には糖質が必要ですが、先にも述べたように、ケトン体では脳が必要とするエネルギー量の60％しか満たせません。

その不足分を補うために、糖新生《とうしんせい》というプロセスが起き、タンパク質を使ってグルコース（ブドウ糖）が合成されることがあります。このプロセスがないと、ケトン食の実践者は命を落としてしまいます。幸いなのは、糖新生が必要に応じて起きる（需要主導型の）プロセスであることです。健康な被験者を対象にした研究では、高タンパク質の食事と血糖とのあいだには、ほとんど関係が認められませんでした。[32]

タンパク質を積極的にとると、筋肉量を維持し、代謝を上げ、食欲を抑えてくれるため、多くの人にとってはマイナス面を補ってくれるだけの大きなメリットがあります。

タンパク質は、重要な器官である脳も守ってくれるかもしれない。医学雑誌『アルツハイマー病ジャーナル（*Journal of Alzheimer's Disease*）』に掲載された論文によれば、タンパク質の摂取レベルが高い成人は、脳と脳脊髄液中のアミロイドβが少なかったという。[33] アミロイドβは脳内に蓄積して、プラーク（老人斑）と呼ばれる凝集体をつくる。アルツハイマー病患者の脳に多い特徴だ。

認知機能に異常のない成人約1000人を対象とした調査では、タンパク質とアミロイドβとのあいだに、明らかな逆の用量反応が見られた——つまり、タンパク質の摂取量が多ければ多いほど、脳に負担を及ぼすアミロイドβの量が少なかったのだ。

その効果が、タンパク質そのものによるものなのか、それともタンパク質をたくさん摂取することが、炎症を誘発するからだに悪い食品の摂取を減らすからなのかは、わかっていない。

タンパク質の摂取を増やす時に覚えておきたいのは、すべてのタンパク質が同じではないことだ。今日、私たちは筋肉組織だけを食べて、コラーゲンの豊富な部位をあまり食べない傾向がある（それらはよく、犬や猫の餌になってペットショップの棚に並ぶ）。そのコラーゲンたっぷりの部位に含まれる栄養素には、筋肉組織に含まれる栄養素の代謝を助ける働きがある。たとえば、メチオニンとグリシンというふたつのアミノ酸の関係もそうだ。

コラム　よくある質問6

Q：必要なタンパク質の摂取量を、植物性食品だけで補えますか。

A：植物性タンパク質より動物性タンパク質のほうが良質で、必須アミノ酸もバランスよく含んでいますが、植物性食品から充分な量のタンパク質を摂取することはもちろん可能です。

でも、ちょっとした工夫が必要になります。豆類を中心にいろいろな食品を組み合わせましょう。テンペと呼ばれる大豆の発酵食品もそのひとつです。でも、オーガニックを選ぶこと。商品先物市場で取引される大豆には、大量の農薬が散布されているからです。

注意してほしいのは、ナッツなどのなかには、タンパク質よりも脂質をはるかに豊富に含むものがあることです。必要なタンパク質の量をナッツで賄おうとすると、カロリーオーバーになってしまい、いつのまにか体重が増えてしまうかもしれません。

現代人はグリシンが不足ぎみ

動物性タンパク質であるコラーゲンは、動物の皮や結合組織、靭帯など、私たちがあまり食べたがらない部位に多く含まれている。コラーゲンの約3分の1を占めるのが、アミノ酸のグリシンだ。グリシンには抗炎症作用やデトックス作用があり、睡眠の質を高める。いっぽう、私たちがよく摂取する動物の筋肉組織に含まれているのが、必須アミノ酸のメチオニンだ。

本来は、グリシンとメチオニンをバランスよくとる必要があるが、雑食である現代人はメチオニンを多くとりすぎ、グリシンが不足ぎみだ。

その影響は、動物実験でも指摘されている。メチオニンをたくさん与え、グリシンを与えなかったラットは寿命が縮まったが、その後、少量のグリシンを与えると長生きした。[34] また、通常の餌を食べているマウスにグリシンを与えると、寿命が4～6％延びるという。[35]

メチオニンを多くとればとるほど、グリシンもたくさん必要になる。皮や骨つきは食べず、鶏の胸肉しか食べないという、好き嫌いの激しい人を例にとろう。胸肉はメチオニンが豊富だ。だから、その人はグリシンもとる必要があるが、胸肉しか食べない偏った食生活ではほとんど摂取できない。もしいろいろな部位を食べるなら、グリシンもメチオニンもバランスよく摂取できるだろう（グリシンを多く含むコラーゲンたっぷりの部位かどうかは、すぐにわかる。触るとベトベトするからだ。コラーゲンは「細胞の接着剤」と呼ばれる）。

それでは、健康のためにグリシンをどのくらいとればいいだろうか。ある研究によれば、適切な代謝機能を維持するためには、1日およそ15グラムが必要だ。コラーゲンの量でいえば45グラムになる。[36]

コラーゲンを自動的にとることができ、しかも長生き効果まで期待できるメニューとして、コラーゲンたっぷりの骨つき肉（鶏のサイやドラムスティックなど）、臓物、あるいは切り身の肉を入れた骨のブイヨンスープがお勧めだ。鶏の皮も食べよう！

もし皮が嫌いなら、コラーゲンのサプリはお手頃な選択肢である。サプリは味がないため、コーヒーや紅茶に入れてもいいだろう。

コラム　食事の持つ抗うつパワー

抑うつと粗末な食生活のあいだには関係があると長いこと考えられてきたが、その因果関係は不明なままだった。抑うつになることで、大好きなジャンクフードに手を伸ばすのか、それともジャンクフードを食べることで抑うつになってしまうのか。

2017年に、ディーキン大学が希望の湧く調査結果を発表した。うつ病患者がジャンクフードをやめて、新鮮な野菜、フルーツ、ローストしていない無塩のナッツ、卵、オリーブオイル、魚、牧草飼育牛の肉を中心にした食事に切り替えたところ、60ポイントのうち、平均して約11ポイントも症状が改善したという。調査の終わりには、32%の患者のスコアが大きく改善して、もはやうつ病の基準には当てはまらなかった！

いっぽう、食生活を変えなかった対照群では約4ポイントの改善にとどまり、回復者も8%だけだった。

その後、同じような調査が増え、2019年に行われたあるメタ分析では、臨床的にうつ病と診断されたわけではない人であっても、栄養価の高い食事（特に、健康的な体重を促す食生活）によって、抑うつ気分が大きく改善することが明らかになった。[37] 食生活とエクササイズの力で、抑うつとおさらばしよう！（エクササイズについては、第4章で詳しく紹介する）

野菜やフルーツから最大の栄養価を受け取る方法

食品パッケージの栄養成分表示を見て、こんなふうに思ったことはないだろうか。毎日毎日、こんなにたくさんのビタミンやミネラルを、どうやって摂取すればいいのだろう、と。

私は思ったことがある。実際、健康意識の高い人でさえ、充分な栄養を摂取するのは大変だ。その理由のひとつは、食品の栄養価が低下してしまったからだ。今日の食品から、大切な栄養素が失われてしまったのだ。

現代の農業が量を優先していることは、いまさら隠すまでもない。化学肥料や灌漑から遺伝子組み換えまで、すべてはコストを下げて生産量を上げるためだ。純利益も上がり、お腹を空かせた人にも食料が行き渡る。だが、それが食物の栄養素に与える影響については、ほとんどわかっていなかった。その栄養素の変化を、テキサス大学の生化学者ドナルド・デイヴィスが定量化しようとした。

デイヴィスは、43種類の野菜とフルーツについて、1950〜99年のデータを比較した。すると、ほんの50年のあいだにカルシウム、リン、鉄、リボフラビン、ビタミンCなど多くの栄養素の含有量が「確実に低下」していることがわかった。[38] 激減しているものもあった。たとえば、リボフラビン（ビタミンB2）は38%も減少していたのだ。ビタミンB2は糖質、脂質、タンパク質の代謝を助け、不足すると口内炎や皮膚炎を起こしやすくなる。

現代の農法がさほど大きく変わったわけではない。二酸化炭素はおもに次の3つから――すなわち海から、私たち人間や動物が吐く息から、そしてガスや石炭を燃やす産業プロセスを通して――大気中へ排出される。いっぽう、植物は二酸化炭素を使って光合成する。かつて植物は二酸化炭素を使って充分に成長し、濃厚な栄養分を蓄えていた。

ところが産業革命以来、大気中の二酸化炭素は1・5倍近くに増え、その濃度は過去80万年で最高レベルに達した。そのせいで海面が上昇した。だが、農産物にはどんな影響を及ぼしたのだろうか。

二酸化炭素濃度の上昇が及ぼす総合的な影響の測定は難しいが、農作物に与える影響を定量化することは可能だ。FACE（開放系大気CO2増加）という実験方法を使うのだ。

この方法では、屋外に区画を設定し、その区画に二酸化炭素を放出して二酸化炭素濃度を高め、作物の成長を記録する。過去には、個別の作物でFACE実験が行われてきたが、ブライアンカレッジ・オブ・ヘルスサイエンスの数理生物学者イラクリ・ロラージが、二酸化炭素濃度の上昇が幅広い作物に与える影響を定量化した。

2014年、ロラージはホウレンソウやラディッシュ、キュウリ、ベリー類、数種類のコメなどのデータを使って、複数のFACE実験をメタ分析した。すると、二酸化炭素濃度の上昇によって、カルシウム、カリウム、亜鉛、鉄などの重要なミネラル25種類の濃度が、平均して8%も減少していた[39]。また、タンパク質よりも炭水化物の濃度が上昇し、デンプンや砂糖の増加に伴い、栄養価はさらに低下していた。

人間と同じく、植物も〝肥満〟傾向にあるのだ。そして、その影響は最終的に私たちのウエストに及ぶのかもしれない！

「速く大きく育つ現代の作物は、合成肥料からであろうと土壌からであろうと、必ずしも成長速度と同じスピードで栄養素を獲得できるわけではない」。デイヴィスは、業界誌『フード・テクノロジー（Food Technology）』でそう指摘している[40]。その結果、野菜やフルーツを摂取することがますます重要になる。デイヴィスは続ける。「私たちの発見は、野菜とフルーツをもっと多く摂取するように勧めるもうひとつの理由だ。なぜなら、やはり野菜とフルーツが、ほとんどの栄養素をいちばんたっぷり含んでいるからだ」

次に、栄養価を最大限に高め、栄養不足を防ぐ効果的な方法を紹介しよう。

できるだけオーガニックを選ぼう

〝脱走した栄養素〟は、ビタミンとミネラルだけではない。植物は天敵と戦うことも、その場から逃げ出すこともできない。そのため、ネズミや害虫、真菌感染症を撃退するために、いろいろな化学物質を発生させる。

ポリフェノールなどの化合物は、私たち人間のからだにいいことがわかっている。合成殺虫剤に頼れないオーガニックの作物は、人間にとって有益な化学物質の濃度が約20～40％も高い。それだけで、1日に食べる野菜やフルーツの量を、ひとつかふたつ多く食べる計算になる[41]！

価格の高いオーガニックの購入を躊躇するか、近所の店で手に入らない時にも、新鮮な野菜を積極的にとるようにしよう。オーガニックでないという理由で、野菜の購入を控えるべきではない。食べる前によく洗うことだ。

コラム　残留農薬を落とす方法

野菜を水で洗うと、表面に残留した農薬の量を減らせる。だが、最近発表された研究から、簡単な方法によってその効果がさらに高まることがわかった。小さじ1杯の塩か酢、あるいは重曹を加えた水で洗うと、洗い流す効果が4倍になるのだ。最も効果が高いのは、野菜やフルーツを10～20分（前述の研究による）水にさらすことだ。だが、私の正直な意見はこうだ。たいていの場合、それほど長くさらすのはあまり実際的ではない。だから、1〜2分で充分だろう。急ぐ時には流水にさらすだけでもいい。[42]

毎日、たっぷりのサラダを食べよう

脳をいつまでも若々しく保ちたいなら、毎日、大盛りのサラダを食べよう。脳の老化を最長で11年も遅らせることができる。[43] サラダにはケールやホウレンソウ、ルッコラなど濃い緑の葉もの野菜をたくさん使おう。卵や脂質の多い魚、大さじ1〜2杯のエクストラバージン・オリーブオイルなどの脂質も忘れずに。脂質を一緒にとることで、緑の野菜に含まれるルテインやゼアキサンチンなどの、カロテノイド（黄色や赤の色素）を吸収しやすくなる。

平均的な50歳以上の人は、ルテインとゼアキサンチンを1日2ミリグラムしかとっていないが、加齢黄斑《おうはん》変性（目の網膜の中心部に障害が起き、ものが見えにくくなる病気）を防ぐためには、そのふたつを合わせて1日6ミリグラムとる必要がある。1日12ミリグラムとればエネルギーをつくり出す脳の力を高め、記憶力を改善してくれるかもしれない。[44]

ルテインとゼアキサンチンを豊富に含む野菜を、次の表にまとめた。

覚えておこう。脳の機能を高めるパワフルな化合物を効率よく吸収するためには、脂質と一緒にとることが鉄則だ。

アボカドが脳にとってほぼ完璧な食品であるのもそのためだ。糖質が少なく、心臓にいいカ

食品（調理済み、1カップ）	L+Zの含有量（ミリグラム）
ケール	24
ホウレンソウ	20
スイスチャード	19
カラシナ	15
コラード	12
グリンピース	4
芽キャベツ	2
スイートコーン	2
ブロッコリー	2

ルテインとゼアキサンチン（L＋Z）を多く含む食品

リウムや食物繊維がたっぷりのうえ、ルテインとゼアキサンチンに加えて、健康的な脂質も豊富に含んでいるからだ。ぜひ、このすばらしいフルーツを食生活に取り入れてほしい。

緑の葉もの野菜のサラダをつくったら、アレンジは自由。私が好きなのは、ひまわりの種（脳の健康をサポートするビタミンEがたくさん含まれている）や、パクチーをトッピングすること。飽きないようにいろいろ試してみよう。「脂質たっぷりサラダ」を、毎日飽きずに楽しむ組み合わせは無限にあるはずだ。

ほどよくは、ほどほどに。大切なのはブレないこと

「いろいろなものをほどよく食べよう」というアドバイスに忠実な人は、野菜などのからだにいい食品はあまりとらず、穀物を食べて育った牛の肉やデザート、ソフトドリンクといった、からだによくな

い食品を多くとる傾向がある。[45]

いっぽう健康的な食生活を送っている人は、食品の種類が比較的限られている。だがいつも気に入った食品ばかり買うからといって、罪悪感を覚えたり、冒険心に欠けると悩んだりする必要はない。卵、脂質の多い魚、緑の葉もの野菜、牧草飼育牛の肉、アブラナ科の野菜（ブロッコリー、小松菜、芽キャベツなど）、ガーリックや玉ねぎなどのネギ属の野菜が入っていればいいのだ。

そのほかの買い物リストについては、第7章を参考にしてほしい。

体内でダイレクトに栄養素を吸収できる動物性食品をとろう

人間には、植物性食品の栄養素を吸収するか、植物由来の前駆体（ある物質が生成される前の段階にある物質）から必須栄養素を合成する、優れた力が備わっている。

例をあげれば、植物由来のオメガ3系脂肪酸であるαリノレン酸（ALA）と、ベータカロテンだ。そのふたつの前駆体を、体内で利用できるかたち（それぞれEPAやDHAと、ビタミンA）に変換する力は、遺伝子の影響を大きく受け、効率的に変換できない人も多い。

その問題を解決するためには、体内でわざわざ変換する必要がなく、ダイレクトに吸収できるオメガ3系脂肪酸（牧草飼育牛や脂質の多い魚）や、ビタミンAそのもの（牛のレバーや脂質の多い魚）を摂取して、重要な栄養素を体内ですぐに利用できるようにしよう。

コラム　レバーと甲殻類は自然のマルチビタミン

牛と鶏のレバーには、ビタミンとミネラルがたくさん含まれている。特に多いのがビタミンB12、コリン、ビタミンAであり、これらを摂取するためだけでもレバーを食べる価値がある。この3つの栄養素は脳の機能を健全に保つために不可欠であり、含有量が多く、スーパーマーケットで簡単に買えて、脳とからだがすぐに利用できる食品といえば、レバーをおいてほかにない。

たとえばビタミンAは、ベータカロテンを豊富に含むオレンジ色の野菜を食べれば摂取できるが、人によってビタミンAへの変換能力が大きく異なる。いっぽうレバーを食べればビタミンAを体内ですぐに利用できる。お勧めは、牧草で育てられたか、放牧されたオーガニックな牛や鶏のレバーだ。

ビタミンB12や亜鉛が豊富な甲殻類も脳にいい。もしアレルギーがないなら、二枚貝、カキ、カニを食生活に取り入れよう。特に甲殻類から吸収しやすいのが、脳の機能を高めてくれ、精神の安定に重要な亜鉛だ。豆類にも多く含まれているが、少々注意が必要だ。豆類には、亜鉛の吸収を阻害する化合物も含まれているからだ。

リアルフードを買おう

からだにいい本物の食品には原材料のリストがない。それ自体が原材料だからだ。パック入りの加工食品はおいしくてクセになる。たいてい精製穀物に糖分や塩分、脂質が添加されているために、際限なく食欲をそそられる。さらに悪いことに、必須栄養素を取り除いたうえで、安価な合成物を加えてある。

原材料だけでできたリアルフードにこだわろう。旬の食品を選んで、ハーブやスパイス、薬味を使ったシンプルな調理法を学び、旬の食品が与えてくれる、さまざまな栄養素をからだに取り込もう（第7章でもアドバイスを紹介する）。

「苦い」はからだにいい証拠

生まれてはじめてコーヒーやビール、ワインを味見した時のことを覚えているだろうか。苦くて、あまりおいしいとは思わなかったはずだ。だが、もともと小さな害虫を撃退するためにつくられた植物性の苦い化学物質には、私たち人間の健康を増進させる働きがある。

エクストラバージン・オリーブオイルに含まれるポリフェノールの苦味や辛味を考えてみればいい。オリーブオイルの抗炎症効果は、そのポリフェノールのおかげだ。

またコーヒーや紅茶、ワインに含まれ、飲むと口のなかが渇くタンニンには、神経保護作用やがんの予防効果があるとされる。体内の消化管には特別な苦味受容体がある。その受容体を活性化させると、炎症を抑え、血糖値をうまくコントロールできるかもしれない[46]。

残念ながら今日、苦味（と苦味をもたらす有益な化合物）は、品種改良によって食品から取り除かれる傾向にある。その代わりに生産者が育てているのは、もっとおいしくて依存性のある、砂糖やデンプン濃度のはるかに高い作物だ（それでなくても、野菜やフルーツからいつのまにか栄養価が失われてしまったというのに）。

それでも、苦くてからだにいい食品をスーパーマーケットで見つけることは可能だ。普段の食生活に次のような食品を取り入れればいいのだ。ショウガ、野生のベリー類、ルッコラ、タンポポの葉、柑橘類の皮、ターメリック、エクストラバージン・オリーブオイル、ココア、紅茶、コーヒーなどだ。

さて、第1章では「なにを食べるのか」について見てきた。栄養分の濃厚な食品と、適切な方法で飼育された牛や鶏などの動物性食品とを、うまく組み合わせよう。だが「いつ食べるのか」も同じくらい重要だ。それが次章のテーマである。

第1章のまとめ

▼おいしくて依存性のあるジャンクフードは、脳内報酬系を乗っ取ってしまう。だから、ほどほどにしようと思っても途中でやめるのが難しい。ジャンクフードを避け

よう。

▼インスリンのパルス状分泌を維持する（すなわち、エクササイズのあとに高炭水化物の食品をとる）ことは、インスリン感受性を維持するだけでなく、体内のブドウ糖の健全な分布を促す。

▼トランス脂肪酸入りの穀物油やシードオイルを避けよう。連鎖的な炎症を引き起こし、ほかの組織にもダメージを及ぼす。

▼塩の摂取を必要以上に避ける必要はない。塩を使えば野菜はおいしく食べられる。

▼タンパク質をたくさん摂取すると（1日の推奨量の2倍）、筋肉量の増加と維持に役立ち、さまざまな健康増進とアンチエイジング効果がある。

▼タンパク質は空腹感を減らしてくれ、カロリー消費量も増大する（食物の産熱効果）ために、体重を減らしやすい。

▼生産量を優先する農法と二酸化炭素濃度の上昇が原因で、食物の栄養素の含有量が低下している。栄養分が濃厚な食品を中心とした食生活を心がけよう。

第2章

あなたの体内時計を正しく整える方法

ジーニアス・ライフの基盤②体内時計をコントロールする

ブレンダ・チェノウィス「タイミングがすべてだと思う」
ネイト・フィッシャー「君の言う通りかもしれない」
——アメリカのテレビシリーズ『シックス・フィート・アンダー』

人類の誕生以来、私たちは自然界に畏怖の念を抱いてきた。その気持ちは、聖なる伝説にも深く根づいている。

神学者たちは、世界の偉大な宗教は太陽や季節など自然の力の隠喩にすぎない、と考えてきた。照明が発明されるはるか前、私たちの祖先は毎朝の太陽の出現を喜び、夜の到来を恐れた。太陽の光（と日の入り）は、睡眠と覚醒のリズムから食習慣、さらには配偶行動まで、人間のありとあらゆる行動を導いてきた。

人間はその勤勉さゆえ、さまざまな関係を、緊張を孕《はら》んだものに変えてしまった。前章で述べたように、農業のはじまりによって食料不足の問題は解決した。だが、その代わりに安価で簡単に手に入る食品が世に出まわるようになり、肥満と栄養不足の蔓延を招いた。この章では、私たちが変えてしまった別の関係について見ていこう。私たちと時間との関係である。

かつて夜は暗かった。私たちはその暗闇を人工の光で満たした。モバイル技術の発達を考えてみればいい。ほんの10年ほど前、携帯電話は白黒表示で、ぼんやりと光を発するだけにすぎなかった。ところが今日のスマートフォンは色彩に溢れ、部屋中を照らし出せるほど明るい。

現代の世界はラスベガスのカジノと化し、からだも脳も時間の感覚がおかしくなってしまった。そして、勝つのはいつもカジノのほうであり、私たちは結局、私たち自身の健康を犠牲にしてしまった。

時間との関係を見直そう。進化の過程で、私たちは1日24時間のリズムで生活するようになった。この章では、太陽の光と食事の力について見ていく。何万年にもわたって、私たちのからだはそのふたつをもとに1日のリズムを刻んできた。

今日、そのふたつの変数に以前ほどの重要性はないように思えるが、太陽の光も食事も私たちのからだが時を刻み、その働きを最大限に発揮するためには重要だ。さあ、時計のねじを巻き直し、明るい気分になろう。消化を助け、適正な体重を取り戻し、長く健康な生活を楽しむのだ。

メラノプシンを活性化させ、体内時計をセットしよう

君のなかには音楽がある。
――ニュー・ラディカルズ『ユー・ゲット・ホワット・ユー・ギブ』

毎日、太陽は昇り、沈む。あなたにも毎日、決まったルーティンがあるだろう。朝、起きて眠い目をこすり、トイレに行く。キッチンに行って水を飲み、コーヒーメーカーのスイッチを入れる。会社に出かけて何時間か集中して仕事に取り組み、お腹が鳴りはじめたら昼食の時間だ。

リモートワークかフリーランスならば、午前中か夕方にジムに行って汗を流す。夜が来て、リラックスした気持ちで映画を観に行くか、愛する人と夕食を楽しみ、会話を交わす。毎日、こんなふうに1日の時間に応じた行動を繰り返す。

私たちは古代から、いろいろな意味で、オートパイロット状態で生活を営んできた。私たちの祖先は昼間、ねぐらをつくり、食料調達に出かけ、あちこち歩きまわって獲物を狩った。日が落ちれば、身の安全のために焚き火のまわりに集まって食べ、語り、眠りについた。

それから長い年月を経て、私たちはいまでも昼間に働き、夜には物語にうっとりと耳を傾け

る（映画や演劇や本やテレビを楽しむ）。これらの行動は、文化的な概念としてだけでなく、生物学的な基盤を持ち、体内のハードウェアにしっかりと刻み込まれ、何十億年もかけて磨き上げられてきた。

私たちのからだが従う毎日のリズムを「概日《がいじつ》リズム」と呼ぶ。ラテン語の「概《おおむ》ね1日」がその語源だ。一般に2万3000個と言われる体内の遺伝子はほぼすべて、その概日リズムの影響を受けている。

それでは、その24時間周期のリズムを刻む最もパワフルな時計中枢はどこだろうか。それは脳のなかにある視交叉上核《しこうさじょうかく》だ。チョコチップの半分より小さいが、約2万もの神経細胞の集まりであり、そこが私たちの体内時計のコントロールセンターだ。人間のからだはその時計から、単に朝目覚めて夜眠る、といった以上の強い影響を受けているという研究も増えている。[1]

視交叉上核は視床下部の奥深くに位置する。視床下部は、食欲、喉の渇き、生殖など最も根源的な衝動をコントロールする部位である。代謝機能を調節し、体温調節機能を持つ。また、ホルモンを分泌する下垂体に指示を出すことで、脳とからだをつないでいる。

そのため、視床下部は脳が進化する以前に、すでに原始的なかたちで存在していたと考えられる。つまり、視床下部は、そしてその奥深くに位置する視交叉上核は、私たち人間が生き延びるための中枢なのだ。

視交叉上核は、目を通して入ってくる光を感知することで、私たちの毎日を制御する。人間の目には、光を感じ取るたくさんのタンパク質が存在する。その多くは視覚情報を脳に伝え、私たちが見る映像をつくり出す。

だが、概日リズムの研究で最近、注目されているのが、メラノプシンと呼ばれるいまだ謎の多いタンパク質だ。網膜の一部の視細胞だけに存在し、視交叉上核に直接働きかける。ものを見る機能とは関係がなく、かつては太陽の光にしか含まれていなかった明るいブルーライトに反応する。どうやら、その目的はただひとつ。体内時計をセットすることだ。

明るい光を感知して活性化したメラノプシンは、視交叉上核を朝の到来に同調させて、タイマーを鳴らす。すると、からだが1日の活動の準備をはじめる。コルチゾールなどのホルモンを分泌し、大腸の蠕動《ぜんどう》運動を促す（朝起きてトイレに行きたくなる理由が、これでわかっただろう）。また代謝エンジンを活性化して、貯蔵してあったエネルギー源を燃やして1日のパワーを供給したり、その一部を保存して過剰なエネルギー消費に備えたりする。

コラム　最近あまりよく眠れなくなった理由

加齢に伴って目にも変化が起き、光に対する感受性が低下する。概日リズムを同調させる光感受性は、10歳の時と比べて45歳になる頃にはほぼ半減する。[2]

そう聞けば、今日、夜も明るく、常にオンの世界で暮らす年配者が睡眠障害を訴える理由も、また老化と関係の深いアルツハイマー病やパーキンソン病の患者に概日リズムの乱れが見られる理由も、納得がいくかもしれない。
若い頃と同じように年配者が概日リズムの恩恵を受けるためには、太陽の光をたくさん浴びる必要がある。積極的に浴びれば、睡眠の質も大きく改善するだろう。

あなたの中枢時計をきちんとセットするのは簡単だ。朝の明るい光を目にたっぷり浴びるだけでいい。

複数の研究によれば、光感受性タンパク質のメラノプシンが視交叉上核を外界の24時間周期に同調させるためには、１０００ルクスの光を約30分間浴びる必要があるという（１００００ルクスは、どんより曇った日の明るさ）。

毎朝、時間をとって美しい太陽の光を浴びよう。通勤途中に歩くことでも、大きな窓のそばに立つことでもいい。太陽の光を浴びれば、概日リズムをうまく同調させられるだろう。

概日リズムが乱れ、慢性的時差ボケ状態の現代人

朝、太陽の光を充分に浴びればいいだけだと聞くと、ずいぶん簡単なことのように思える。だが、現代のアメリカ人は1日の93%を屋内や車内で過ごしている。[3] そのため、概日リズムの乱れが蔓延しているばかりか、そのリズムを維持すること自体が現代生活では極めて難しく

なってしまった。昼間の明るさが足りないのか、夜が明るすぎるのか。
どちらにせよ、人工的な光のせいで、私たちのからだは正しいバランスとリズムを求めて、昼夜の底知れぬ深淵に落ちてしまっている。現代人は、永遠の時差ボケ状態で生活しているようなものだ。

コラム　手術は午後に受けよう

最新の研究から、体内時計と術後の経過との関係も明らかになってきた。心臓切開手術を受けた約600人を対象とした調査で、午前中に手術を受けた患者と午後に受けた患者とのあいだで、術後に心臓の合併症を起こすリスクが分かれた。午後に手術を受けた患者のほうが、心臓組織にダメージを受けるリスクが、約半分に抑えられたのだ。

これは、いったいどういうことだろうか。それは、外科医自身が概日リズムの影響を受けるために、午後に手術を行ったほうが、反応時間が速く、視覚と手との反射的な協調もうまくいきやすいという意味だ。いっぽうの患者のほうでも、概日リズムの影響を受ける遺伝子の一部が活性化し、午前中に手術を受けたほうが、心臓組織にダメージを受けやすかった可能性が考えられる。

「結果として、心臓手術は午後に受けたほうが術後の心臓損傷リスクを減らせるのかもしれない」。論文の筆頭著者である心臓専門医のデイヴィッド・モンテインはそう指摘する。[4]

光源、日常的な空間	照度（ルクス）
満月（澄んだ夜空）	0.25
ほのかなあかり	5 ～ 50
リビングの照明	200
オフィス	500
体育館	750
スーパーマーケット／ドラッグストア	750 ～ 1,000
屋外（曇り）	1,000 ～ 10,000
晴れた日（日陰）	50,000
太陽光	100,000

＊同調に必要な最低限の照度は1,000ルクス

ルクス（照度）の比較

太陽が沈むと、視交叉上核は近くの松果体《しょうかたい》にシグナルを送り、眠りを誘発するホルモンのメラトニンを分泌しはじめる。〝生化学的なナイトキャップ〟といったところだろう。私たちの祖先の時代には、そのプロセスが妨げられることはほとんどなかった。遠い星々か、焚き火か、満月によってとても明るい夜でさえ、メラトニンの分泌を邪魔するほどではなかった。

今日、テレビやスマートフォンのような光を発する装置は非常に明るく、視交叉上核を簡単に同調させてしまう。そのために、私たちのからだは昼間でもないのに昼間だと勘違いし、脳がメラトニンの分泌を控えることになる。

光源や日常的な空間の照度の比較を、上の表にまとめた。スーパーマーケットやドラッグストアの照明は、体内時計を簡単にリセットできてしま

うほどの明るさがある。深夜営業のレストランに行く時には、その明るさがあなたの睡眠に影響を与える可能性を知っておこう。

自然なメラトニン分泌を促し、治癒力を高めよう

メラトニンは眠りを誘う効果でよく知られるが、単なる睡眠ホルモンではない。眠りの持つ治癒力の点でも重要な役割を果たす。

2型糖尿病の患者にメラトニンのサプリを服用してもらったところ、1日10ミリグラム服用したグループは、プラセボ（偽薬）を服用した対照群と比べて、3カ月後に、酸化ストレス、血糖コントロールのバイオマーカーのほか、疾病リスクを示すさまざまな指標が改善していた。[5]

コラム　メラトニンの知られざる実力

メラトニンは、深い眠りと健康に重要なだけではない。頑固な体脂肪も解消してくれるかもしれないのだ。

私たちのからだには白色脂肪細胞と褐色脂肪細胞がある。白色脂肪細胞がお腹まわりや下半身にくっついて脂肪を蓄えるのに対して、褐色脂肪細胞は脂肪を燃やすとともに、代謝を促すパワフルなホルモンも分泌する。[6] 肥満と、不眠や健康障害とのあいだには深い関

係があることがわかっている。褐色脂肪細胞による強力な代謝経路を充分に活用しないことも、不眠や健康障害の別の原因かもしれない。

　メラトニンは褐色脂肪細胞を増やし、活性化してくれる。だから夜になったら、メラトニンの分泌を促すような生活を送ろう。そうすれば褐色脂肪細胞が増え、しかもよく眠れるようになる（褐色脂肪細胞を増やす方法については、次章で詳しく述べる）

　メラトニンはまた、オートファジー（第1章を参照）のプロセスも調節する。片づけコンサルタントこと近藤麻理恵の「こんまりメソッド」の生物学版みたいなものだ。古くなって損傷した細胞成分はリサイクルされる（「この古くて、くたびれたミトコンドリアにはときめきますか？　ときめかない？　それでは、こんなふうに……サヨナラ！」）。

　オートファジーは単なる片づけのメカニズムではない。細胞の健康と長生きにとって重要だ。リサイクルされるべきタンパク質がリサイクルされないと、疾患を招く。アルツハイマー病やパーキンソン病は、脳内でがらくた《ジャンク》タンパク質が凝集した典型的な例だ。概日リズムの乱れがそのふたつの疾患の原因と確定されたわけではないが、両方の疾患と体内時計の機能不全とのあいだに深い関係があるとしても、不思議ではない。

　アルツハイマー病とパーキンソン病には、ほかにも共通点がある。DNAの損傷だ。DNAが損傷すると、「あなたをあなたという人間にしている」遺伝物質のDNA鎖が変異するか、切断される。損傷は時間をかけて発生し、メラトニンがその修復を促す。[7]だがこの睡眠ホルモンの分泌が妨げられると、修復プロセスも阻害される。

概日リズムの乱れは、ＤＮＡ損傷のおもな原因である酸化ストレスを促進するとともに、生体防御機能も低下させ、その結果、脳の衰えや老化を加速させるだけでなく、腫瘍も形成しやすくなる。[8]

世界中の労働者の20％を占め、日常的に概日リズムが乱れやすい夜間勤務者に、特定のがんの発症リスクが高いことも、それで説明がつく。

朗報は、私たちが邪魔をしない限り、脳は必要なメラトニンを産生してくれることだ。毎朝、起きたらまず明るい自然の光（太陽光が望ましい）を浴び、夜には明るい照明を避けて、メラトニンの最適な分泌を促そう。そうすれば、炎症、がん、自己免疫疾患、心臓疾患や神経変性疾患を予防できるかもしれない。[9]

以下に、概日リズム（と自然なメラトニン分泌）を促す方法を紹介しよう。

▼午後のカフェインは控えめに。カフェインは、脳に明るい光と同じ影響を及ぼす。[10]カフェインを代謝する速度は、人それぞれ遺伝によって異なる。午後２時以降にカフェインをとる人は注意が必要だ。午後４時になったら控えよう。

▼ブルーライトカット眼鏡をかける。夜遅くまで仕事をする人も、ベッドに向かう２～３時間

前になったら、琥珀色のレンズの眼鏡をかけよう。照明によって抑制されるメラトニンの分泌を58%も改善してくれる。[11]

▼「ナイトシフト」や、ブルーライト軽減アプリを活用しよう。「ナイトシフト」やアプリを使うと、スマートフォンやパソコンの画面が暖色系に切り替わり、ブルーライトを軽減してくれる。毎日、日の入りとともに自動で切り替わるようにセットしておくことだ。

▼テレビやスマートフォンの画面を暗くする。テレビ、パソコン、スマートフォンにはたいてい、画面の明るさを調節できる機能がついている。夜になったら省電力モードにして、画面をできるだけ暗くしよう。

▼家では琥珀色の照明を。浴室やキッチンなどの頻繁に使う部屋では、琥珀色の明かりの照明を使って、夜間の明るさを控えめに。

▼ルテインとゼアキサンチンたっぷりの食品をとる。プラセボを使った対照実験で、ルテインとゼアキサンチン（第1章を参照）には、スマートフォンなどの画面を長時間見ることで起こる疲れ目、疲労、頭痛を軽減する効果があった。[12] 睡眠の質も大いに改善する。そのふたつは、ケールやホウレンソウ、アボカド、放牧鶏の卵の黄身などに含有量が多い。

▼ビタミンAが豊富な食品を摂取する。体内時計の中枢をセットするメラノプシンは、ビタミンAを基盤とするタンパク質だ。ビタミンAをとる時には、レバーやサーモン、鱒、鯖、卵などの動物性食品から直接摂取する。また、ニンジンやサツマイモなどの、ベータカロテン

の多いオレンジ色の野菜も忘れずに。

▼夜遅いエクササイズは控えめに。 時間を見つけてエクササイズしよう。だが、寝る2時間前になったら激しいエクササイズは避けることだ。激しい運動によって神経系を刺激すると、概日リズムが後ろの時間帯にずれてしまい、翌日に頭がぼんやりしてしまうからだ。[13]

▼充分なDHAを摂取する。 オメガ3系脂肪酸のDHAは、天然のサーモンやイクラ、放牧鶏の卵、オメガ3強化卵、放牧飼育牛の肉に含有量が多い。質の高いフィッシュオイル（魚油）や藻《そう》類オイルでも補える。DHA不足のラットはメラトニンの分泌が抑制されたが、DHAを補ったところ、分泌が正常に戻った。[14]

夜遅い食事がからだに与えるダメージとは

視交叉上核は、情報伝達物質のホルモンを通じて体内のあらゆる器官に影響を及ぼし、ホルモンを放出するよう近くの松果体にシグナルを送る。

とはいえ、体内の各器官は独自の時計を備え、それぞれ24時間のリズムを刻んでいる。すべての時計が同調している状態が理想的だが、中枢時計（視交叉上核）が大切にされていないように、それぞれの末梢時計も現代社会ではあまり大切にされていない。その理由は1日中、食べ物が手に入るからだ。

私たちは1日中なにかを食べている。1日3度の食事をしたうえに、スナック菓子を食べ、糖分たっぷりのソフトドリンクを飲む。ほとんどの人は、1日のうちの目が覚めている16時間を使って食べ物を消化し、代謝している。血糖を「一定の範囲内に収める」ために、1日数度に分けて少量ずつ食べるよう勧める栄養学の専門家までいる。

だが、それではかえって空腹を覚えやすくなり、BMI（ボディマス指数）も高くなってしまう。2型糖尿病や慢性合併症などの、現代病の原因になってしまう恐れもある。[15]

太陽が傾くにつれ、食事やエクササイズといった日中の行動をサポートする視交叉上核の働きも終わりに近づく。徐々にメラトニンの量が増えるいっぽう、コルチゾールと呼ばれる、覚醒準備をするホルモンの濃度が夜間に最も低くなり、代謝の働きが緩やかになる。

その時間帯にものを食べると、視交叉上核と各器官の体内時計とのあいだで、ずれが生じる。たまのことであれば、なんの問題もない。ところが、眠る直前に食べるような生活を続けていると、体重が増え、体調を崩してしまう。

夜間の食事は消化機能に直接影響を与える。夜も深まると、体内のキッチンは営業を終了する。消化液の生成量は減る。食べた物を消化管のなかに送り込む収縮運動（蠕動運動）は不活発になる。つまり、夜間に食べた物は小腸に長くとどまり、バクテリアによって過度に発酵する。それが、腹痛を伴うガス（小腸では通常、問題になるほどのガスは発生しない）や腹部膨満、便秘、SIBO（小腸内細菌異常増殖症）などの原因になる。

夜の到来とともに、炭水化物と糖質を処理する体内の機能も衰える。〝午後の糖尿病〟と呼ばれる現象だ。[16]驚くことでもないだろう。夜は貯蔵と成長ではなく、修復と排出の時間なのだ。炭水化物と糖質は、まさにインスリンを刺激することによって、貯蔵と成長を促進する。夜間にはインスリンの働きが鈍るために、からだが糖質をうまく処理できなくなってしまうのだ。

コラム　よくある質問1

Q：夜間に食事をすると太りますか。

A：体重は、摂取カロリーと消費カロリーの全体的なバランスで決まります。カロリー自体はいつとろうと同じですが、夜遅くにたくさん食べると、空腹感やエネルギー消費を調節するホルモンに悪い影響を与える恐れがあります。つまりカロリーを過剰に摂取するいっぽう、エネルギーとして燃焼されにくく、いつのまにか脂肪が増えてしまうのです。[17]

深夜に食事をする悪い点は、それだけではありません。夜になるとインスリン感受性が低下します。夜に炭水化物の多い食事をとった場合、同じ量の炭水化物を日中にとった時よりも、血糖の高い時間が長く続いてしまいます。前章で述べたように、血糖が慢性的に高いと内臓を損傷し、特に脳につながる血管を大きく傷つけてしまいます。

深夜の冷蔵庫急襲も、たまになら構わないでしょう（誰にだって経験がありますよね）。

睡眠をたっぷりとり、うまくストレスを発散して、定期的にエクササイズに励んでいるのなら、なおさらです。でも、夜遅い食事を習慣にしないように心がけましょう。

夜食を何日くらい続ければ、代謝に影響が現れるのだろうか。意外にもすぐだ。3日で、2型糖尿病の特徴であるインスリン抵抗性が起きる。それどころか、たった1日夜遅くに（午後6時ではなく、午後11時に）食事をしただけで、その翌日、グルコースがうまく処理されない可能性がある。日中の空腹感を抑え、エネルギー消費を促すためには（そして、脳と循環器系のリスクを避けたいならば）、夕食は早めにとることだ。

代謝の問題だけではない。夜にインスリンが過剰に分泌されると、老化が進みやすい。しかも、甘いスイーツやデンプン質のスナック菓子を食べると、インスリンの血中濃度は簡単に跳ね上がる。

夜間には、成長ホルモン（GH）の分泌が急上昇する。成人にとって、アンチエイジングの効果があると謳われてきたこのホルモンは、若々しい肌や関節にとって重要なコラーゲンの生成や、筋肉量の維持を助ける。認知機能を改善し、質のよい眠りによる疲労回復効果も望める。だが、成長ホルモンとインスリンは正反対に働き、血中インスリン濃度が高いと、成長ホルモンの分泌が阻害されてしまう。

マウスを使った研究でわかったこと

概日リズムと食事をとるタイミングの研究は、まだはじまったばかりだ。それでも、動物や人間を対象にした実験は、「いつ食べるかは、なにを食べるかと同じくらい重要だ」という考えを立証している。

その研究で脚光を浴びているのが、カリフォルニア州ラホーヤにある生物科学ソーク研究所で、細胞内の末梢時計が協力し合う仕組みを研究しているサッチダナンダ・パンダ教授である。光感受性タンパク質のメラノプシンを発見した研究チームの一員でもある。彼の研究室（私も2018年に訪れるという栄誉にあずかった）はいま、体内の無数の末梢時計が連携して、脂肪貯蔵や疾患、老化に影響を及ぼすメカニズムを解き明かそうとしている。

人間と同じく、マウスも1日の半分の時間帯で食事をする。そのため、概日リズムの研究ではマウスを使った実験が多い。パンダ教授は、マウスの概日リズムを乱すとどうなるのかについて調べ、その結果から人間の場合の影響を予測しようとした。そこでマウスをふたつのグループに分け、そのどちらにも、肥満のもととなる標準的な「アメリカ型食生活」の餌を与えた。そして、餌を与える時間だけを変えた。

いっぽうのマウスには1日中餌を与え、もういっぽうには夜だけ与えた（マウスは通常、夜間に餌を探して食べる）。結果はまったく予期しないものだった。24時間、餌を食べたマウスは体重が増えて不健康だったが、夜間に8時間だけ餌を食べたマウスに肥満の傾向はなく健康だった。どちらのグループも摂取カロリーは同じであり、糖質と脂質たっぷりの餌の内容も同じだったにもかかわらず、夜だけ餌を食べたマウスは18週間後、体重が28％減り、体脂肪も70％少なかった。

なにを食べるかに関係なく、夜に食べるという本来の習性を守っただけで、いっぽうのマウスは肥満を防ぎ、健康状態まで改善したのである。[18]

人間はマウスではないが、普段から食べる時間を制限している人には同じ傾向が見られる。夕食を早めに済ませると、体重の減少とは関係なく、血糖と血圧が改善した。[19] がんの予防効果も期待できるかもしれない。

約４０００人を対象にしたスペインのある調査で、夕食を早めに（午後9時前、あるいは就寝の２時間前までに）済ませた被験者は、乳がんと前立腺がんのリスクが20％も減少していた。[20] カリフォルニア大学サンディエゴ校が行った研究では、がんの再発予防について明るい結果が出た。早期乳がんの女性２４００人を対象にした調査で、夜間に食べない時間が13時間以上の患者は、13時間未満の患者よりも、再発リスクが36％も低かったのだ。[21] 夜遅くに食べる人は、死亡率が高くなる傾向もあった。

食事の時間を制限し、空腹時間を増やすメリットを明らかにするためには、さらなる研究が必要だろう。だが「からだにいい食品を、時間を制限して摂取する」ことは、からだの自然なリズムに従うことであり、その簡単な方法によって健康が改善すると思うと勇気が湧く。

周囲に食品が溢れ、四六時中なにかを食べられることは、現代人の誰にとっても新しい現象であり、狩猟採集生活をしていた私たちの祖先には、とても考えつかなかったに違いない。だからこそ、次のようなシンプルな原則を守ろう。ベッドに入る2〜3時間前になったら、食べるのをやめるのだ。もちろん、水やカモミールティーなどの糖分を含まないお茶は摂取しても構わない。

良い朝食習慣、悪い朝食習慣

夜遅くに食事をすると、細胞の末梢時計が、昼間ではないのに昼間だと勘違いする危険性について述べてきた。

夜遅い時間の食事は、体内時計のコントロールセンターである視交叉上核に、間違ったメッセージを送ってしまうため、消化機能が乱れ、脂肪が増える。老化を早め、がんの原因にまでなってしまうかもしれない。それなら、シリアルメーカーが「1日で最も重要な食事」と謳う朝食はどうだろうか。

視交叉上核は、メラトニンの分泌や抑制に大きな役割を果たしている。循環血中メラトニン濃度は睡眠中にピークを迎え、覚醒時に最低限になる。ところが、普段から目覚まし時計を使って起きている人であれば、循環血中メラトニン濃度は起床時にはまだ高いままかもしれず、その場合、昼間のグルコース処理が阻害されてしまう恐れがある（少人数の被験者に朝、メラトニンのサプリを与える実験を行ったところ、プラセボのグループと比べて被験者のグループは、糖尿病の診断方法のひとつ「経口ブドウ糖負荷試験」を受けたあとに血糖が上昇し、その状態が長く続いた[22]）。

特に目覚まし時計を使っている人は、朝食は起床後1時間ほど経ってから、とったほうがいいだろう。

コルチゾールも、概日リズムと密接に結びついたホルモンである。ストレスホルモンと呼ばれることが多いが[23]、からだに「覚醒準備をさせる」ホルモンでもあり、代謝作用と注意力を促進する。覚醒前に上昇しはじめ、目覚めて約45分後に分泌量がピークに達し、夜に向けて徐々に減少する。

元気よく朝を迎えるために、コルチゾールは体内の糖や脂肪を分解してエネルギーをつくり出す。その働きはからだ中のあちこちの組織で起きるが、朝はインスリンの分泌量が少ないために、おもに脂肪組織で脂肪を分解する。つまり朝は脂肪燃焼のチャンスであり、からだを積極的に動かすと、その効果はさらに高まる[24]。

残念ながら、朝起きてすぐ、オートミールやオレンジジュースなどのデンプンや砂糖の多い朝食をとると、せっかくの脂肪分解のブレーキを踏んでしまい、コルチゾールは脂肪組織以外の場所で分解を行う。コルチゾールとインスリンの分泌量がともに多い体内環境では、筋肉が減って、脂肪が増えてしまう。

コラム　慢性的なストレスは「痩せのぽっちゃり」のもと

ストレスの多い生活をしている人は、お腹まわりに脂肪がついた〝リンゴ型〟の体型になりやすい。慢性的なストレスはコルチゾールの分泌を促し、血中濃度が常に高いままになる。ストレスを感じると、私たちはつい炭水化物を食べて、気持ちを落ち着かせようとする。コルチゾールの過剰分泌と、炭水化物による血中インスリン濃度の上昇が組み合わさると、筋肉量が低下して、脂肪を貯蔵することになる。

そういうわけで、慢性的にストレスを抱えている人は〝痩せのぽっちゃり《スキニー・ファット》〟体型になる。おかしな表現だと笑いたくなるかもしれないが、笑いごとではない。慢性的なストレスによってお腹にぽっこりついた脂肪は、危険な内臓脂肪だ（だからリンゴ型になる）。お腹まわりで重要な臓器を包み込んでいる内臓脂肪は炎症を起こしやすく、糖尿病や心臓疾患、脳萎縮のリスクを高める。

朝の時間帯には脂肪が燃焼されやすいため、多くの人は穏やかなケトーシス、つまりケトン体が血中に増加した状態で目覚める。脂肪を分解した時の副産物であるケトン体は、脳の重要なエネルギー源である(第1章を参照)。

朝、すっきりした気分が味わえる理由のひとつは、朝早い時間はケトーシスだからかもしれない。ところがケトン体は、典型的な朝食(穀物のシリアル、マフィン、ペイストリーなど)をとったとたん、生成されなくなる。

朝食が楽しみな人は、ぜひ楽しんでほしい。だが、朝早く食事をする生物学的な必要性はない、という研究もあることは知っておこう。深夜の食事と同様、朝食も近代の発明であり、「朝食は1日で最も重要な食事」という考えも、おもにジャンクフードの製造会社による押しつけにすぎない。

朝食をとるタイミングはフレキシブルに決めよう。目が覚めてから1~2時間後(あるいは3時間後)に、その日最初の食事をとろう。そうすれば、脂肪燃焼効果を最大限にできる。

そしてもうひとつ。もし効果のある方法を見つけたら、ぜひその方法を続けてほしいのだ。医学雑誌『肥満(*Obesity*)』に掲載されたある論文では、朝食を抜くと空腹感が増し、血糖コントロールが難しくなる(血中インスリン濃度が高くなるなど)と報告するが、それは普段から朝食をとっている人の話だ。[25] 生物学的な観点から言えば、朝食は不必要だという意見もたくさんある。

とはいえ、規則正しい食事は重要だ。朝食には、充分なタンパク質(卵がお勧めだ)と、食物繊維の多い野菜か脂質の多い大盛りサラダを楽しもう。満腹感があって、1日のエネルギーもたっぷりとれ、ガス欠になる心配もない。覚えておいてほしい。自分に合った方法を見つけたら、その方法を続けることが効果をもたらすのだ。

AMPKを活性化して、寿命を延ばすスイッチをオンに

時計の針の歩みを遅くすれば、実際に寿命を延ばすことは可能だ。だが、注意点がふたつある。ひとつはカロリー制限が必要なこと。もうひとつは、その効果が研究室の動物実験でしか実証されていないことだ。

人間の寿命を延ばす研究はもう少し難しい。人間は研究室で眠らないし、寿命はもっと長い。しかも食べることが好きだ（いや、大好きだ）。だから、研究室のアカゲザルが食事をとらずに寿命を40％も延ばしたと知って、私たちもその同じ効果を望んだとしても、人間にはもっと別のやり方が必要になる。[26]

ありがたいことに、長寿の研究者はカロリー制限の模倣となるやり方、すなわち、長期のカロリー制限と同じ効果を持ちながら、空腹を感じずに済む化合物や戦略を探しはじめている。

まずは化合物として、代表的な食品由来の候補は次の3つ。赤ワインに含まれる抗酸化物質のレスベラトロール。イチゴやキュウリに含まれるフィセチン。ターメリックに含まれるクル

アスタキサンチン（オキアミオイルや天然サーモン）	からだを冷気や冷水に曝《さら》す
ベルベリン（植物由来のアルカロイドの一種）	クルクミン（ターメリック）
コーヒー	エクストラバージン・オリーブオイル
熱気（サウナなど）	緑茶
メトホルミン（2型糖尿病の治療薬）	レスベラトロール
ケルセチン（ケッパーや玉ねぎに含まれるフラボノイドの一種）	スルフォラファン（アブラナ科の野菜に含まれる化合物）
霊芝	酢

AMPKの活性化因子

クミン。だが、おそらくいちばん効果が高いのは、人類の誕生以来続いてきた習慣ではないだろうか。それは、ファスティング（断食）という戦略である。ほとんどの動物は、次の食料がいつ手に入るかわからないため、断続的な断食を自然に体験している。人類の歴史のほとんどにおいて、私たち人間も例外ではなかった。農業革命が起きる前には、次の食料にありつけるタイミングが予測できなかったため、狩猟採集民だった私たちの祖先の（そして私たちが受け継いだ）からだは、食料不足にも対応できるように適応してきた。

時は過ぎ、ポスト農業世界は比較的裕福になった。おもな宗教は、魂を浄化し、己をより高い次元へと導くための手段として断食を取り入れてきた。だが、彼らが予想していなかった効果がある。それは、断食によって、知らないうちに細胞や器官も浄化されることである。

では、体内の細胞は、私たちが断食に入ったことをどうやって知るのだろうか。長寿の研究者にとって、その問いに答えることは重要だった。なぜなら、もし「食料が不足している」ことを細胞に知らせるシグナルを見つけ出せたら、それを必要に応じて活性化させることで、無数のメリットが手に入るからだ。しかも、本当に断食して空腹に悩まされることもない。

体内の細胞がエネルギー不足かどうかを判断するために、私たちのからだはAMPK（AMP活性化プロテインキナーゼ）という栄養感知器《センサー》を使う。AMPKは、体内でエネルギー（カロリー）が活用できる状態にあるかどうかを感知する酵素だ。

ATP（アデノシン三リン酸）という名前を聞いたことはあるだろうか。〝細胞のエネルギー通貨〟と呼ばれ、通常の状態において、生命活動の必要に応じて生成される。だが、カロリー制限をしたり激しいエクササイズをしたりして、ATPの生成が間に合わない時には、細胞内でAMP（アデノシン一リン酸）が増加する。AMPはATPの〝エネルギー不足版〟であり、AMPが増加すると、AMPKが活性化される。

とつぜんエネルギー不足が生じると、AMPKは体内の反応を調整する。脂肪燃焼とグルコース代謝を促し、インスリン感受性を改善し、炎症を抑える。中性脂肪やコレステロールなどの脂肪を肝臓で合成するプロセスを抑制する。[27] 細胞が次回のエネルギー不足によりよく備えられるように、新たなエネルギーをつくり出す健康なミトコンドリアの生成も促す（細胞内のエネルギー工場であるミトコンドリアが機能不全に陥ると、老化を促し、加齢に伴う疾患を引き起こす）。AMPKを活性化するということは、カロリー制限によって寿命を延ばす強力なスイッチをオンにすることだ。

それでは、AMPKを活性化する方法はなにか？　もちろんカロリー制限だ。あるいは、一時的にエネルギーが枯渇する状態をつくり出す、高強度インターバルトレーニング（HIIT）もお勧めだ（第4章で詳述する）。毎日数時間の断食でも、その経路を活性化できる。

食べる回数を減らすだけでAMPKは活性化するが、その反対に、頻繁にものを食べていると常に活性化が抑制されてしまう。朝起きてから1〜2時間（あるいは3時間）は、その日最初の食事をとらない。眠る前の2〜3時間にもなにも食べないことだ（概日リズムに従う食生活のアドバイスとまったく同じだ）。

時計の歩みを遅らせる――mTORとオートファジー

動物にとってエネルギー不足が最大の緊急事態であることは間違いない。生死を分ける危険性もある。そこでAMPKは活性化されると、緊急シグナルを発して、あなたを生かしておくための別の経路に呼びかける。今日では「アンチエイジング」と呼ばれるそれらの効果も、人類の歴史の大半において、その目的は私たちを生かしておくことにあった。

AMPKが刺激する経路のひとつは、FOXO《フォクソ》タンパク質である。そのうちのひとつ

FOXO3は、長寿遺伝子と呼ばれてきた。ストレス耐性（長生きしたければ重要だ）を高め、循環器系疾患、2型糖尿病、がん、神経変性疾患などの加齢に伴う疾患も予防する。

FOXO3を活性化しやすい遺伝子を持つ運のいい人もいる。彼らはしばしば100歳まで生きる。だが、その長寿遺伝子のあるなしにかかわらず、誰でも簡単にFOXO3を活性化することは可能だ。

そのために必要となるシグナルがAMPKだ。1日中ダラダラものを食べていると、AMPKは慢性的に活性化しない。だが毎日、食事時間を8～12時間以内に制限すると、AMPK――続いてFOXO3――が活性化する（FOXO3はまた、インスリンに対する感受性が高い。第1章で述べたように、インスリンはグルコースを利用できるかどうかを判断する栄養感知器のように働く。低炭水化物を心がけて、インスリンの働きを正常範囲に保つことで、FOXO3遺伝子の発現を亢進する）。

そしてもうひとつ、最も強力なアンチエイジング効果を持つと考えられるタンパク質に、mTOR《エムトア》がある。mTORが発見されたのは、いまから数十年前のこと。

まずは、太平洋に浮かぶ絶海の孤島イースター島の土壌から、強力な抗がん作用を持つ奇妙なバクテリアが見つかった。そのバクテリアにはどうやら、〝細胞の増殖を促して細胞のがん化に関与するタンパク質〟を阻害する働きがあるようだった。

抗がん作用を持つその化合物は、イースター島の現地名ラパヌイから「ラパマイシン」と名

感知器の種類	役割	断食による効果	作用
インスリン	炭水化物に反応する。タンパク質にも、より低い程度で反応する	↓（分泌量低下）	心臓、目、筋肉などの器官で使うために貯蔵脂肪を放出する。脳で使うケトンを生成する
mTOR（ラパマイシン標的タンパク質）	食事性タンパク質とあらゆるエネルギーに反応する	↓（阻害）	オートファジー（古くなったか損傷したタンパク質、細胞、細胞小器官のリサイクル）を促す
AMPK（AMP活性化プロテインキナーゼ）	すべての利用可能エネルギー（脂肪、炭水化物）あるいはその不足に反応する	↑（活性化）	インスリン感受性を高める。新しいミトコンドリアの生成を促す。貯蔵脂肪と糖質を燃焼する。FOXO3長寿経路を活性化する

おもな栄養感知器

づけられ、その標的タンパク質として発見されたのがmTORだった。[28]

mTORは貯蔵と成長を促進する。インスリンの場合と同じように、貯蔵と成長のふたつの作用が筋肉細胞の成長を促す時には、大きなメリットをもたらす。mTORはまた脳のシナプスの形成と、神経可塑性でも重要な役割を果たす。これらのプロセスに必要な成長のスイッチを押すのがmTORというわけだ。

いっぽう、mTORには負の側面もある。mTORが活性化しすぎると、自閉症や脳卒中、がんの発症を促すのだ。[29] 老化も促す。オートファジーも抑制する。オートファジーは、古いミトコンドリアなどの傷ついた細胞成分を大掃除して、細胞内のエネルギー工場を新たにつくり出すプロセスだ（第1章を参照）。mTORはオートファジーを制御するゲートキーパーとして働くが、これが常時オン状態になってしまうと、オートファジーの若返りプロセスは抑制されてしまう。

この点を明らかにしたマウスの実験がある。ラパマイシンを投与してmTORを阻害された高齢のマウスが、最大で60％も寿命が延びたのだ。[30] ただ、ラパマイシンは〝フリーランチ〟ではない。これを慢性的に投与すると、インスリン抵抗性、2型糖尿病などのさまざまな副作用を引き起こす恐れがある。となると、こんな疑問が湧く。mTORを阻害する、もっと健康的な方法はないだろうか。

mTORは次のふたつに反応する。食事性タンパク質と、利用可能なエネルギーだ。タンパク質が豊富でエネルギーが利用できる時、mTORは活性化する。反対に、タンパク質が抑制されているか、エネルギーが不足している時には阻害される。

となれば、1日のうち、食事をとる時間を8時間以内に制限して、通常の人の半分の時間内にとどめると、タンパク質もエネルギーも不足する状態を簡単につくり出すことができ、mTORを阻害した状態が長く続く。このように断食と長寿の物語が紡ぎ出されるいっぽうで、臨床研究に裏づけされた方法が登場した。

コラム　よくある質問2

Q：断食の時間帯にコーヒーを飲んでも構いませんか。

A：構いません。ブラックがお勧めですが、ほんの少しならお好みの乳製品を加えてもいいでしょう。コーヒーによってインスリン値が上昇するか、mTORが活性化することはありません。それどころかコーヒーはAMPKを活性化させ、mTORを阻害するという研究もあります。

細胞のエネルギー感知器として働くAMPKは、脂肪燃焼を促し、健康なミトコンドリアの生成を促します。そのため、コーヒーは断食のメリットを邪魔するどころか、その効果を高めてくれるのです。

断食模倣ダイエットで健康寿命を延ばす

AMPKを活性化させると同時に、mTORを阻害した時のすばらしい効果が明らかになった。その実験を行ったのは、老年学者のヴァルター・ロンゴ率いる南カリフォルニア大学の研究チームである。彼らの発見によれば、摂取カロリーを断続的に低く抑えることで健康寿命を延ばせるだけでなく、多発性硬化症や1型糖尿病の治療も期待できるという。これは、断食模倣ダイエットと呼ばれる。

まずはマウスを使った実験において、ロンゴたちは免疫系が実質的にリセットされることを確認した。マウスにカロリー制限した餌を与えたところ、古くなって機能不全になった自己免疫細胞を破壊し、その後再び通常の餌を与えた時に、免疫細胞が再生されていたのだ。[31]

ロンゴの呼ぶ「胚様プログラム」を真似て免疫系の若返りが生じ、発生プロセスで見られるような健康で新しい幹細胞が増加したのである。まったくの白紙状態に戻ることは少ないが、それが実際、断食によってマウスの免疫系に起きたことのようだった。

マウスよりも複雑な有機体である人間も、断食模倣ダイエットの実験を行い、5日続けて低カロリーの食事をした。それでは、どのくらいまでカロリーを制限したのか。被験者が通常摂取する1日のカロリーの約半分~3分の1程度にまで抑えたのだ。しかもカロリーの大半を、エクストラバージン・オリーブオイルなどの健康的な地中海式脂肪と野菜で摂取した。これを1カ月に5日間続け、全体で3カ月間実施した。

すると3カ月後には老化、糖尿病、神経変性疾患、循環器系疾患のリスク要因が減り、バイオマーカーの値も改善した。大きな副作用もなかった。1カ月にほんの5日間、カロリー制限するだけでいいのだ。*

健康寿命を延ばしたい人にはそれだけでも朗報だが、ロンゴのチームはさらに、がんに対する驚くような作用も発見した。マウスを使った実験において、成長因子（腫瘍の増殖を促す）

＊　この実験ではタンパク質も制限した。だが実験結果が、タンパク質か総カロリーのどちらの制限によるものかを特定するのは難しい。カロリー制限とは無関係に、タンパク質の摂取制限による効果は証明されていない。実際はその反対だろう。特に長期的に見れば、タンパク質を制限することは体重増加と筋肉減少を招く恐れがある。

が劇的に減少し、実際、たくさんの器官が縮小して再生されていたのだ。[32]

これはがん患者にとっては、断食によって化学療法の効果を高め、健康な細胞に及ぼす悪影響を最小限に抑えられることを意味する。ひとつの方法を試すだけで、副作用を最小限に抑えながら、体内の複数のシステムによい効果を与えられるとは本当にすばらしい。そして、その方法こそが断食なのだ。

コラム　断食すべきではない時

断食は刺激的な研究分野だ。がんやさまざまな疾患に対し、驚くような効果がある。ただし、忘れないでほしいのは、みんなが同じではないことだ。断食したくない人もいれば、効果が現れにくい人もいる。進行がんの患者は体重が激減し、栄養失調で衰弱した悪液質《カヘキシー》と呼ばれる状態になる。

私の母の話をすれば、私は晩年の母のお楽しみを取り上げることだけは避けたかった。そこで、ニューヨークの有名なペストリーショップであるヴェニエロに通って、母の大好きなキーライム・パイやストロベリー・ショートケーキをよく購入した。がん患者の食事については、専門医とこまめにコミュニケーションをとって適切なアドバイスを仰ごう。

また、妊娠中の女性、摂食障害の傾向がある人、疾患を抱えた人が断食する時には充分な注意が必要だ。これまでのところ動物実験でしか確認されていないが、断食を長期的に取り入れた結果、ホルモンや代謝機能に障害を起こす場合もある。[33] いろいろなことと同じように、断食の効果にも個人差があるかもしれない。だから、ゆっくりとスタートして、からだが発するシグナルに耳を傾けよう。

この章でのポイントは、食事のタイミングに気をつけ、たまにカロリー制限すれば、健康的な人生を長く楽しめるかもしれない、ということだ。人類の進化の点から考えても、食べ物が不足した時にはどうすればいいのか、からだは知っているのだ。私たちの祖先がいつも必ず、狩猟に成功したわけではないのだから。

本章では幅広い話題を紹介したが、重要なのはタイミングだ。目の網膜が朝の光を浴びるタイミングから1日の食事の時間まで、私たちのからだはリズムを刻む装置なのだ。その事実を大切にし、心安らかで満ち足りた日々を過ごすための扉を開け、現代生活の不健康な習慣からあなたを解き放とう。

次章では、私たちと自然との関係について見ていこう。自然との断絶はストレスを生み出し、私たちに免疫機能の乱れや代謝障害をもたらす。

第2章のまとめ

▼概日リズムを大切に。日中は太陽の光をたくさん浴び、夜間は明るい照明を避けること。

▼朝起きてから1～2時間（あるいは3時間）は食事を避け、夕食は眠る2～3時間前までには済ませたい。

▼本章で紹介した方法で、細胞内の末梢時計を、視交叉上核の中枢時計に同調させよう。

▼食事の時間帯を制限する断続的な断食は、カロリー制限の模倣ダイエットになる。いろいろな健康増進効果と長生き効果が期待できる。

▼インスリン、ＡＭＰＫ、ｍＴＯＲの3つは重要な栄養感知器だ。それぞれの働きを理解して、うまく効果を引き出そう。

第3章

ジーニアス・ライフの基盤③自然界とのつながりを取り戻す

ビタミンDをつくり出し、最大限活用する方法

あなたはこの世界に生まれ出たのではない。大海の波のように、この世界から生まれ出たのだ。あなたはよそ者ではない。

——20世紀の作家、思想家アラン・ワッツ

治療法は自然のなかにある。医師の頭のなかにではなく。

——16世紀の化学者、錬金術師パラケルスス

私はニューヨーク市で生まれ育った。都会で過ごす少年時代は楽しかった。だが10代になると、都会の慌ただしい生活が心の健康にあまりよくないことを感じていた。自然に触れる機会が少ないために、いつも自分が自然と切り離されているように感じ、長い冬には季節性のうつ

症状にも悩まされた。

幸い、私の両親は都会を離れて過ごす時間を大切にしてくれ、まだ私が幼い頃に、ロングアイランドの東端に位置するレムセンバーグという小さな町に一軒家を購入した。週末はたいてい家族揃ってその家へ出かけ、マツ林のなかで遊んだ。それでもなお、思春期らしい不安が消えることはなかったが、都会を離れて過ごす週末は憂うつな気分を癒してくれた。

当時はぼんやりと感じていただけだったが、現代の科学は、自然との触れ合いが心身の健康に重要であることを証明しはじめている。

すばらしい自然に触れることは単なる気晴らしではなく、「ジーニアス・ライフ」を送るカギなのだ。広大で予測のつかない自然は、私たちの脳とからだに、いつもとは違う体験を味わわせてくれる。ちょっとした遠出でも、免疫系の働きを促し、ストレスを減らし、代謝も高めてくれる。幸せな気分にしてくれ、不安も追い払ってくれる。脂肪を落とし、アンチエイジングの効果まで期待できるかもしれない。

からだになにを取り入れるかについて私たちはこだわるが、どこで取り入れるかについても同じくらい重要である。

ビタミンD不足の現代生活がもたらすもの

美しい日になんの価値があるのか。もし光が見えないのなら。
——ライブの元ボーカル、エド・コウォールチャイク。『サン』

太陽。ああ、そのすばらしい光。前章では、太陽の光と体内の中枢時計との関係や、概日リズムを大切にして健康的な日々を送る方法を紹介した。だが、あなたと太陽との関係はそれだけではない。日光にはほかにも極めて重要な役割がある。あなたの皮膚でビタミンDを合成することだ。

充分な量のビタミンDを合成するのは簡単だと思うだろう。ところが実際、アメリカ人の約42%はビタミンD不足である。アメリカ環境保護庁が指摘するように、その理由のなかには、日焼け止めの使いすぎや、1日の93%の時間を屋内や車内で過ごすといった明らかなものもある。

だが、あまり明らかではない理由もある。肥満、加齢、あるいはマグネシウムといった栄養素不足（詳しくは後述）だ。これらの要因が重なると、健康に深刻な弊害を生じやすい。ビタミンDは脳や心臓、免疫系ばかりか、老化の進行速度にも影響を及ぼす。

ビタミンDは血液中に入ると、体細胞の受容体と結合する。ビタミンDの受容体は、全遺伝子の5％に当たる約1000の遺伝子発現に影響を与える。がんや心臓疾患の予防から免疫系の正常な機能まで、心身の健康と幸せな生活のほとんどに関係がある遺伝子だ。エンジンの5％が不具合の飛行機には乗らないだろう。あなたのエンジンを、そんな欠陥状態のままにしておくべきでもない。

脳にもたくさんのビタミンD受容体がある。ビタミンDは脳内で抗酸化レベルを調節し、酸化ストレスを中和して緩和する。アルツハイマー病やALS（筋萎縮性側索硬化症）に伴う、神経細胞の過剰な活動も抑制する。また、免疫細胞を刺激してアミロイドβを除去する。アミロイドβは、脳内に蓄積してプラーク（老人斑）をつくることで、アルツハイマー病を引き起こすと考えられているタンパク質だ。[1]

最近のメタ分析のひとつは、アルツハイマー病の最大の環境リスク要因として、ビタミンD不足をあげている。[2] 健康で血中ビタミンD濃度が正常な人の場合、歳を重ねても認知能力が高く、その低下速度も2～3倍遅い。[3] さらに詳しい研究が必要だろうが、プラセボを用いた少人数の実験では、血中ビタミンD濃度の低いアルツハイマー病患者に、1日わずか800IUのサプリを12カ月間処方しただけで、症状の進行を防げた。[4]

コラム　ビタミンDは抑うつを防ぐのか

約4000人の成人を対象にした大規模な調査において、ビタミンDが不足すると、その後の4年間で抑うつの発症リスクが75％も増加することがわかった。[5] 相関関係は必ずしも因果関係を意味するものではないが、薬物治療、慢性疾患、身体活動などのほかの関連要因を調整したあとでも、やはりビタミンD不足と抑うつとのあいだには、深い関係が見られた。

ビタミンDは神経伝達物質の生成と調節を助ける。そのうちのひとつがセロトニンであり、この神経伝達物質が不足すると抑うつ症状が現れる。抗うつ薬はセロトニンの量を増やしてくれるいっぽう、副作用があり、服用の中止が難しいうえ、過剰処方されやすい。最近のデータによれば、抗うつ薬が最も高い効果を発揮するのは、深刻なうつ病の場合だという。

もし気分が落ち込むようなら、もっと太陽の光を浴びてみてはどうだろう。

ビタミンDがあなたの脳の若さを保つ方法のひとつに、循環器系に影響を与えるということがある。脳内に張り巡らされた毛細血管のネットワークは容積こそ小さいが、全長約640キロメートルにも及び、脳内に栄養を輸送して、老廃物を排出する。認知機能の低下に伴い、早い段階で機能不全に陥る部位でもある。[6]

幸い、脳の毛細血管の機能を保つ方法はたくさんある。普段から栄養分の濃厚な自然食品を摂取する。炎症を引き起こす穀物やキャノーラ油、コーン油、大豆油などの食用油を避ける（第1章を参照）。エクササイズで汗を流す。そして、太陽の光を浴びて合成されたビタミンDも大きな役割を果たす。[7]

からだと脳に血液と栄養を運ぶ動脈に重要なのは、弾力性だ。硬い動脈ではダメだ。弾力のおかげで、動脈はその時々の必要に応じて広がったり収縮したりする。硬い血管は健康に破滅的な悪影響をもたらす。動脈硬化は心臓疾患と早期死亡だけでなく、脳容積の減少と認知能力の低下を招く。[8] 脳血流も減らす。とりわけ注意が必要なのが、アルツハイマー病のリスク遺伝子であるＡｐｏＥ４の保有者だ。[9]

太陽の光を浴びて合成したか、サプリで摂取したかに関係なく、ビタミンDは次のふたつの最前線で動脈硬化と戦ってくれる。高血圧の軽減と、慢性的な炎症の抑制である。高血圧も慢性炎症も現代の西洋世界では決して珍しくないが、加齢に伴う自然な症状でもなければ必然的な結果でもない。[10]

現代的な生活と縁遠い人は血圧が低く、炎症も軽度で、動脈は弾力性に富む。[11] その違いを生む要因はたくさんあるが、日光を浴びる時間を軽んじないことだ。現代のような産業化時代に生きる私たちにとって、ビタミンD不足は動脈硬化を引き起こしやすい。[12]

コラム　ビタミンDの適切な摂取量は？

1日にどのくらいのビタミンDをとればいいのか。この問いに答える前にまず、適切な血中濃度の範囲を定義する必要があるが、広く確立された最適な濃度というものはない。

2014年に32件の研究をメタ分析したところ、次のような発見があった。がんや心臓疾患など、さまざまな原因による早期死亡のリスクが最も低かったのは、ビタミンDの血清25（OH）D濃度が40～60ng／mlの時だった。50ng／mlに達すると、認知能力にも効果があった。[13]

これをビタミンDの摂取量に換算すると、ほとんどの人にとって1日2000～5000IUが、先の範囲をクリアすることになる（日本では4000IUまでとされる）。サプリで摂取する時には、必ずビタミンD3を選ぶこと。日光を浴びて皮膚で合成するものと化学的に同じだからだ。[14] 体重オーバーか肥満なら多めに摂取しよう（後述する）。[15]

最後にもうひとつ。生物学では常に「過ぎたるは、なお及ばざるがごとし」だ。ビタミンDのとりすぎは高カルシウム血症を招く。サプリで摂取するのであれば、定期的に簡単な血液検査を受けて、あなた自身のビタミンDの血中濃度を医師にチェックしてもらおう。

ビタミンDをサプリで摂取すれば、動脈の弾力性も含めて血管機能は改善するのかもしれない。[16] だが、日光を浴びることで得られるメリットを捨てて、サプリで補ったところであまり意味はない。なぜなら、紫外線A波（UVA）はビタミンDの合成には関係ないが、一酸化窒素の生成を助けて血管を拡張させ、健康的な血圧の維持に役立つからだ。

エジンバラ大学が実施した少人数の実験で、夏の太陽光30分間に相当する紫外線A波を被験者に照射したところ、一酸化窒素の生成量がかなり増加し、血圧は低下した。[17] 高血圧は心臓疾患の原因となり、毎年、心臓疾患で命を落とす人は、皮膚がんで命を落とす人の100倍も多い。言い換えれば、太陽はあなたの命を救うのだ。

ビタミンDを適切に摂取し、自己免疫疾患と戦う

古代には2型糖尿病、がん、アルツハイマー病は稀で、心臓疾患も比較的少なかった。ところが現在、世界中で数億人がこれらの病に苦しんでいる（WHOによれば、世界中でおもな死因のトップを占める）。そのどれも、たったひとつの原因で発症するわけではないが、ビタミンD不足は炎症に悪影響を及ぼすことで、疾患の発症に関与しているのかもしれない。

第1章では、食品が炎症を促進する（あるいは抑制する）ことを紹介した。炎症が際限のない巻き添え被害を及ぼすことを覚えているだろうか。じりじりと血管を焼き焦がし、いつのまにかDNAを損傷させる。だが、食べ物は全体像の一部にすぎない。炎症プロセスを起動させて実行する細胞には、ビタミンD受容体が存在する。

ビタミンDの役割はまだ完全に解明されたわけではないが、不足すると、免疫系は〝怒り狂った超人ハルク〟のように手に負えなくなってしまう。[18] だからこそ、炎症性疾患のリスクを抑えるために、ビタミンD濃度を健康な範囲内に保つことが大切だ。[19]

コラム　ニュースを飾る栄養素

栄養学は複雑で誤解を招きやすい。たとえ善意にせよ、メディアが原因を解き明かしてくれることはほとんどない。正しい情報を得るためには、見出しやメディアの報道だけを見ていてはダメな理由もそこにある。

栄養に関する情報が誤解を招いた例として私がよくあげるのは、大手メディアサイトに載った次の見出しの記事だ。「数百万人のアメリカ人がビタミンDを摂取。その大半はいますぐ摂取をやめるべき」。その記事は、『ニューイングランド医学ジャーナル（*New England Journal of Medicine*）』に発表された信頼性の高い研究論文をもとにし、ビタミンDは、浸潤性のがん（周囲の組織や臓器に広がったがん）の発生率を抑制しないと紹介していた。

だが、がんは長い年月をかけて発達する。しかも、2年の経過観察を終えたあとでは、ビタミンDの補給によって、がんによる死亡リスクは実際、25%も減少していた。[20] 私たちを肥満にする原因は、がん細胞にも「栄養を与える」。膵臓がん、乳がん、結腸がんなど、体重オーバーや肥満と関係の深いがんの割合は、アメリカで診断されるがんの40%を占めると、疾病予防管理センターでは報告する。
それぞれのがんや、一人ひとりの発症の原因を特定することはできないが、先の論文の被験者たちは概して体重オーバーだった。となると、ここでもうひとつ重要なポイントがある。つまり、偏った食事やライフスタイルをなにかで補うことはできないということだ！

最近増えているのが、自己免疫と呼ばれる免疫系の異常だ。これは免疫系が変調をきたし、あなた自身の細胞や臓器を攻撃してしまうからだの反応で、世界中で何百万もの人たちが、多発性硬化症や炎症性腸疾患、関節リウマチなどの自己免疫疾患に苦しんでいる。飼い犬に手を噛まれるとはまさにこのことだ！
自己免疫の原因は、いまのところ正確にはわかっていない。だが西洋社会で増加するいっぽう、狩猟採集社会では稀であることを考えれば、やはり現代の環境と関係が深いのだろう。[21]
自己免疫の原因について、このところ注目を浴びている仮説として、私たちが人生の早い時期に土や泥と親しむことが減って、体内の免疫系と土壌のバクテリアとが充分に相互作用しなくなったからだという説がある。英語の表現で「オールド・フレンズ」と呼ばれる、その忘れ去られたバクテリアたちは、免疫機能の健全な発達を促すために必要なのかもしれない。

だが、もうひとつ高い関心を集めるのは、私たちが充分に日光を浴びていないという指摘だ。[22]自己免疫疾患の患者は、たいていビタミンD濃度が低い。自己免疫を引き起こす要因がビタミンD濃度を低下させる反面、「逆もまた真なり」と考える人も多い。つまり、ビタミンD濃度が低いと自己免疫を引き起こす。しかも、それは母親のお腹にいる時にはじまる。

たとえば、多発性硬化症はビタミンD不足と関係が深い。この自己免疫疾患では、免疫系がミエリン鞘《しょう》（神経細胞の軸索を取り囲んで保護している絶縁体）を攻撃することで、疲労を感じたり運動障害が出たりする。北半球では、冬が終わったあとに生まれた子どものほうが、夏が終わったあとに生まれた子どもよりも、多発性硬化症の発症リスクが高い。[23]

母親は血液や母乳を通して我が子にビタミンDが行き渡るようにするが、母親のビタミンD不足が、数十年後に成人した子どもの多発性硬化症の原因になりやすいのだ（医学雑誌『JAMA神経学（*JAMA Neurology*）』の最近の発表では、ビタミン類のうち、多発性硬化症の患者が定期的に補う必要性を指摘する充分な証拠があるのは、ビタミンDだけだった）。[24]

ビタミンDを自己免疫疾患の予防や治療につなげるためには、「制御性T細胞」（略して「Tレグ」細胞）と呼ばれる免疫抑制細胞を増加させる必要がある。[25]自己免疫の発達メカニズムを解明したい専門家にとって、「Tレグ細胞」は研究の焦点だ。なぜならTレグ細胞は、体内にある異物が、外部からの侵入者なのか、それとも負傷したからだの一部なのかを判断する、最初の免疫応答チームの一員だからだ。

ほとんどの場合、Tレグ細胞は健全な炎症反応を引き起こし、ほかの免疫細胞の応答を抑制する。これには、炎症や自己免疫を促す免疫細胞の抑制も含まれる。

ビタミンDと自己免疫との関係についてはさらなる研究が待たれるが、一部の自己免疫疾患に対して、ビタミンDは治療手段となるか、少なくとも進行を抑える役には立ちそうだ。

消化管に炎症が起きるクローン病の患者のグループに、1日2000IUのビタミンDを投与したところ、プラセボを摂取した対照群と比べて、かなりの患者の症状が好転し、クオリティ・オブ・ライフ（生活の質）も改善した。[26] 1型糖尿病、全身性エリテマトーデス（全身の器官に障害が起きる慢性の自己免疫疾患）、関節リウマチにもビタミンDの効果がある。

色素を生成する皮膚細胞が免疫系に破壊され、皮膚に白い斑点ができる白斑《はくはん》という疾患にも有効かもしれない。ある小規模なオープンラベル試験（プラセボではなく本物の薬を使用することを、医師や患者が知ったうえで実施する臨床試験）で、白斑の患者に高用量のビタミンDを6カ月にわたって投与したところ、皮膚細胞の破壊を抑制しただけでなく、25～75％の再色素沈着があった。[27]

サプリによるビタミンDの過剰摂取が、重い副作用を起こす場合もある。そのため、自分の摂取量が健全な範囲内かどうかをきちんと確かめたほうがいいだろう。嬉しいことに、ビタミンDにはアンチエイジングの効果も期待できるかもしれない。

老化と炎症の密接な関係――インフラメイジング

老化の具体的な原因は誰にもわからない。だが最近では、過剰な炎症にあるというのが定説だ。老化と炎症との密接な関係を表すために、専門家は炎症（インフラメーション）と老化（エイジング）とを合わせた「インフラメイジング」という言葉を使ってきた。ある観察研究によると、認知能力が良好で自立した生活を送っている、日本の100歳以上と105歳以上（超長寿者）の炎症レベルは低かったという。[28]

だが、炎症レベルの低さにはさまざまな変数が絡んでいる。たとえば、社会的なきずなを築いている。健康的な食事や活動的な生活を心がけている。生きがいのある人生を送っている、など。[29]アンチエイジングにおいて、ビタミンDが武器になりうる証拠はあるのだろうか。

米英の研究者が、2160人の女性の双子を対象にビタミンD濃度と炎症との関係を調べたところ、同じ双子であっても、ビタミンD濃度が高いほうが炎症レベルは低かった。[30]また、双子どうしでテロメアの構造にも明らかな違いがあった。

テロメアは、老化の度合いを示す数少ないバイオマーカーのひとつだ。染色体の両端に位置しており、靴ひもの両端についているプラスチック製の保護キャップに喩えられ、染色体を損傷から守っている（その保護キャップが長年のあいだに擦り切れ、ほつれると、テロメアも短くなる)。

双子のうち、ビタミンD濃度が低いほうは高いほうよりも、5年の老化に匹敵するほどテロメアが短かった。言い換えれば、同じDNAを持つ、同じ年齢の成人であっても、ビタミンD濃度が低いと老化が早く進むことになる。

人間の老化の研究は明らかに難しい。人間の平均寿命に関係のある変数は多く、原因をひとつに絞ることは不可能だ。先の双子の研究も、ビタミンDが老化を遅らせる〝証拠〟にはならない。双子のうちのビタミンD濃度が高いほうは、アウトドア派かもしれない。もしそうなら、普段から活動的だといえるからだ。

残念ながら、健康長寿について手に入るデータのほとんどは、先のような観察結果であって実験結果ではない。ビタミンDという変数が寿命に及ぼす影響を確かめる時には、人間と似ているが、もっと寿命の短い生物を実験対象に選ぶ必要がある。

その理想的な対象が線虫である。体長約1ミリメートル。寿命は2週間ほど。透き通ったからだを持つ。もっと〝ゴージャスな〟代役を期待していたかもしれないが、この線虫(別名Cエレガンス)は、長寿のプロセスと遺伝子において驚くほど人間と共通点が多く、老化の研究にはもってこいだ。しかも、線虫はビタミンDを合成する。

バック老化調査研究所の専門家は、充分に成長した線虫にビタミンDを投与した時の影響を確かめ、驚くような発見をした。成長した線虫にビタミンDを与え続けたところ、平均寿命がなんと33％も延びたのだ[31]。ビタミンDはまたストレス応答遺伝子（負荷がかかった時に発現が誘導される遺伝子）を活性化し、体内のタンパク質の維持を促した。

加齢に伴う疾患の多くがタンパク質と関係があること（後述）を考えれば、これは非常に重要な発見だろう。

コラム　ビタミンDに必要な栄養素

人の皮膚でつくられたビタミンDは、肝臓で25（OH）D3に変わる。ビタミンD濃度を医師に測定してもらう時には、このビタミンD3の濃度を調べてもらうことになる。その後、ビタミンD3は腎臓で、ホルモン活性を持つカルシトリオールに変わる。あまり知られていないが、その両方の変換に関わっているのがミネラルのマグネシウムだ。ところがアメリカ人のふたりにひとりは、充分な量のマグネシウムを摂取していない。そのため、多くの人にとって、ビタミンDはそのまま変換されずに体内に蓄積されることになり、生理活性を持たない。

幸い、マグネシウムは濃い緑の葉もの野菜やアーモンド、カボチャの種、ダークチョコレートなどに多く含まれている。

ビタミンK2も、現代の食生活から消えつつある必須栄養素のひとつだ。牧草飼育牛の脂肪や乳製品、納豆などに含まれ、カルシウムを骨に沈着させて、骨の形成を促す。これは重要だ。なぜなら、ビタミンDがカルシウムの吸収を高め、ビタミンK2が骨への沈着を促すからだ。ビタミンK2には、カルシウムが動脈や腎臓、ほかの軟組織に沈着するのを防ぎ、骨や歯など本来の場所に沈着するのを助ける働きがある。

どのくらい太陽の光を浴びればいいのか

前章では概日リズムについて取り上げた。とはいえ、私たちが適応しているリズムは太陽の1日のサイクルだけではない。その1年間のサイクルにも適応してきたのだ。紫外線B波（UVB）を簡単に浴びられる夏のあいだは、皮膚がビタミンDを生成するのもそう難しくはない。

だが、やがて夏も過ぎていく。しかも、緯度の高い地域では冬の数カ月間、太陽の光を浴びられない。私たちの祖先は深刻なビタミンD欠乏に陥らずに、どうやって暗い冬をしのいできたのだろうか。

幸い、ビタミンDは体内の脂肪組織に蓄えられ、季節的な変動から守られている。これは、同じ脂溶性のビタミンA、E、Kでも起きる。だが、私たちの祖先が生き延びるために重要だった脂肪の貯蔵が今日、肥満を招くように、ビタミンDを蓄える能力もまた両刃の剣である。

ビタミンDが体脂肪に把捉《はそく》され、貯蔵されてしまうと、体重オーバーの人はただ定期的に日差しを浴びるだけでは、ビタミンD欠乏症に陥る恐れがある。[32] 体重オーバーでビタミンDを補っている人が、健康的なビタミンD濃度を維持するためには、痩せ型の人の2～3倍の量が必要かもしれない。[33]

ビタミンDの生成には皮膚の色も関係する。肌の黒い人はメラニンの量が多い。メラニンは自然のサンスクリーン（日焼け止め。紫外線を減らす）として働き、肌の老化を防ぐいっぽう、ビタミンD不足に陥りやすい（アフリカ系アメリカ人の82％、ヒスパニック系の70％がビタミンD不足であり、その割合はアメリカ人の平均の約2倍にのぼる）。肌の白い人は夏に10分も日光に浴びれば充分だが、肌の色の黒い人は最大2時間まで日光を浴びる必要があると考えたほうがいいだろう。

コラム　よくある質問1

Q：サンブロックを塗ったほうがいいですか。

A：この数十年に行われたたくさんのメタ分析は、メラノーマ（悪性黒色腫）という危険なタイプの皮膚がんに対する、サンスクリーンの予防効果を疑問視しています。[34] しかも、ドラッグストアで買える化学的なサンスクリーンは血流に吸収されてしまうため、安全とは言えません（第5章を参照）。

それでも、日焼けは避けたほうがいいでしょう。肌を太陽に露出する時は賢いやり方で。酸化亜鉛などのミネラル成分を使った、安全性の高いものを選んで、日光によるダメージを防ぎましょう。繰り返しますが、生物学では「過ぎたるは、なお及ばざるがごとし」。日光の浴びすぎに気をつけましょう！


ビタミンDをつくる能力は年齢とともに衰える。77歳の皮膚が合成するビタミンDの量は、同じ時間、日光を浴びた18歳の皮膚が合成する量の半分しかない[35]。さらにビタミンDを活性化する腎臓の能力も、加齢に伴い、怪しくなっていく[36]。つまり、年齢を重ねるにつれ、太陽を浴びる（あるいはサプリで補給する）必要性が増していく。

次の表は、適切なビタミンD濃度を保つために必要な日光を浴びる時間を示したものだ。DNAを損傷してしまわないよう、日焼けには気をつけて。まあ、現代人にはDNAを損傷するほど、のんびりと日焼けする時間はないのかもしれないが！

太陽の光を浴びるのは、ビタミンDを増やす理想的な方法だ。日光はビタミンDを生成する自然な経路に働きかけるだけでなく、一酸化窒素を生成して血圧を下げてくれ、体内時計も調節してくれる。日光がビタミンDをつくりすぎる心配もない。皮膚は必要な量のビタミンDだけを合成し、それ以上の生成は抑制するからだ[37]。

短い時間で充分（最低5分）	長い時間が必要（最大2時間）
若者	年配
夏期	冬期
赤道に近い地域	赤道から遠い地域
きれいな大気	大気汚染
サンブロックを塗っていない	サンブロックを塗っている
肌を露出している	肌を露出していない
肌の色が白い	肌の色が黒い

ビタミンD濃度を保つために必要な日光を浴びる時間

それでもサプリを服用したい時には、皮膚で生成するのと同じ種類のビタミンD3を選ぼう。ここで注意しておきたい。サプリをとったからといって、偏った食生活や不健康なライフスタイルを解決してくれるわけではない！　111ページのコラムで紹介したビタミンDの適切な摂取量を守ろう。

熱ストレスに反応して、パワフルな適応変化が起きる

第1章で、オーガニック食品が健康にいい理由を説明した。だが、合成除草剤や殺虫剤が農作物に与えるストレスを最小限まで取り除くと、作物の元気がなくなり、私たちのからだにいい化学物質まで奪ってしまう。

人間も同じだ。心身を鍛え、逆境を跳ね返すためには、ストレス（負荷）が必要だ。そして、自然界ほど

そのストレスに富んだ場所はない。

すでに気づいているだろうが、からだはあるタイプのストレスに適応反応する。エクササイズである。エクササイズは体重を健康的に保つだけではなく、からだを強くしてくれる。ジムでからだを鍛えると、思いも寄らない分野にも影響が現れる。心の健康もそのひとつだ。定期的にからだを鍛えると、精神的ストレスにもうまく対処できるようになる。[38] あるストレスを受けることで、別のストレスにも強くなる効果を交叉適応と呼ぶ。

コラム　よいストレスが悪いストレスに変わる時

仕事《ワーク》であろうとワークアウトであろうと、ストレスを受けた時、あなたのからだはバランスを崩している。そのバランスを取り戻そうとして、からだは精一杯適応しようとする。だがストレスが蓄積して、その負荷がとつぜん過剰になり、心身に変調をきたす閾値《いき》がある。そのような心身の疲弊を「アロスタティック負荷」と呼ぶ。そのストレスレベルの限界を見つけ出す方法はあるだろうか。

空《から》のグラスを思い浮かべてみよう。それが、ストレスに対するあなたの限界だ。普段の状況で、あなたはそのグラスを空にしておきたい。空であれば、ストレス経路を刺激する、高強度のエクササイズやカフェインなどの負荷も加えられるからだ。

だが、すでに充分なストレスに曝され、回復の時間もちゃんととっていない時には、グラスは半分満たされている状態かもしれない。その時、（たとえよいストレスであっても）さらに新たなストレスが加わると、グラスの水は溢れてしまう可能性がある。

アロスタティック負荷の状態では、最悪の気分を味わったり燃え尽き症候群になったりするだけでなく、感染症や疾患にもかかりやすくなる。[39] 日頃から自分のストレスレベルの限界に気をつけ、まずは慢性的なストレスのもとを断とう。グラスを満杯ではなく、空の状態にしておくのだ。そうすれば、エクササイズや次に紹介するようなストレスも、もちろんコーヒーも楽しめる。

次章で紹介するエクササイズは、アロスタティック負荷を軽減してくれる。

エクササイズをすれば、鏡に映る姿にもすぐに変化が現れやすい。それほど明らかではないにせよ、からだは熱ストレスにも適応する。高温であれ低温であれ、私たちのからだはさまざまな温度に反応する。生き延びるためであり、私たち人間が約37度の体温で活動できるように設計されているのもそのためである。

熱ストレスが加わった時には、次々にパワフルな適応変化が起こる。からだの調子がよくなり、気分も上向き、ひょっとしたら、理想のからだを手に入れるきっかけになるかもしれない。

冷却セラピー――控えめな低温でも、脳内の化学物質は変わる

現代のような比較的安全な世界が到来する前、気温や体温の激しい変化は、しばしば命の危険を意味した。こう想像してみよう。狩猟採集者のあなたは凍った湖のうえで、家族のために釣りをしている。

ある日、薄い氷の上を歩いていると、とつぜん氷が割れて凍てつくような湖のなかに転落した。毎日の食料獲得の時間は、あっという間に、生きるか死ぬかの状況へと一変する。あなたのからだはすぐに反応する。筋肉が収縮する。摑めそうな氷を夢中で摑み、ありえないほどの馬鹿力を発揮して、水中から顔を突き出して這い上がる。

あなたはそのサバイバル能力を、自分の腕力のおかげだと考えるが、実際、脳も負けないくらい重要な役割を果たしている。その夜、あなたは仲間に自分の武勇伝を披露し、一瞬の出来事を、まるでスローモーションのように感じたと話す。大きなストレスを伴う場合、それは珍しい体験ではない。感覚が鋭くなり、反応時間が早まるからだ。

あなたの脳はまた、同じ過ちを繰り返さないために、ハイスピードカメラのように鮮明に出来事の細部までも記憶する。それまで気づかなかったような細かい情報まで仲間に伝える。氷が割れた場所、氷にひびが入った時の音、時間帯、天候……。どれも水晶のようにはっきりと、

正確にあなたは覚えている。

そのような認知作用の多くは、ストレスを感じた時に多量に放出される、神経伝達物質のノルアドレナリン（あるいはノルエピネフリン）の働きによる。ノルアドレナリンは、レーザー光線のような集中力や注意力、詳細な記憶保持に欠かせないが、不足するとＡＤＨＤ（注意欠如・多動症）の症状が現れたり、意欲や集中力が低下したり、無気力や無関心に陥ったりする。

ノルアドレナリンの不足は抑うつ症状も引き起こす。抗うつ薬の大半は、神経伝達物質の増加が目的だ。ノルアドレナリンの力を利用して、注意力を高め、気分を明るくするためだ。だが、その効果を高めるために、あなたはぬくぬくとした安全地帯を出て、寒さを耐え忍ぶことになるのかもしれない。

コラム　ノルアドレナリンとアルツハイマー病

ノルアドレナリンを放出する脳の青斑核《せいはんかく》は、アルツハイマー病の“爆心地《グラウンドゼロ》”として注目を浴びている部位だ。85歳以上の半数近くの人が、この恐ろしい認知症を発症している。

アルツハイマー病患者の脳では、ノルアドレナリンを産生する青斑核の細胞の70％近くが失われており、産生量の低下と症状の進行とのあいだには密接な関係がある。ノルアドレナリンの効果が注意力や集中力、記憶保持であることを考えれば、アルツハイマー病患者が認知機能の破滅的な損失を体験することにも驚かないだろう。

さらに、マウスを使った実験によって、ノルアドレナリンには抗炎症作用があり、アルツハイマー病と関係の深いプラークを凝集・形成する毒性タンパク質（アミロイドβ）を排除してくれる可能性も明らかになった。[40]

ノルアドレナリンだけでアルツハイマー病を予防できるのかどうかについてはわかっていないが、その放出を促す活動（エクササイズやサウナなど。サウナの効能については後述する）に、アルツハイマー病の予防効果があることは偶然ではないだろう。

さてそれでは、寒さを耐え忍べば、本当に気分が明るくなるのだろうか。その仮説を確かめるべく、ポーランド人の研究者が、気分障害や不安障害を訴える患者に全身のクライオセラピー（冷却療法）を施した。クライオセラピーとは、液体窒素で発生させた冷気のカプセルのなかに2〜3分間立って入る（顔は出す）、超低温の冷却サウナである。

実験では参加者をふたつのグループに分け、いっぽうのグループに平日のみ、3週間にわたってクライオセラピーを受けてもらった。すると、そのグループの3分の1において抑うつ症状が少なくとも50％軽減していた。対照群で同じく50％の軽減が見られたのは、3％にとどまった。[41]

また、クライオセラピーを受けたグループのほぼ半数において、不安が少なくとも50％軽減していたが、対照群にそのような効果はなかった。

クライオセラピーにもリスクがないわけではない。大都市では人気が高まりつつあるが、それでもまだ高額であることに変わりはない。だが冷気や冷水を利用すれば、家庭でも怪我や破産の心配なく、気分の落ち込みを防ぎ、脳力を向上できるのだ。

重い抑うつの場合でも、自己療法で効果があったという体験談は多く、なかには医学雑誌の『英国医療ジャーナル・ケースレポート（*British Medical Journal Case Reports*）』に掲載された学術的な事例もある。彼らは氷浴や長距離水泳を試していた[42]。もちろん冷水シャワーも効果的だ。

たとえ控えめな低温であっても、脳内の化学物質は大きく変わる。14度の冷水に首まで浸かった男性のノルアドレナリン濃度が、1時間後に530％増加したという報告もある[43]。ストレスホルモンであるコルチゾールの濃度も低下していた。

日常生活に冷水療法を取り入れる場合、まずはシャワーからはじめよう。シャワーの温度を徐々に下げて約15秒間冷水を浴び、少しずつ時間を延ばしていく。心拍数が上がり、呼吸が速くなったことに気づいただろう。ストレス反応が活性化されたためだ。

冷水療法を試す時には慎重に。できれば医師のアドバイスを受けることが望ましい。抑うつと戦うか気分の落ち込みを和らげるためであれば、この療法には長期の副作用も離脱症状もない。そう主張できる抗うつ薬は、あまり多くないのだ！

コラム　変人注意報！　その1

ラッキーなことに、ニューヨーク市内の私のアパートメントにはテラスがある。冬になると、私はよく上半身裸のまま、あるいは下着姿で数分間、テラスに立つ。〝無料のクライオセラピー〟実施中というわけだ。

爽快な気分になり、注意力も鋭くなる。カロリーを燃焼する褐色脂肪細胞も活性化して、スリムなからだも保てる。マイナス面はなにもないのかって？　まあ、隣人や飼い猫に変な目で見られることかな。

褐色脂肪細胞を働かせて脂肪を燃やす

冷気や冷水にからだを曝した時の効果は、精神的なものだけに限らない。部屋の温度が設定を下まわると、壁の温度調節器によってヒーターがフル回転するように、あなたのからだにも、同じような状況で活性化するヒーターがある。そのヒーターは特殊な細胞であり、首や肩甲骨のまわり、脇の下、腎臓周辺に集中している。それが褐色脂肪細胞である。

褐色脂肪細胞は、お腹や腰まわりに蓄積する白色脂肪細胞と違って、特殊な働きをする。褐色脂肪細胞には、細胞内のエネルギー工場であるミトコンドリアの量が多い。そのため、脂肪を燃やして、体内の温熱パッドのようにからだを温めてくれるのだ。

からだを控えめな低温に曝すだけで、褐色脂肪細胞はカロリー燃焼モードになる。「非ふるえ熱産生」と呼ばれるプロセスだ（体内で熱エネルギーをつくるプロセスは、「ふるえ熱産生」と「非ふるえ熱産生」に大別される。前者の場合は「ふるえ」、すなわち筋肉を収縮させることでからだを温める）。褐色脂肪細胞は懸命に熱エネルギーをつくり出そうとし、非ふるえ熱産生は代謝率の最大30％を占める。[44]

だがさらに気温が下がると、からだはエネルギーの過剰生産モードに入り、カロリーを燃やして体内の器官が凍えないようにする。ある実験で被験者が温度20度の水に浸かった時には、代謝率が2倍近くに上昇した。ところが14度の水に浸かった時には、4倍以上に跳ね上がっていたのだ。[45] そのようなエネルギー消費の増大は一時的な効果だが、長く続く効果もある。

2型糖尿病の患者を対象にした実験で、被験者は定期的に控えめな低温にからだを曝した。高血糖が続く2型糖尿病の原因は、インスリン感受性の低下にある。したがって、その感受性が改善すれば症状も改善する。

被験者は10日間にわたり、Tシャツと下着姿で1日6時間、断続的に気温15度の部屋で過ごした。すると、それ以外は食事もライフスタイルもまったく変わらなかったにもかかわらず、インスリン感受性が40％も上昇していたのだ。長期のエクササイズ効果に匹敵する数字だろう![46]　つまり、褐色脂肪細胞は肥満だけでなく、老化や変性疾患と戦うパワフルな武器になるのだ。

コラム　ストレスと戦う自然の薬を試そう

ああ、なんてせわしない毎日なんだ。そう思っていないだろうか。日本のオフィス労働者は、アメリカのオフィス労働者よりもずっと働く時間が長い。ストレスが蔓延し、日本には過労死という言葉まである。そして、その防げるはずの悲劇で命を奪われる人の数は増えている。その理由からか(そして、人口のおよそ半数が大都市に住んでいるからか)、日本では森林浴が盛んだ。ほんのちょっと足を延ばして自然を楽しむだけで、心を癒せるすばらしい効果があることに、世界中の科学者が気づいている。

自然は、脳の前帯状皮質の下部領域(膝下野《しっかや》)に影響を与え、私たちを精神的に強くしてくれる。その小さな部位には、悲しみ、罪悪感、後悔、あるいはネガティブな独り言を処理する働きがあると考えられている。

ある被験者のグループが自然のなかで90分過ごしたあとで、この部位の活動が大きく低下していたことが、脳スキャンの画像でわかった。対照群と比較して、くよくよ悩むことも減っていた。人は誰でも自分を許すために何度も同じことを考えたりするが、あまりくよくよ思い詰めると抑うつになったり、時には自殺まで考えたりする。[47]

自然はなぜ魂のパワフルな癒しなのか。それを説明するメカニズムはほかにもある。自然が、太陽の明るい光を浴びる機会を与えてくれるからだ。日差しはビタミンDを生成し、概日リズムを整えてくれる。

また自然環境はからだを冷やしてくれ（あるいは温めてくれ）、私たちが祖先から受け継いだ体内の温度調節システムを刺激し、脳にさまざまな変化をもたらす。しかも、自然の香りを胸いっぱい吸い込んで吐き出せば、植物由来の化学物質が免疫力を高めてくれるだけでなく、ＢＤＮＦも増やしてくれるのだ[48]（ＢＤＮＦ、つまり脳由来神経栄養因子については第1章を参照）。

自然の恩恵をうまく得るためには、どのくらいの時間、自然のなかで過ごせばいいのだろうか。学術誌『心理学のフロンティア（*Frontiers in Psychology*）』に掲載の論文では、たった20分、自然のなかで過ごすだけで、ストレスホルモンであるコルチゾールの濃度がかなり低下していた[49]。

20分という最小限の時間を目指すのか、それとも週末にアウトドア生活を満喫するのか。どちらにせよ、自然をちょっと楽しむだけで大きな効果が望める。家に閉じこもっていないで、部屋を出て自然を体感しよう。

褐色か白色かに限らず、脂肪組織は単なる貯蔵庫ではない。重要なホルモンをたくさん分泌する器官でもある。脂肪細胞が分泌する物質のひとつがアディポネクチンであり、からだを冷気に長く曝したあと、分泌量が増加する。[50]

アディポネクチンはインスリン感受性を高め、グルコースの筋肉への取り込みを促し（したがって血糖値が下がる）、脂肪を燃焼する。炎症を抑えることで心臓疾患、肥満と関係の深いがん、アルツハイマー病といった炎症性疾患の撃退も助ける。[51] 脳内においては、インスリンシグナルの伝達を改善する。[52]

これは注目に値する。なぜなら、「3型糖尿病」と呼ばれることもあるアルツハイマー病では、やはり脳内でインスリンシグナルの伝達が阻害されているからだ。

褐色脂肪細胞は私たちのからだにとっていい脂肪細胞であり、増やせば増やすほど、活性化のメリットも大きくなる。しかも簡単に増やせる。積極的に寒い場所で過ごせばいいのだ。その効果を確かめるために、研究者は健康的な被験者に4カ月のあいだ、室温をコントロールした実験室で夜に睡眠をとってもらった。

最初の1カ月は、室温約24度の部屋で寝てもらう。その室温であれば、からだは熱を産生する必要がない。2カ月目は室温を約19度に設定し、3カ月目は再び24度に戻し、最後の1カ月間は最高約27度の部屋で睡眠をとってもらった。

被験者の代謝を調べたところ、室温約19度のあいだに、褐色脂肪のレベルが実に30～40％も増えていた。

ひとつだけ補足しておこう。室温が高かった月には、褐色脂肪細胞は消えていた。つまり〝1度きり〟では効果はなく、常に室温を低くしておく必要があるのだ。

高温セラピー——サウナに入る回数と健康の関係

狩猟採集時代には、低温だけでなく、長時間にわたってからだを高温に曝すことは珍しくなかった。過酷な自然環境のなかで、足の速い獲物を粘り強く追い詰める狩猟を考えてみればいい。待ち伏せは、私たちの祖先が用いた古い戦略のひとつだ。そのような戦略には、持久力とともに、寒さや暑さなど厳しい自然環境を耐え抜く力が求められた。

そのため、祖先はからだを温めるメカニズムとともに、からだを冷やすメカニズムを発達させ、過熱による影響を防いできた。汗もそのひとつだ。汗の水分が皮膚から蒸発する際に熱を奪うことで、体温は適切に保たれる。

今日、体内の温度調節システムは休止状態も同然だ。そのシステムが活躍するのは、エクササイズやホットヨガ、サウナの時くらいだろう。だが積極的に使わなければ、私たちの祖先が何万年もかけてつくり上げた温度調節メカニズムを、さらに強化する機会を逃してしまう。

サウナは、高温がからだにもたらす影響を研究する役に立ってきた。サウナが盛んで、シャワーと同じくらい一般的なフィンランドで行われた研究が多い。

回数／1週間	0～1回	2～3回	4～7回
高血圧	0%	24%	46%
脳卒中	0%	14%	61%
認知症	0%	22%	66%
アルツハイマー病	0%	20%	65%
早期死亡	0%	24%	40%

サウナの利用回数と疾患の発症リスクの減少率（20年間）　資料：ラウッカネンほか

東フィンランド大学の心臓専門医ヤリ・ラウッカネンは、サウナ研究のエキスパートだ。ラウッカネンはフィンランド人の心臓疾患について、現在も調査を継続しており、そのデータをもとに、サウナに入る回数と健康とのあいだに密接な関係を発見した。循環器系疾患や認知症、早期死亡のリスクが減少していたのだ。

またサウナに入る回数が多ければ多いほど、リスクの減少率も大きかった（そのような関係を用量反応と呼び、たいてい因果関係がある証拠だ）。たとえば1週間に4～7回サウナを利用した人は、アルツハイマー病の発症リスクが、20年間でなんと65％も低かった。[53]

サウナの利用回数とさまざまな疾患の発症リスクとの関係を、上の表にまとめた。

驚くような数字だろう。だからといって、サウナがこれらの疾患を直接防いだ証拠にはならない。リラックスする時間の多さを反映しただけかもしれないからだ。それでもこの研究からは、低温と同じく超高温にも、ストレス反応を優れた方法で抑制する効果があることがわかる。

次回、あなたがサウナかスチームルーム（湿度の高い低温サウナ）

に入った時、手首に指をあてて脈拍を確かめてみよう。早歩きかジョギングをした時のように、脈が速くなっていることがわかるだろう。高温があなたのからだに負荷をかけているからだ。有酸素運動をした時のような作用だ。

また、高温によって血流が速くなって一酸化窒素が増え、血管が拡張する（痛む関節に温湿布をあてがった時に、血流がよくなるのを感じるだろう）。最終的に心拍数と血圧を下げて、動脈の弾力性を改善する。どれも体調を整え、老化と衰えの根底にあるメカニズムを軽減してくれるのだ。

コラム　よくある質問2

Q：温水入浴、スチームルーム、赤外線サウナにも、サウナのような効果はありますか。

A：もちろん、その3つにも伝統的なサウナと同じような効果があります（まったく同じではありませんが）。健康な若者を対象にした調査では、8週間、定期的に温水入浴したところ、サウナと同じように、血管の硬さや動脈壁の厚さ、血圧に改善が見られました。[54]

それでも、信頼性の高いフィンランドの研究によれば、高温がからだに及ぼす影響について言えば、伝統的なサウナの効果がいちばん高いという結果が出ています。

高温が血管系に及ぼす効果を見ると、サウナを定期的に利用する人に、アルツハイマー病の発症リスクが低い理由がわかるだろう。アルツハイマー病は、脳に血液を供給する血管に障害が起きることで発症しやすい。だがサウナに入ると、エクササイズのあとと同じように、血液の炎症マーカーが一時的に上昇する。

心配する必要はない。その一時的な炎症の〝上昇《スパイク》〟は順応のカギであり、からだの対テロ機動部隊《タスクフォース》を呼び出したからだ。普段からサウナを利用している人に炎症レベルが低いのも、それが理由である。[55] サウナの場合、一時的な炎症はメリットをもたらす。脳内をきれいに保ってくれる効果も期待できそうだ。

私たちにとって、タンパク質は重要だ。体内の細胞や組織、器官を構成するのはもちろん、からだを活発に動かすための無数の化学物質もつくり出してくれるからだ。

タンパク質が体内でそれぞれの機能を果たすためには、〝オリガミのような〟複雑な立体構造に折り畳まれていなければならない。ところが、現代生活のストレス（慢性的な炎症を含む）によって、タンパク質は誤って折り畳まれやすくなり、くっつきやすくなる。これは脳にとって危険だ。脳は長年のあいだに、タンパク質のプラークを蓄積しやすくなる。

アルツハイマー病は、異常タンパク質のアミロイドβがプラークとなって蓄積することと、タウと呼ばれるタンパク質の「もつれ」が大きな特徴である。「もつれ」と呼ばれるのは、そのタンパク質がねじれて、誤った立体構造に折り畳まれたように見えるからだ。

幸い、タンパク質をうまく保護するメカニズムがある。高温のストレスが加わると、「熱ショックタンパク質」という分子が活性化するのだ。その分子自体もタンパク質であり、ほかのタンパク質が誤って折り畳まれ、脳がプラークの集積場になるのを防いでくれる。

サウナは、その熱ショックタンパク質を強力に活性化させる。ある調査では、5分の休憩を2度挟んで98度のサウナに入ったところ、熱ショックタンパク質をコードする遺伝子が約3倍に増加していた[56]。しかも、サウナを繰り返し利用すると（あるいは全体的により健康になると）、熱による炎症反応の促進効果は減少するが、熱ショックタンパク質活性化の恩恵は引き続き得られる。

サウナや高温を利用した活動を生活に取り入れると、冠動脈疾患やアルツハイマー病の発症リスクを減らし、健康的な人生をより長く楽しめるかもしれない。サウナや高温がもたらす効果は、障害はあるが健康的な生活を送っている人たちや、活発なエクササイズが難しい人たちにとっては、とりわけ朗報といえるだろう。

温かくて幸せな気持ち――サウナは抑うつの治療に有効か

エクササイズと同じく、サウナも気分を明るくしてくれる。たった1回サウナに入っただけでも、そう実感できるのではないだろうか。からだのストレス反応は――そのストレスの元が低温や高温であれ、適度なエクササイズであれ――たいてい同じような効果をもたらす。

つまり氷風呂に浸かった時にも、サウナに入ったあとにも、ノルアドレナリンの効果を感じる。だがサウナには、ノルアドレナリン以外にも、気分を明るくしてくれるさらにパワフルなメカニズムがある。脳内のオピオイド系に働きかけるのだ。

エクササイズを長く続けていると、気分の高揚をもたらすβ-エンドルフィンが分泌されるという話は聞いたことがあるだろう。β-エンドルフィンは、いわゆる「ランナーズ・ハイ」を引き起こす脳内物質であり、脳のオピオイド受容体に作用する。定期的にサウナに入るだけで、β-エンドルフィンが大量に分泌されて、大きな副作用もなく幸福感に浸ることができるのだ。

となると、サウナは抑うつ症状の治療にも有効だろうか。ウィスコンシン大学マディソン校の精神科医チャールズ・レゾンは先駆的な実験を行い、全身温熱療法がうつ病に及ぼす効果を調べた。すると、プラセボ治療と比べて、サウナに1回30分入っただけで症状の大幅な改善が見られた。

しかも、その効果は決して小さくなかった。レゾンによれば、サウナによる抗うつ効果は、向精神薬による薬物療法の2・5倍も高かったのである。しかも、その効果は6週間も続いた。

サウナに入ると、β-エンドルフィンとともに、〝オピオイド一家の継子〟であるダイノルフィンも呼び出される。多幸感をもたらすβ-エンドルフィンと違って、ダイノルフィンは私たちに不快感をもたらす。薬物の離脱症状に伴うような気分だ。長時間エクササイズした時やサウナに長く入りすぎたあとに気分が悪くなるのも、それが理由だ。

そう聞くと嫌な物質に思えるかもしれないが、結局はプラスに働く。というのも、一時的にダイノルフィンが増えることでオピオイド受容体が増加して、エクササイズやサウナがもたらす高揚感を感じやすくなるからだ。[57] どうやらエクササイズやサウナの恩恵をたっぷり受けるためには、まずは不快な思いをする必要があるようだ。時間とともに、その抗うつ効果はよりはっきり、強くなっていく。

大気汚染とアルツハイマー病の関係

自然というパズルの最後のピースはきれいな空気だ。大気汚染は、早期死亡や認知能力の低下などの深刻な影響を及ぼす。都会で過ごす時間が多く、きれいとはいえない空気を吸ってきた私にとっても大きな問題だが、なにも私だけの話ではない。アメリカ人の1億6600万人、つまり人口の52%が不健康な空気を吸っているのだ。

アメリカの大気汚染にはふたつのタイプがある。ひとつはオゾンによる汚染。もうひとつは粒子状物質による汚染。後者は、大気中に浮遊し、人間の肺に入り込んで体内を移動する。とりわけ危険なのは、直径2・5マイクロメートル以下の浮遊粒子物質（PM2・5）だ。その直径は髪の毛のわずか30分の1のため、裸眼では見えない。発電所や工場の煤煙、自動車の排気ガス、薪ストーブ、山火事によって発生する。

ＰＭ２・５の粒子のひとつはマグネタイト（磁鉄鉱）だ。この鉄の粒子は大都市の大気中に多く浮遊している。鼻から吸い込むと、体内をめぐって脳に達し、あちこちの部位を「感染させる」。アルツハイマー病で最初に病変が見られる、記憶を処理する海馬もそのひとつだ。

恐ろしいことに、これらの微小粒子状物質はまだ3歳の子どもの脳でも見つかっている。しかも、すでに炎症を引き起こし、認知機能を損なっていた。

マグネタイトなどの微小な異物は体内に入り込んで、血管障害を引き起こす。ある実験で、健康な被験者にＰＭ２・５濃度の高い場所で過ごしてもらったところ、心拍変動（心拍間隔のばらつき）が急減し、心拍数が増加した。このタイプの血管障害は心臓疾患の原因となり、アルツハイマー病や認知症の発症にも大きな影響を与える。その理由のひとつは、血液脳関門に関係がある。

序章でも触れた、脳の関所である血液脳関門は、脳に有害な物質が運び込まれるのを防ぐいっぽう、必要不可欠な栄養素や、グルコースのようなエネルギー源を選択的に運び入れる。この重要な血管ネットワークが支障をきたすと、アルツハイマー病や自閉スペクトラム症、多発性硬化症、てんかん、パーキンソン病の発症につながる。

残念ながら、ＰＭ２・５が若い人の血液脳関門に障害を起こし、さらにはアルツハイマー病の特徴を促すことがわかっている。アルツハイマー病を発症する数十年も前に、プラークを凝集させ、タウタンパク質のもつれを引き起こすのだ。[58]

大気汚染のせいで、人間は知性が劣ってしまうのだろうか。この問いに悩まされてきたのが中国の専門家たちだ。中国では急速な工業化と環境政策の遅れによって、大気汚染が公衆衛生上の大きな問題となってきた。

中国全土の2万5000人以上を対象にした調査では、大気汚染の深刻な土地で暮らす人は、言語テストの（そして、それほど顕著ではないが数学テストでも）スコアが低かった。[59]また、大気汚染に曝された時間が長ければ長いほど、テストのスコアは低かった。

イェール大学公衆衛生大学院の医療政策経済の教授で、この論文を執筆した研究者のひとりは、ナショナルパブリックラジオに次のように語っている。「大気汚染についてより厳しい規制を設ければ、認知能力において、国民全体がもう1年余分に教育を受けたのに匹敵する効果があるだろう」

中国の都市が取り組んでいる大気汚染の程度は、アメリカよりもはるかにひどい。とはいえ、西洋諸国がこの問題と無縁なわけではない。その反対だ。アメリカ48州で実施した調査で、大気汚染の影響が甚大な土地の住民はそうでない土地の住民よりも、認知機能の低下リスクが女性で81％、アルツハイマー病を含む認知症患者で92％も高かった。[60]

さらに恐ろしいことに、アルツハイマー病のリスク遺伝子であるＡｐｏＥ４の保有者は、とりわけ大気汚染の影響を受けやすい。この研究グループは、アルツハイマー病発症例の5つにひとつは、大気汚染のみに原因があるのではないか、と推測している。

大気汚染の深刻な地域を避けることは、有害な汚染物質を避けるためのいちばん確実な方法かもしれない。だが正直なところ、現実的な方法ではない。世界の大都市で暮らすことにはメリットも多い。そこで、あなたの身を守るためにできる方法を紹介しよう。

▼ビタミンBの豊富な食品かサプリをとろう。少人数の実験で、健康な被験者にPM2・5濃度の高い環境で2時間過ごしてもらったところ、血管の障害と炎症が見られた。そこで4週間にわたって毎日、ビタミンB群（葉酸を2・5ミリグラム、ビタミンB6を50ミリグラム、ビタミンB12を1ミリグラム）を摂取してもらい、再度同じ環境で2時間過ごしてもらった時には、血管の障害も炎症も見られなかった。[61]

▼オメガ3の豊富な食品か、魚油のサプリを。マウスの実験で、PM2・5による炎症と酸化ストレスを、オメガ3系脂肪酸は予防し、治療した。損傷を全体で30〜50%も軽減していたのだ。[62]人間の年配者を対象にした実験でも、同様の結果が得られた。[63]

▼アブラナ科の野菜をとろう。お勧めはブロッコリー・スプラウトだ。アブラナ科の生の野菜、それも特にブロッコリー・スプラウト（ブロッコリーの新芽）は、スルフォラファンが豊富だ。スルフォラファンは、肝臓の第Ⅱ相解毒酵素を活性化し、環境有害物質の排出を促す。

4日間続けてとったあとで、ディーゼルの排気を浴びた実験では、スルフォラファンが抗酸化酵素の生成を刺激し、炎症効果が大幅に減少していた。[64] 別の実験では、スルフォラファンが大いに代謝を促進し、ベンゼンやアクロレインなどの発がん性ガスの排出を促した。[65]

▼抗酸化物質の豊富な食品をとろう。石炭発電所の近くで暮らす人が、ビタミンCとEのサプリをそれぞれ500ミリグラムと800ミリグラム、6カ月間摂取したところ、脂質とタンパク質の酸化ストレスのバイオマーカーが改善し、抗酸化防御機構も改善した。[66] ビタミンCはケールやベリー類、ブロッコリー、柑橘類に、ビタミンEはアーモンドやアボカド、エクストラバージン・オリーブオイルに多く含まれている。

▼自分のApoE4について知る。一般向けの遺伝子検査サイトを利用すれば、自分がアルツハイマー病のリスク遺伝子であるApoE4の保有者かどうかがわかる。ApoE4のコピーをひとつかふたつ保有する人は、大気汚染の深刻な環境で長く過ごさないことだ。

屋外の大気汚染はもちろんからだに悪いが、家のなかの空気の質について考えたことはあるだろうか。屋内の空気が、屋外の10倍も汚染されている場合もあるのだ。その驚くような理由と心身の健康を守る方法については、第5章で紹介しよう。

私たちは自然という、広大なつながりを持つネットワークの一部であり、その一部となって久しい。自然から距離を置いたことで、私たちは望ましい進化を遂げたのかもしれない。だが、時に冷たく、暴力的な世界で暮らすことには代償が伴う。

病気を寄せつけず、健康で長生きするためには、太陽の光を浴び、さまざまな温度にからだを曝し、新鮮で清浄な空気を胸いっぱいに吸い込むことだ。大都市に住んでいようと小さな町に住んでいようと、自然を大切にし、自然が私たちに教えてくれることを毎日の暮らしのなかに活かしてほしい。

さて、次章のテーマはエクササイズの効果だ。

第3章のまとめ

▼健康的なビタミンD濃度は、個人がそれぞれ自由に決められるものではない。ビタミンD濃度を医師に検査してもらおう。目標は40～60ng／mlだ。

▼年配者、肌の色が黒い、体重オーバー、緯度の高い地域に住んでいる人は、ビタミンD不足にならないように、日光を浴びる時間を長くするかビタミンDの摂取量を増やそう。

▼サプリで補うのであれば、ビタミンD2ではなくD3を選ぼう。皮膚で生成するものと同じタイプだからだ。

▼ビタミンDには、脳と循環器系の健康を改善し、がんの発症リスクを減らし、自己

免疫を改善あるいは予防する効果が期待され、専門家のあいだでもますます関心が高まっている。楽観的な研究結果が多い。

▼低温ストレス（冷水シャワー、氷浴、海や川での長距離水泳、クライオセラピーなど）には、注意力を高め、気分を爽快にする効果がある。

▼からだを冷温に曝すと非ふるえ熱産生が起き、代謝を高め、カロリーを燃焼する。もう、トレッドミルの上をひたすら走る必要はない！

▼高温は熱ショックタンパク質を活性化させ、ほかのタンパク質の働きを支え、神経変性疾患の予防にも役立つ。

第4章

からだと脳のための5つのエクササイズ

ジーニアス・ライフの基盤④からだを動かさない生活をやめる

実用を旨として強く在《あ》れ。

——フランスの元海軍将校、体育教師ジョルジュ・エベル

人生とは自転車を漕ぐようなものだ。
バランスを取るためには、前に進み続けなければならない。

——アルベルト・アインシュタイン

人生において〝停滞〟が望ましい分野はあるだろうか。もちろん、仕事生活に停滞は禁物だ！ずっと同じ上司のもとで同じ仕事をして、いつまでも同じ給料に甘んじていたい人はいない。それは私生活でもないはずだ。誰だって新しい友だちと知り合い、大切な人との関係を深めた

いだろう。停滞は「ジーニアス・ライフ」の対極にある。それは死であり、衰退である。

停滞が嫌いなのは私たちのからだも同じだ。からだは動くように設計されている。とはいえ、高度に文明化した21世紀の暮らしは活動的とはいえない。アメリカの成人の3人にひとりは、積極的にからだを動かさない[1]。からだを動かすのが好きな人でさえ、圧倒的に忙しい生活のなかで、わざわざスケジュールを決めて、エクササイズの時間をひねり出さなければならない。

本章では、身体活動やエクササイズの効果について深く探ろう。そうすれば、からだを動かさない生活が、精製穀物や工業的に製造された食用油と同じくらい有害だとわかるだろう。

この章では、次の5つのタイプの活動について取り上げる。
1、日常生活のなかの身体活動（NEAT）。
2、有酸素運動。
3、高強度インターバルトレーニング（HIIT）。
4、レジスタンス運動（筋トレ、ウエイトトレーニング）。
5、睡眠とエクササイズ後の疲労回復。
ええっ、そんなにたくさん？　と思うかもしれないが、心配には及ばない。普段の生活で、すでに実行しているものもあるからだ。

あなたがジムに通いはじめたばかりの新人だろうが、自他共に認める〝家大好き人間〟だろうが、コンテストに出場して優勝を狙うような重量挙げの選手だろうが、本章では、鏡に映るあなたの姿を魅力的にするとともに、健康的なからだと、より働き者で幸せな脳を手に入れるための方法を紹介しよう。

日常生活の中の身体活動（NEAT）でカロリーを消費する

おそらく、その重要性がいちばん正当に評価されていない活動は、私たちが毎日、生活のなかで自然に行っている活動だろう。簡単で特に意識もせずに行っている、たとえばランチに出かける、歩きながら電話で話す、キーボードを打つ、家のなかを掃除する、料理をする、ダンスを楽しむ、階段をのぼる、洗濯物を畳むなどの活動だ。

これらは、エクササイズしたり、眠ったり、自宅のソファーに寝転んでお気に入りのリアリティ番組を見ていない時に、あなたがしていることだ。

ジムで汗を流すエクササイズと比べれば、たいして重要な活動には思えないかもしれない。だが、その効果を侮ってはいけない。小さな効果も積み重なれば、しかも1日中座ったきりの生活と比べれば、大きなメリットがある。そのひとつは、意識して努力しているわけでもないのに、毎日300～1000キロカロリーも消費できることだ。そのため「非運動性熱産生」、略してNEAT《ニート》と呼ばれる。次の表にNEATの例をあげておいた。

こんな活動でも、合計すれば、活動的な人の1日のエネルギー消費の約半分にもなる。[2] たと

ダンス	スーパーの買い物袋を提げて歩く
犬の散歩	皿洗い
家の掃除	雪かき
楽器の演奏	歌う
キーボード入力	セックス
洗濯物を畳む	子どもと遊ぶ
スタンディングデスクか トレッドミル付きデスクを使う	飼い猫を追いかける

NEATの例

えば庭仕事、掃除、家の修理は、テレビの前に座っている時の10~50倍のエネルギーを消費する。NEATは非常に効果的なカロリー消費方法だ。食べすぎた時に、私たちがつい自発的にからだを動かしてしまうのも、そういうわけだからだ。[3]

メイヨー・クリニックのある研究グループが、NEATだけで体重オーバーを防げるのかどうかについて調べた。そして標準体重の被験者に毎日、食事で1000キロカロリー余分に摂取してもらった（世の中には、1個で1000キロカロリーもあるデカ盛りハンバーガーも存在する）。8週間にわたってその食生活を続け、日々の活動をメモしてもらった。

案の定、過食のせいで日々の活動量は増えていたが、NEAT量の多かった（洗車する、こまめに動く、子どもと遊ぶなど）被験者はもとの体型を保ち、体重増加を見事に予防していた。活動量の違いによって、脂肪の増加に10倍もの差が見られたのだ。[4]

カロリー消費のほかにも、低強度の活動は、リポタンパク質リパーゼ（LPL）と呼ばれる酵素の発現を促すことで、脂肪の貯蔵を阻止する（悪玉コレステロールのLDLと勘違いしないように）。[5] LPLは、筋肉や脂肪細胞でつくられて血液壁の表面に存在し、食事で摂取した脂肪の行き先を決める。

牧草飼育牛の肉を使ったハンバーガーやナッツを食べると、食物に含まれていた脂肪は、リポタンパク質と呼ばれる小さな〝いかだ〟に乗って全身に運ばれる。そうやって運ばれてきた脂肪は、LPLによって分解され、筋肉や脂肪組織に取り込まれる。そして筋肉ではエネルギー源として使われ、脂肪組織では脂肪として蓄えられる。

オフィスのなかを歩く、子どもやペットの面倒を見る、食事の用意をするといった活動には、筋肉で働くLPLを増やし、脂肪を貯蔵しにくくする働きがある。[6]

コラム　よくある質問1

Q：私はデスクワークをしています。NEATをうまく増やす方法はありますか。

A：スタンディングデスクを試してみてはどうでしょうか。立って仕事をする時間と、座って仕事をする時間を繰り返すのです。スタンディングデスクがないなら、つくってみましょう。

私はこの原稿のほとんどを、自宅のダイニングテーブルで書きました。テーブルの上に空箱と大型豪華本をいくつも積み重ねて、ラップトップを使いやすい高さに調節しました。そして片脚で立ち、もう片方の脚を椅子に乗せて、立つほうの脚を5分ごとに変えます。

定期的に休憩をとってストレッチをするか、可能ならばオフィスを歩いて1周し、階段をのぼりおりしましょう。半時間ごとにたった2分間歩くだけでも構いません（休憩をとって歩くと、座りっぱなしで低下した脳への血流を正常にしてくれます）[7]。

普段からNEATの多い生活をしていれば、中強度の有酸素運動を長時間続ける必要はありませんが、エクササイズに、カーディオ（トレッドミルやエアロバイクなどカーディオマシンを使った有酸素運動）を加えれば、1日中座りっぱなしの生活をしていても、その埋め合わせになるでしょう。それについてはあとで紹介します。

食後にはLPLの活性が筋肉で抑制され、脂肪組織で促進される[8]。そのような変動が最も劇的に起きるのは、高炭水化物の食事や間食のあとに、インスリンの分泌が刺激された時であり、この古代のホルモンであるインスリンはそうやって脂肪の貯蔵を促す。今日、私たちは1日およそ300グラムの炭水化物を摂取する。食事をし、間食をするいっぽう、デスクの前に、ソファーに、あるいは車のシートに座っている。

学術誌『応用生理学ジャーナル（*Journal of Applied Physiology*）』で、ある研究者のグループは「ほとんどの人は1日の大半を、身体活動レベルが低い食後の状態で過ごしている」と述べている。[9] なるほどその状態では、脂肪燃焼のスイッチは切れたままになり、ウエストまわりが立派になるばかりだろう。[10]

よくからだを動かす人は、脂肪が少ないだけではない。リポタンパク質の〝いかだ〟は、トリグリセリドと呼ばれる中性脂肪を乗せて、動脈のなかを移動する。空腹時のトリグリセリド値が高い（血中に脂肪が多い）状態は、メタボリックシンドロームと関係が深い。これは通常、あなたのからだが食べすぎによるエネルギー過剰状態にあり、そのエネルギーを充分に活用していないサインである。

今日、健康な代謝を保っているのは、成人の約12％にすぎない。[11] これは非常に残念な数字だ。なぜなら、代謝機能がうまく働かないと寿命が縮まり、心臓疾患やがんなどのさまざまな発症リスクに曝されるからだ。[12] 毎日の生活にウォーキングを取り入れるなど活動量を増やすだけで、LPLは循環する中性脂肪を減らして、心臓疾患の発症リスクを予防してくれる。[13]

スウェーデンの約4200人の成人を13年にわたって調査したところ、低強度の活動が寿命を延ばすことが明らかになった。活動量がとりわけ多かった成人は、循環器系疾患（心臓発作など）が27％少なく、早期死亡のリスクも30％低かった。[14]

健康な人のほうがよくからだを動かすことを考えれば、当たり前の結果のように思えるかもしれない。だが、座りっぱなしの生活をしている人は、わざわざ時間をとってエクササイズをするよりも、1日に何度も立ったり歩いたりするような単純な動きをする生活のほうが、インスリン感受性が改善するのだ。[15]

コラム　年配者、虚弱な人、障害のある人

激しい運動が難しい年配者、虚弱な人、障害のある人にとって、NEATはエネルギー消費を維持する重要な方法だ。私の母の場合、パーキンソン病が進行して筋肉が硬くなり、からだのバランスがとりにくくなると、負荷の高いエクササイズはできなくなり、ますますNEATが重要になった。

私はよく母に付き添って散歩に出かけ、リビングで母の好きな音楽をかけて、転ばないようその手をとって一緒に踊った（大切な思い出だ）。家事をする時にも、私は母をとめなかった。手伝うよ、と声をかけたのだ。

愛する家族のNEATを手伝うか、地元のケア施設でボランティアをしてみよう。あなたにとっては当然に思えることをしただけであっても、きっと感謝されるだろう。

代謝に関するかぎり、運動には重要で大きな意味がある。食事で摂取した余分なカロリーを消費し、からだの調子を整え、健康を保つカギである。LPLは、その主役のひとつだ。

ある研究者のグループは学術誌『生理学ジャーナル（*Journal of Physiology*）』にこう書いている。「からだを動かさないことが、なぜ代謝疾患のリスク要因なのか。穏やかな活動に、なぜ（エネルギー）代謝不全の症状を予防する著しい効果があるのか。その謎を解くパズルのピースのひとつは……筋肉に存在するLPLの驚くような感受性にあるのかもしれない」。

しかも、LPLは脳の働きも改善してくれるらしい。長時間座りっぱなしの生活は、文字通り、脳から血液が流れ出し、認知機能を損なう恐れがある。[16] 半時間ごとに2分間歩くなどの、たとえ単純な運動であっても血流がよくなる。からだを動かすと血圧に小さな変化が生まれ、血液と栄養を脳に押し戻してくれるのだ。[17]

日々の活動は認知症の撃退に役立つ

長期的に見て、脳への血流低下は、通常ならば加齢が原因と考えられたり、アルツハイマー病や血管性認知症を疑われたりするような症状を引き起こす恐れがある。血管性認知症は、脳梗塞や脳出血によって脳の血管に障害が生じることで発症するが、ある小規模な研究では、穏やかな初期症状の場合、週にたった3度のウォーキングで認知機能が改善していた。[18]

からだを動かすと流れがよくなるのは、血液だけではない。たとえわずかであっても筋肉の収縮は、関節の動きをスムーズにし、細胞外液を排出し、リンパ液を押し流す。それは、リンパ管が自力ではできないことだ。リンパ管は筋肉と皮膚のあいだに位置し、栄養素を運搬し、働き者の免疫細胞の側道として機能する。脳ともつながり、アミロイドβなどの脳の老廃物も排出してくれる。貯水池の水のよどみがよくないように、よどんだリンパ液もよくない。

生活のなかの単純な動きの積み重ねは、脳によい効果をもたらすのだろうか。

それを証明するために、研究者は年配者の活動レベルを測定し、年に1度の認知テストの結果と照らし合わせた。学術誌『神経学（*Neurology*）』に掲載された論文では、1日の活動レベルが高いほうが、思考能力も記憶力も高かった。死後に脳を解剖した際にも同じ結果が得られた。1日の活動レベルが高いほうが、脳にアルツハイマー病の特徴（プラークの蓄積など）が少なかったのだ。[19] 日々の活動は認知症の撃退に役立つらしい。

NEATはこう証明している。特定のエクササイズで汗を流すことはすばらしい。だが、健康を手に入れ、維持するために必ずしもジムに通う必要はない。ジムに通わなくても、体重は充分落とせる（もちろん会費を払ってメンバーになれば、モチベーションはぐんと上がるが）。からだを鍛え、体重を落とし、高カロリーの好物のドカ食いを時々我慢するのと同様の効果を、活動的な日々を過ごすことで簡単に得られるのだ。

炭水化物を適切に摂取して、有酸素運動を

深呼吸をしてみよう。わかるだろうか？　あなたはうまく酸素呼吸できる状態にある。歩きまわり、いろいろな用事を済ませ、階段をのぼり、飼い猫を追いかける。これらの活動のエネルギーは、脂肪、糖質、酸素をおもな燃料とする。その3つの燃料は、通常の活動の場合、充分に供給される。だが有酸素運動はNEATよりも運動強度が高く、エネルギーをつくり出すプロセスのレベルをもう一段上げることになる。

NEATと同じように、有酸素運動も長い時間継続して行える。運動強度はたいてい穏やか～中程度で、ジョギングや自転車漕ぎ、スケートボード、水泳などが代表的だ。有酸素運動を行うと心拍数が上がり、より深い呼吸が必要になる。

呼吸で取り入れて供給する以上の酸素量を、筋肉のエネルギーが要求する時――すなわち、激しい運動によって酸素の供給が追いつかなくなる時――、筋肉は有酸素性代謝から無酸素性代謝と呼ばれる、酸素を使わないエネルギー状態へと切り替わる。そしてこの時、糖質だけを燃焼する。だが、その糖質はいったいどこから調達するのだろうか。

糖質の貯蔵についていえば、私たちのからだはニューヨーク市内のアパートメント並みだ。つまり、充分なスペースがない。肝臓が貯蔵できる糖質の量には限りがあり（約100グラム）、

残りは筋肉に貯蔵される。その人の筋肉量にもよるが、筋肉が貯蔵できる糖質は合計で400グラムほどだ[20]。充分な量に思えるかもしれないが、小さじ100杯分にすぎない。その量を広背筋、大胸筋、上腕二頭筋、上腕三頭筋、大臀筋を中心に、からだじゅうの筋肉で貯蔵する。こうして蓄えられた糖質がグリコーゲンだ。

エネルギーをあまり必要としない、たとえばデスクの前に座っている時のような日常的な状況では、糖質はほとんど使われない。座って仕事をする平均的な人の炭水化物の摂取量が、1日300グラムだとしよう。今日の西洋人の食生活では、穀物の加工食品にプラスしてソフトドリンクやジュースでも糖分を摂取するため、1日300グラムを摂取するのは簡単だ。

その人は、すでに充分な糖質を肝臓と筋肉に蓄えているというのに、食事のたびにさらに給油し続け、常に満タン状態にある。だが、レジスタンス運動（筋力にレジスタンス、つまり抵抗をかける動作を繰り返し行う筋トレ）や、高強度のエクササイズで糖質を燃やせば、デンプンや砂糖を新たに摂取する余裕ができる。

激しいワークアウトのクラスに通うか、競技会のためにトレーニングに励むなど、高強度のエクササイズを定期的に長く行うと、炭水化物やタンパク質を摂取しやすくなるのも、そういう理由からだ。エクササイズをこなすために、エネルギーを高く維持する必要があるからだ。

第2章で紹介したように、インスリン感受性は日中に高い。つまり、筋肉に糖質が取り込まれやすい。そのいっぽう、昼であれ夜であれ、エクササイズのあとの時間帯は、インスリンに頼らずにさらにグルコースを筋肉に取り込む。つまり、筋肉は文字通り、糖分を血液中から吸い上げて、インスリンの必要量を低下させ、あなたを〝高効率な脂肪燃焼マシン〟に変えてくれるのだ。

コラム　よくある質問2

Q：1日に、どのくらいのタンパク質を摂取すればいいでしょうか。

A：適切な量のタンパク質を摂取することは、筋肉の成長を促し、維持するために大切です。しかも歳を重ねるにつれ、ますます重要になります。

最近の研究によれば、1日に必要なタンパク質の量は、除脂肪体重（体重から脂肪量を除いた重さ）1キログラムあたり最低1・55グラムです。そうすれば、厳しいウエイトトレーニングを続けながら筋肉を大きくし、維持できます。[21]

体重約61キログラムの女性アスリートであれば、1日に必要なタンパク質の量は95グラム。体重約84キログラムの引き締まったからだの男性であれば、130グラム。余分な体脂肪がついている人は、目標体重を使って計算します。

食事には、次のような高タンパクの食品を取り入れましょう。牧草飼育牛の肉、卵、鶏肉、七面鳥、豚肉、魚。あるいは、牧草飼育牛の乳でつくった無脂肪か全脂肪のギリシャヨーグルト（砂糖入りは避けること）。断食中にエクササイズをしたあとは、すぐにタンパク質を補給しましょう（ホエイプロテインシェイクなど）[22]。
タンパク質を摂取するメリットについては、第1章でも紹介しました。

あなたが上級アスリートなら、筋力とパワーのために炭水化物は重要だが、そうでないのなら忘れても構わない。からだは糖をつくり出せる。しかも、植物性食品を多くとるようになると、グリコーゲンは自然に補充される。エクササイズ後に炭水化物を摂取すべきかどうかは、あなたの健康状態や目標によりけりだ。だが原則として、普段から高強度のエクササイズに取り組んでいる人は、炭水化物耐性が高い（第7章を参照）。

エクササイズのあとに炭水化物の摂取を控えると、いろいろなメリットがある。脂肪燃焼が続く。成長ホルモンの分泌が高まり、関節を強くして、結合組織の再構築を促す[23]。からだは適応力が高く、また個人差もある。そのため、エクササイズのあとには、炭水化物の量をいろいろと変えた食事を試して、からだの調子を確かめ、自分にとって最適な炭水化物の量を見つけよう。

高強度インターバルトレーニング（HIIT）の効果

からだの調子がいいとエクササイズにも熱心に取り組め、酸素を使って脂肪を燃焼する有酸素性代謝を長く続けられる。その閾値《いきち》を知りたい時には、最大酸素摂取量（VO2max）を使って調べられる。高強度エクササイズのあいだに、体内に取り込んで利用できる酸素の最大量を測定するのだ。

ジムで調べる時は、自転車エルゴメーターを漕いで徐々に運動強度を高くし、採気用マスクをつけて呼吸を分析する。最大酸素摂取量が多い人は酸素を有効に活用でき、より激しい運動をより長く続けられる。つまり、全身持久力が高い。

血液中の乳酸の濃度が急上昇するポイントを「乳酸性閾値」と呼ぶ。乳酸という言葉は聞いたことがあるだろう。かつては疲労物質であり、激しい運動でできる〝燃えかす〟として知られていた。乳酸のせいで、激しいエクササイズのあと、一時的に気分が悪くなることもある。

以前は代謝の老廃物と考えられていたが、いまでは乳酸が常に筋肉でつくられ、心臓、脳、筋肉やほかの組織のエネルギー源として働くことがわかっている。フィットしている（日頃の運動でからだがよく鍛えられている）とは、乳酸をつくり出して利用する能力が高く、それゆえ運動能力も高いという意味だ。[24]

コラム　乳酸と脳の健康

乳酸研究のパイオニアといえば、カリフォルニア大学バークレー校のジョージ・ブルックスだ。彼の研究のおかげで、筋肉でつくられた乳酸が循環して、脳などの器官のエネルギー源になっていることがわかっている。乳酸はケトン体と同じトランスポーター（輸送体）に乗って、脳に取り込まれる（ケトン体については第1章を参照[25]）。

安静時、脳はエネルギー源の約10％を乳酸から得る。激しいエクササイズは乳酸の循環を促し、さらに多くの乳酸を脳に送り込む[26]。ケトン体と同じように、乳酸も糖質の代わりに脳のエネルギー源として使われる。これは朗報だ。なぜなら、糖質を利用してエネルギーを産生するのが難しい状態の脳もあるからだ。たとえばアルツハイマー病患者、アルツハイマー病のリスク遺伝子であるＡｐｏＥ４の保有者、外傷性脳損傷の経験者などの脳がこれにあたる[27]。

一部の研究は、乳酸のパーキンソン病予防効果を示唆している。ある実験で、高強度のエクササイズを6カ月間続けたところ、病状の進行を抑えたが、中強度のエクササイズでは効果がなかった[28]。もっとからだを動かそう、といういい証拠だ！

世間の人はこんなふうに考える。からだを鍛えるためには、ジムに通って、カーディオマシンを使った激しいエクササイズを長時間こなさなければならない、と。長時間のカーディオは確かに持久力を高めてくれる。だが、さらに短時間で最大酸素摂取量を増やしてくれ、膝や関節への負担が軽いエクササイズもある。高強度インターバルトレーニング（ＨＩＩＴ）だ。

学術誌『プロス・ワン（*PLOS ONE*）』に掲載された論文では、週に3日、12週間にわたってＨＩＩＴを続けた結果、強度を一定に保ったカーディオのわずか5分の1の時間で、心肺持久力と筋肉持久力が同程度、改善していた。[29]

トレーニングの強度があまりに高いと、短時間しか運動を続けられない。これは、「あなたの細胞は頑張り続けるか死ぬか、どちらかだ」と、ゲノムにテキストメッセージを送りつけるようなものだ。あなたの細胞は死にたくはないから、どんどんエネルギーをつくり出せるように適応する。適応のひとつとして、ミトコンドリア新生が起きる。つまり、ミトコンドリアが新たにつくり出される。ミトコンドリアは細胞内に存在して、エネルギー通貨であるＡＴＰ（アデノシン三リン酸、第2章を参照）を合成する。ミトコンドリアの数が増えると、エネルギーもたくさん産生される。

たった1度のＨＩＩＴで、このエネルギー増大プロセスを充分に刺激できることがわかっている。[30]

コラム　よくある質問3

Q：1日のうちで、エクササイズに最適な時間帯はありますか。

A：あなたの都合のいい時間帯にどうぞ！　人間の体調は、概日リズムの影響を受けますが（1日のあまり早い時間でないほうが体調がいい）、最終的には、気持ちよく汗を流せる時間帯が、あなたにとっていい時間帯でしょう。

私の場合は、胃が空っぽの午前中に体調がいいことが多いですが、午後遅い時間にエクササイズを楽しみ、そのあと、タンパク質たっぷりの夕食をとることもあります。夜にエクササイズをする（午後10時前）と睡眠の質を高めてくれますが、ベッドに向かう直前のエクササイズは避けましょう。睡眠の質が悪くなる恐れがあるからです。[31]

ＨＩＩＴを習慣にするために、まずは自分の選んだエクササイズを20秒間全力で行い、そのあとに低強度のエクササイズを1～2分間続けて、ほんの少しだけからだを休める。これを3セット行う。

たとえばエアロバイクを全力で20秒間漕いだあと、速度を落として漕ぐことを交互に繰り返す。坂道ダッシュなら、坂道を全速力で20秒間駆け上がったあと、ゆっくりと歩いて戻るのを

ジャンプスクワット	パワーヨガ
坂道ダッシュ	クロスフィット
バーピー	柔術
バイクスプリント	スピンクラス
バトルロープ	ボクシング

HIITの例

繰り返す。私はよくエクササイズの締めくくりに、3~5セット、エアロバイクを漕ぐか、バトルロープを試す（2本の太いロープを波打たせるようにして揺らして、床に叩きつけるエクササイズ）。

決まったルールはないが、ポイントは、有酸素性代謝の限界を超える程度までからだを追い込む運動と、緩い運動か休憩とを交互に繰り返すことだ。HIITの例を上の表にまとめておいた。

忘れないでほしい。あなたの〝全力〟と、友だちやきょうだいの全力とは違う。自分を限界まで追い込んだら、運動強度を緩めよう。重要なのはあなたの努力であって、速度や距離などの数字ではない。からだの声に耳を傾けよう。

どんな時にも、まずはかかりつけ医に相談しておくのがいいだろう。なんらかの症状を抱えているのなら、なおさらだ。そして体力がついた時には、強度を高める（もっと急な坂道にチャレンジするなど）か、秒数や回数を増やそう。

エクササイズで脳の働きを高める

脳についていえば、エクササイズは必須だ。脳に直接現れる効果も多い。たとえば積極的に運動すると、脳にエネルギー源や栄養素、神経保護化学物質がたくさん運び込まれる。血管の保護など、間接的だが同じくらい重要な効果もある。

脳にエネルギー源や酸素、栄養素を運ぶ血管は、今日、常に攻撃を受けている。第1章でも触れたように、炎症と慢性的な高血糖は、ガスバーナーで血管を焼き焦がしているようなものだからだ——そんなことは、とても自分ではやろうと思わないはずだ。

そしてまた、高血圧も大きな脅威だ。今日、成人の約3人にひとりが高血圧である。若い人たちも、どうせ親の世代の問題だろうと、高をくくっている場合ではない。アメリカ疾病予防管理センターによれば、12～19歳の約14％が高血圧かその予備軍だという。[32]

炎症や高血糖と同じように、高血圧の場合にも自覚症状はない。高血圧が「サイレントキラー」と呼ばれるのも、そういうわけだからだ。高血圧は早期死亡のリスクを高めるだけではない。腎臓、視力、生殖器官、脳にもダメージを与える。慢性的な高血圧は、認知症やその一歩手前の軽度認知障害（ＭＣＩ）など、さまざまな障害をもたらす。複数の施設で行われた大規模な試験で、認知機能に問題はないが高血圧の人の血圧を投薬で下げたところ、軽度認知障害の発症リスクが低下した。[33]

だが、そもそも血圧はなぜ高くなるのだろうか。

ストレスをはじめ、糖分たっぷりのソフトドリンクや加工食品などの食生活にも大きな原因がある。[34] なぜなら、糖質が神経系を興奮させ、あなたが完全に冷静な時でも、生化学的ストレス反応を引き出すからだ。糖分たっぷりの飲料水を1杯飲んだだけでも、2時間後に血圧が上昇する。[35] 肥満も高血圧の原因だ。体重オーバーの人は余分な体重を落とすことで、血圧の問題がたいてい解決する。座りっぱなしの生活も問題だ。

血圧についてかかりつけ医に相談するよう、アドバイスするテレビ広告を見たことはないだろうが、『英国スポーツ医学ジャーナル（*British Journal of Sports Medicine*）』に掲載された比較分析によれば、エクササイズには投薬と同じくらい血圧を下げる効果が認められたという。[36]

またアメリカ神経学会は、エクササイズを軽度認知障害の公式治療ガイドラインに設定している。これは明るいニュースだ。なぜなら、いまのところ、軽度認知障害に対するアメリカ食品医薬品局公認の薬物治療はないからだ。現在推奨されているのは、中強度の有酸素運動を1週間に150分、6カ月間続けることだ。認知機能の低下を遅らせるか、改善する効果がある。

座りっぱなしの生活を送っている人がエクササイズの習慣をつけると、認知能力が目に見えて改善する。[37] 20〜30分間のエクササイズを1回行うだけでも、実行機能と記憶処理に関係のある脳の部位が活性化して、学習面での効果が望める。[38]

大学生を対象にした調査で、外国語のレッスンを受ける前と受けているあいだにエクササイズをすると、記憶力や学んだ内容を統合する力が高まった。[39] 激しい運動の必要はない。秘訣は、最大心拍数の60～70％を維持する穏やかな強度の有酸素運動のようだ。

コラム　変人注意報！　その2

エクササイズは脳の機能を高めてくれる。だが、エクササイズが特に効果を発揮するのは、なにかを積極的に学ぼうとする時かもしれない。アカデミックな授業を受けられるジムはないから、好きなエクササイズをしながら、スマートフォンでポッドキャストや講演、講義を聴いてみてはどうだろう。驚くような効果がある。

からだを鍛えてフィットした状態になると、記憶機能だけでなく不安や抑うつも改善する。WHOの見積もりによれば、抑うつを訴える人は世界中で3億人にのぼり、からだの不調と抑うつとの関係を示す証拠も増え続けている。約113万人を対象にした調査で、心肺持久力の低い人が抑うつを発症するリスクは75％も高かった。[40]

抑うつの患者はエクササイズをしたがらないため、フィットした状態とは言えない。だが、からだを鍛えて体調が改善すると、抑うつも改善するという報告が増えている。

精神を安定させ、気分を向上させる神経伝達物質のひとつにセロトニンがある。その名前と、代表的な抗うつ薬「選択的セロトニン再取り込み阻害薬（SSRI）」の名前は聞いたことがあるかもしれない。SSRIは、脳内でのセロトニンの利用効率を高め、抗うつ作用を発揮する。過剰に処方される傾向があるが、深刻なうつ病に強い効き目を発揮する。症状が緩和するいっぽう、性機能異常、自殺願望などの副作用も指摘される。

だが、もし副作用もなしに、自分自身でセロトニンを増やせるとしたらどうだろうか。

セロトニンは脳内で、トリプトファンと呼ばれる必須アミノ酸からつくられる。トリプトファンは、タンパク質に含まれる。そして、トランスポーターによって血液脳関門を通過して、脳内に運び込まれる。通常時は、ほかのアミノ酸とトランスポーターを奪い合うが、エクササイズをしている時には、優先的にトリプトファンが運ばれて、脳内をセロトニンで満たす。エクササイズをすると爽快な気分になるのも、それが理由だ。

おまけに、脳内でトリプトファンの利用効率が高まると、よく眠れる。夜が近づくと、セロトニンは睡眠ホルモンのメラトニンに変わるからだ。

コラム　エクササイズ：抑うつと不安に打ち勝つ

学術誌『抑うつと不安（*Depression and Anxiety*）』に発表された最近の論文では、455人の患者を対象にした11の研究をメタ分析している。その論文によると、幅広い患者と治療条件において、有酸素運動に重要な抗うつ作用が認められたという。しかも、たった1カ月未満で効果が現れていたのだ。[41] 研究者はその点を強調する。なぜなら薬物治療の場合、どんな効果も現れるまでに最低4週間はかかるからだ。

ランダム臨床試験をもとにしたふたつの大規模なメタ分析によって、ウエイトトレーニングに気分を向上させる効果があることがわかった。

そのうちのひとつ、医学雑誌『JAMA精神医学（JAMA Psychiatry）』に掲載された論文では、調査の開始時に被験者が抑うつ症状を感じていたかどうかに限らず、筋トレは抑うつの改善に効果があった。[42] しかも比較的〝少量〟で大きな効果があり、からだを鍛える回数が週に2回か5回かに関係なく、同様の効果が認められた。

同じ研究者によるもうひとつのメタ分析は、ウエイトトレーニングと不安との関係を調査し、その論文は学術誌『スポーツ医学（Sports Medicine）』に掲載された。その論文では、からだか心の病気を抱えた人と健康な人との両方で、レジスタンス運動が不安症状を大きく改善していた。[43] 健康状態の改善といったボーナス効果も加わり、積極的なジム通いは治療の一環になる。

それでもまだ投薬が必要であれば、続けてみるのもいいだろう。セラピストに相談することは、どんな時でもいい考えだ。

エクササイズには脳の生化学を望ましい方向に変えるだけでなく、脳容積を増やす効果もある。本来なら脳容積が減る年齢であっても、維持や増加が望めるのだ。

その要因となる化学物質のひとつが、脳由来神経栄養因子（BDNF）である（第1章参照）。この化合物はエクササイズによって増加する。ニューロン新生、すなわち新しい神経細胞の分化を促し、脳を若々しく保ってくれるのだ。

BDNFはパワフルだ。シャーレのなかでBDNFを振りかけられた神経細胞は樹状突起を形成する。そのトゲ状の突起は、学習に大きな役割を果たす。BDNFがアルツハイマー病のような記憶障害に効果があるのかどうかについては、大きな関心を集めてきた。

アルツハイマー病ではBDNFが50％近くも減少し、脳が変化を受け入れにくくなり、神経可塑性（第1章を参照）が低下する。エクササイズでBDNFを増やせば強力な武器となって、いろいろな症状や、さらには認知機能の老化そのものを治療するか予防してくれるかもしれない。

神経可塑性は、新たな記憶の形成に重要なだけではない。心の健康にとっても重要だ。重いうつ病患者の脳は変化に抵抗する。彼らが「溝にはまり込んだように感じる」と訴える生物学的な理由もそこにある。SSRIなどの抗うつ薬がBDNFを増やすことは、研究からも明らかだ。

ある仮説によれば、抗うつ薬は変化を受け入れる脳の力を改善することで、古いパターンを〝配線し直して〟治癒を促すという（セロトニンはニューロン新生にも重要であり、ニューロン

ヴィンヤサ・フローヨガ	ジョギング
ハイキング	ボート漕ぎ
自転車	スキー
スイミング	サーキットトレーニング

有酸素運動の例

新生はいろいろな抗うつ薬によっても増加する）。嬉しいニュースは、エクササイズにも抗うつ薬と同じくらい効果があることだ。[44]

それでは、どのくらいの頻度で有酸素運動をすればいいのだろうか。残念ながら、決まった答えはない。目的にもよる。持久力をつけるのか、それとも健康でフィットした状態を目指すのか。もし後者で、しかも普段からＮＥＡＴ（ウォーキングやスーパーの買い物袋を提げて歩くなど）を心がけているのなら、わざわざジムに通ってカーディオマシンを漕ぐ必要はない。積極的にＮＥＡＴを心がけている人は、レジスタンス運動を取り入れよう（詳しくは後述する）。

そのいっぽう、毎日座りっぱなしの生活をしているのなら、まずは有酸素運動が妥当な解毒剤だろう。その場合、１回のエクササイズを30分として、１週間で１５０分を目指そう。なにより大切なのは楽しんでやることだ。そしてもうひとつ。ウエイトトレーニングなどのほかのエクササイズを、組み合わせて試してみるのもいいだろう。そうすれば、有酸素運動の効果を高め、目標を達成しやすくなるはずだ。

有酸素運動の例を上のリストにしておいた。

コラム　有酸素運動で減量できるか

有酸素運動にはたくさんのメリットがあるが、減量効果については誇張されている。カーディオマシンを使った有酸素運動は、確かにカロリーを燃焼する。だが、NEATはそれ以上に多くのカロリーを消費する。

カーディオのしすぎは、しかもレジスタンス運動をいっさいしない場合には、筋肉が減ってしまい、代謝が落ち、お腹ぽっこりの「痩せのぽっちゃり」になりかねない。

ウエイクフォレスト大学が実施した食事療法中の年配者を対象にした調査でも、同じ結果が報告されている。有酸素運動のグループは、ウエイトトレーニングをしたグループと比べて、筋肉量が2倍も落ちてしまったのだ。[45]

つまり、有酸素運動は心とからだの健康にすばらしい効果をもたらすが、〝脱げるカラダ〟を目指し、時々は好きなものを好きなだけ食べる余裕を確保するためには、「普段から積極的にからだを動かす」「ウエイトトレーニングをする」「食生活を改善する」ほうが、はるかにいい戦略といえそうだ。

ウエイトトレーニングで筋肉を鍛え、老化を防ぐ

年齢や性別によらず、エクササイズの大きな目標のひとつは筋肉をつけることだ。レジスタンス運動（強い筋肉をつくるおもな手段だ）で筋肉を鍛えれば、あちこち自由に移動して、日常生活の用事をこなす力を与えてくれるだけではない。骨を強くし、体重の減少を促す。炎症を抑え、代謝も上げてくれる。カロリーを燃焼し、たまに炭水化物をドカ食いしても、その影響を和らげてくれる。

強い筋肉があれば、歳を重ねてもより健康でいられる。8万人を対象にしたシドニー大学の調査では、週に1度、筋トレをした人は早期死亡リスクが23％も減少していた。[46] しかも、ジムに通わなくてもその効果は得られた。ジムに通っていない人に、腕立て伏せ、起き上がり腹筋、懸垂などの自重エクササイズを試してもらったところ、ジム中心のエクササイズをした人とほぼ同様の効果があったのだ！

レジスタンス運動と脳の研究はまだはじまったばかりだが、年配者において、体力と認知機能とのあいだには強い関係が見られ、特定の症状の緩和も期待できそうだ。たとえば、ある軽度認知障害の調査では、ウエイトトレーニングを6カ月間試した患者は、調査の開始前と比べて、認知テストのスコアがかなり上昇していた。しかも改善したレベルを、その後12カ月間も

維持したのである。筋力の増強が最も大きかった人が、テストのスコアもいちばん上昇していた。ストレッチしかしなかった対照群では、認知能力が低下していた。[47]

残念ながら、加齢はいまでも、アルツハイマー病などの神経変性疾患にとって最大のリスク要因だ。となると、加齢による筋力の低下が一般的なのは、単なる偶然だろうか。30歳をすぎると、筋肉量は10年ごとに3～5％ずつ失われていく。

だが朗報がある。ウエイトトレーニングをはじめるのに遅すぎることはないのだ。たとえ座っている時間の多い年配者であっても、1週間に2～3回のウエイトトレーニングを6週間続けるだけで、筋力が50％以上も増加した。[48] 何歳であろうと、カギは充分な重さのウエイトを持ち上げて、自分の筋力に挑戦してみることだ（最大筋力の約70～80％を目指そう）。

ウエイトトレーニングをする際には、複合運動に焦点を絞ろう。つまり、1度に複数の筋肉グループの筋繊維を動かすエクササイズだ。たとえばベンチプレスは、大胸筋、上腕三頭筋、三角筋を使う。いっぽう、ダンベルを上げ下げするプリーチャーカールは、基本的に上腕二頭筋しか使わないため、複合エクササイズではない。単一の筋肉に負荷をかける運動よりも、より効果の高い複合運動に焦点を絞ったほうがいい。エクササイズ初心者ならばなおさらだ。

複合エクササイズにはほかにも、スクワット、懸垂、ラットプルダウン、デッドリフト、ショルダープレスなどがある。

幸い、ウエイトトレーニングや自重トレーニングなど、あなたの好みにあうエクササイズはたくさんある。レジスタンスバンドやパワーバンドといった筋トレグッズは、複合運動の効果を高めるすばらしいツールだ。これらのエクササイズは全力か、全力に近い筋力を発揮して短時間に行う。うまくできなくても心配ない。特にウエイトトレーニングがはじめてなら、続けてできなくても構わない。

コラム　ちょこっとサイズのエクササイズ

ちょこっとサイズのエクササイズはぜひお勧めだ。いろいろなタイプのエクササイズが、血糖に及ぼす効果を調べた調査がある。

1日3度、食事の30分前にきついウォーキングを6セット、あるいはレジスタンス運動ときついウォーキングとを組み合わせたエクササイズを、同じく6セット（どちらの場合も運動1分＋休憩1分、計6セット）行うだけで、1日1回、夕食30分前に中強度のエクササイズを30分間行うよりも、その後24時間の平均血糖値は低かった。[49]

つまり、ちょこっとサイズのエクササイズ――糖質を燃やす高強度の短時間エクササイズ（無酸素運動）――は、中強度の有酸素運動を長時間行うよりも、血糖値管理に有効かもしれないということだ。

時間がないって？　そんな言い訳は通用しない！　食事の前に腕立て伏せかスクワットをほんの数セットこなすだけで、摂取カロリーをうまく管理できるのだ。

ウエイトトレーニングを習慣にするために、週に3度、全身ワークアウトで汗を流そう。曜日によって鍛えるからだの部位を変える、「分割」ワークアウトのほうがやりやすいかもしれない。だが、初心者かベテランかに限らず、週に1度以上同じ筋肉を鍛えなければ、筋力も筋肉量も増加しない。[50] そしてそのあとに、HIITかカーディオ、サウナを加えてもいいだろう。サウナに入るとエクササイズ後の回復が早まる。

次ページに、全身ワークアウトと分割ワークアウトの例をあげておこう。

回数とセットにも触れておこう。

全身ワークアウトの場合、筋肉グループごとにエクササイズをひとつ選べばいいが、分割ワークアウトの場合は、3つか4つを選ぶのがいいだろう。そして、そのエクササイズを3〜4セットずつ行う。

回数は目的に応じて幅をもたせる。筋肉を大きくしたいのなら1〜20回とし、筋力をつけたいのなら1〜5回など回数は絞ったほうがいい。初心者は8〜12回からはじめよう。重いウエイトを扱う場合は、筋肉が安定して、うまく制御できるようになるまで回数を絞ること。

どのエクササイズからはじめるかはともかく、段階を踏んで進み、正しいフォームを保つことに集中しよう。初心者か、以前に怪我や骨折の経験がある人は、ちゃんとした資格を持つパーソナルトレーナーに相談して、きちんとしたフォームや技術を指導してもらおう。正しく

■全身ワークアウト

・**月曜日**

スクワット　スティッフ・レッグ・デッドリフト　ラットプルダウン　ベンチプレス　ショルダープレス　ハンマーカール　トライセプス（上腕三頭筋）プッシュダウン

・**水曜日**

ランジ　ハムストリングカール　インクラインプレス　プルアップ　バーベルカール　デルトレイズ　スカルクラッシャー

・**金曜日**

月曜日と同じメニュー

■分割ワークアウト

・**月曜日（胸／二頭筋）**

ベンチプレス　インクラインプレス　フライ　バーベルカール　ハンマーカール

・**火曜日（背中／三頭筋）**

プルアップ　ワイドグリップ・ラットプルダウン　ケーブル・アシステッド・チンアップ　スカルクラッシャー　トライセプスプッシュダウン

・**水曜日（脚／肩）**

スクワット　ランジ　ハムストリングカール　ショルダープレス　アップライトロウ　フェイスプル

行わないと、からだを痛めてしまうエクササイズもあるからだ（デッドリフトやスクワットなど）。たったひとつしかない、あなたの大切なからだをいたわろう！

エクササイズを続けるための「睡眠」と「疲労回復」

休息は活動的なからだと心を癒してくれる。だが、ベッドに寝転がってインスタグラムにせっせと投稿している時、あなたのからだと心は本当にくつろいでいるのだろうか。

今日、ゆっくりと休むためにはちょっとした工夫が必要だ。エクササイズを無理なく続けるためには、「睡眠」と「疲労の回復」という、ふたつのタイプの休息が必要だ。そのどちらにも独自のプラス面がある。

まずは「睡眠」について。質のよい睡眠にはさまざまな効果がある。睡眠中に神経系を休めると、エクササイズの効果が高まる。筋トレやＨＩＩＴには欠かせないプロセスだ。睡眠はまた、内分泌系をコントロールする役目も果たす。睡眠中にはいろいろなホルモンが分泌され、組織の修復や成長から空腹時のエネルギー消費まで、あらゆることを調節する。

睡眠中に分泌が高まるホルモンのひとつが成長ホルモンだ。脳の下垂体から分泌されて、結合組織を強くし、筋肉を維持する。結合組織も筋肉も、エクササイズ中の怪我を防いでくれ、負荷に適応するためには重要だ。翌日も活動的な1日が過ごせるのもそのおかげだ。

成長ホルモンは、脳機能も高めてくれる。ある研究で、軽度認知障害の患者と健康な対照群に成長ホルモンを補充したところ、両方のグループでわずか5カ月後に認知機能の改善が見られた。[51]

ほとんどの成長ホルモンは、「徐波睡眠」と呼ばれる入眠直後の深い眠りの段階で分泌される。睡眠時間が7時間に満たないと、成長ホルモンの分泌が弱まり、それを補うために日中に分泌されることになる。[52]

ところがすでに述べたように、炭水化物たっぷりの食事は成長ホルモンの分泌を抑制する(しかも睡眠不足の場合、からだは猛烈に炭水化物を欲する)。[53] それもまた、夜遅くに食事をすると成長ホルモンの分泌を妨げてしまう理由のひとつだ。食事はなるべくベッドに向かう2～3時間前までには済ませよう。

コラム　成長ホルモンと断食ホルモン

成人の場合、空腹か断食状態の時に成長ホルモンが筋肉を維持してくれる。[54] 成長ホルモンの分泌を高める方法のひとつは断食だ。

女性の場合には14～16時間、男性の場合には16～18時間なにも食べないと、成長ホルモンの分泌が増加する。24時間の断食で、分泌量がなんと2000%も増加したという報告まである！　だが忘れないように。誰もが同じではない。長く断食しすぎると、逆効果に働く場合もある（第2章を参照）。

睡眠中には、成長ホルモンに続いてすぐにテストステロンが分泌される。男性ホルモンとして有名なテストステロンは、筋力や筋肉量、骨密度を維持したり高めたりするほか、男性のみならず女性の心身の健康にとっても重要なホルモンだ。テストステロンの大半は睡眠中に分泌されるため、睡眠不足はその分泌を著しく妨げる。

ある調査で、健康な若い男性に1週間、5時間未満の睡眠時間で過ごしてもらったところ、テストステロンの分泌量が10～15％も減少していた[55]。このホルモンの分泌量が、年平均1～2％ずつ減少することを考えれば、たった1週間の睡眠不足で5～10年分も減少した計算になる！

残念ながら、アメリカの労働人口の少なくとも15％が慢性的な睡眠不足だという。

成長ホルモンとテストステロンは、アンチエイジングホルモンと呼ばれてきた（特に男性にとってテストステロンはそうだ）。その理由のひとつは、どちらのホルモンも若い頃に分泌量がピークを迎え、年齢とともに減少するからだ。熟睡時間が減ってしまう高齢者にとって、成長ホルモンとテストステロンの産生を高めるためには、睡眠をうまくとる必要がある。

第2章でも紹介したように、年齢に伴い、睡眠時間が減少する理由のひとつは概日リズムの乱れだ。忘れないでほしい。年齢や人生のステージに関係なく、よい睡眠習慣は朝、太陽の光をたっぷり浴びることからはじまる。曇りの日も同じだ（質のいい睡眠をとる方法については、第6章で紹介しよう）。

次に、「疲労の回復」について。つい見すごされがちだが、エクササイズを休むことは、エクササイズをすることと同じくらい重要だ！　きちんとからだを休ませないとオーバートレーニング状態になり、エクササイズの効果があがらず、疲労が抜けず、怪我や病気の原因になりやすい[56]（第3章で、アロスタティック負荷について述べた）。

休息をとることで筋肉は発達し、関節や靭帯は強くなり、神経系も負荷の増大に適応できる。強さとは、臀《でん》部の筋肉の強さだけでなく神経系の強さでもある。言い換えれば、神経系は筋肉と同じくらい、あなたの強さに大きな役割を果たしている[57]。

たとえば、ボディビル大会の出場者と重量挙げ選手のトレーニング方法の違いを考えてみよう。どちらの選手も筋骨たくましいが、ボディビルダーは筋肉を大きくするために鍛え、軽いウエイトを何度も上げ下げする。いっぽう、重量挙げの選手は重いウエイトを使って筋力を鍛え、脳の指令を筋肉に伝える能力を高めようとする。

覚えておいてほしい。高強度のエクササイズでは疲労の回復が重要だ。筋タンパク質の合成――新しい筋肉組織の成長――は、エクササイズ後約48時間かけて増加する。つまり、同じ筋肉を鍛える前に、たっぷり2日は休んだほうがいい。

人によって必要な回復時間は異なる。たくさんトレーニングしても、ほかの人より短い回復時間で済む人もいる。年齢、性別、健康状態、栄養状態、睡眠などさまざまな条件で変わってくる。いろいろ試してみるといいだろう。さあ、エクササイズを楽しもう！

コラム　床で過ごそう

西洋文化では椅子に座るため、からだが弱くなり、硬くなってしまう。さまざまな姿勢の問題が起き、腰痛になる。さらには骨盤底機能不全となって、排泄や性的機能の障害を引き起こす。常に椅子に座る生活のせいで、本来、からだのなかでもいちばん強い筋肉でなければならない臀筋が衰え、股関節屈筋が硬くなってしまう。そして、腰痛になるか腰が弱くなった時にジムで激しい運動をすると、大きな怪我につながりやすい。

西洋世界では子どもも、あるいはアジア諸国では成人も、そして狩猟採集生活者も、床に座って過ごすことが多い。そのほうが心臓や背骨、消化や生殖機能など、からだのあちこちを強くしてくれる。

床にヨガマットを敷くか、座り心地のいいカーペットを買ってテレビの前に敷き、床に座ってストレッチをしよう。床に座って仕事をする時には、ラップトップを椅子の上に置いて、あぐらをかいて座ろう（難しければ、お尻の下にタオルやヨガブロック、枕などをあてて、お尻を高くしてあぐらをかき、筋肉を強くしよう）。

たとえ基本的なからだの動きでも、いろいろな効果がある。老廃物を運ぶ体液を動かして流す。関節を円滑に動かす。骨を強くする。からだ中の器官に酸素を供給する。エネルギーをたくさん必要とする脳に、新鮮な血液と栄養を送り込む。認知症、がん、世界中で大きな死因である心臓疾患のリスクを減らす、など。本章で学んだこれらの知識を活かして、脂肪の少ない健康的なからだをつくり、長生きを楽しみ、脳の認知機能を高めて幸せな毎日を送ろう。

さて、次章のテーマは有害な化学物質についてだ。あなたの懸命の努力にもかかわらず、危険な物質が日常生活に入り込んで、「ジーニアス・ライフ」を妨げているかもしれない。どうすれば、その影響からあなたを守れるだろうか。

第4章のまとめ

▼からだを動かしていないと、血液などの体液が滞って動脈に脂肪が沈着する。毎日の生活のなかで、できるだけからだを動かそう。ジムに通って、激しいトレーニングで汗を流す必要はない。低強度の活動で充分だ。座ったままで、できる運動もある。

▼NEATには、ウォーキングやダンス、掃除、子どもやペットと遊ぶことも含まれる。健康を保つためにも、余分なカロリーを燃焼するためにも重要だ。NEATには、ワークアウト以上の効果がある。

▼HIITは、筋肉に強力な刺激を与え、「この負荷に適応せよ！」と告げる。細胞にとってはアンチエイジングの効果がある。HIITでは、充分な強度のエクササイズを数セットこなす必要がある。そのエクササイズを20〜30秒間続けるのがやっとの時、充分な強度があるといえるだろう。

▼有酸素運動は、脳の健康や気分の向上、循環器系の機能改善、持久力にとって重要だ。減量効果はあまり期待できないが、からだにいいことには変わりない。何時間もトレッドミルの上で走り込む必要はない。ほかのエクササイズのあいだに組み込んでもいいのだ。

▼ウエイトトレーニングは不可欠だ。筋力の強さと脳の健康は正比例する。筋力があれば、高齢になってもエクササイズを続けられる。加齢に伴って健康障害を起こしやすくなる「フレイル」と呼ばれる状態（第1章を参照）や、やはり加齢に伴って筋力や筋肉量が低下し、心身の機能が低下する「サルコペニア」と呼ばれる状態を予防する。

▼エクササイズを休むことは、エクササイズをすることと同じくらい重要だ。ぐっすり眠るとともに、疲労回復の時間も定期的にとろう。

第5章

ジーニアス・ライフの基盤⑤有害な化学物質を避ける

実はこんなにある、私たちを蝕む危険な物質

健康的な食生活を心がけ、毎日、太陽の光も浴びているとしよう。概日リズムにも気をつけ、できるだけ自然のなかで過ごすようにしている。普段から積極的にからだを動かし、エクササイズにも励み、時おり、冷たいシャワーにだって耐えている。

あなたは思う。ああ、とうとう現代社会の罠から抜け出したぞ。ほかのみんなを老衰と耄碌《もうろく》の彼方へと運び去るベルトコンベヤーから、自分は解放されたのだ、と。

だが、それでもまだ本調子とは言えない気がするのはなぜだろう。

気持ちが充実し、心身ともに健康で、持てる能力を最大限に発揮するためには、正しい食生活、自然との触れ合い、エクササイズだけでは充分ではない。一生懸命に努力しても、その精一杯の努力を化学物質が台なしにしてしまうかもしれないからだ。

化学物質は生活のあちこちで使われ、21世紀の快適な生活を可能にしている。そのなかには、私たちが口から摂取する化学物質も含まれる。たとえば薬局のカウンターで買える医薬品のなかには、定期的な服用によって、心身の健康に深刻な影響をもたらすものもある。あるいは、住居に潜む化学物質は、皮膚や食品、呼吸を通して体内に取り込まれる。

私が化学物質に関心を持つようになったのは、母の病気がきっかけだった。アルツハイマー病の悪化に伴い、母はますます家に閉じこもりがちになった。効き目のない薬を十数種類も服用していた。母の介護士はアルカリ洗浄液を使っていた。その様子を見て、私はそれらが母のからだに悪い影響を及ぼしているのではないか、と考えるようになったのだ。

化学物質は私たちの身のまわりのどこにでもあり、私たちのからだに制限なく入り込んで、何年も、何十年も体内にとどまる。北米の住民は1日の93%を屋内や車内で過ごしているという。室内の空気の質は、誰にとっても大きな懸念材料に違いない[1]。

もちろんこの章だけで、危険な化学物質を網羅する完全ガイドになるとは思っていない（その場合は何冊もの本が必要になるだろう）。本章が、現代の環境について、もう少し批判的に考えるきっかけになることを願っている。

本章では、代表的な工業性の化合物、たとえば洗浄剤や食品、あるいはとても有害とは思えない化粧品や市販薬の危険性について見ていこう。あなたの健康を守り、あなたのからだをデトックスする具体的な方法についても紹介しよう。

内分泌を攪《かく》乱する化学物質（環境ホルモン）の怖さ

内分泌系は究極のインフルエンサーだ。私たちの生活のほぼあらゆる面に影響を与える。そして、その情報伝達物質として働くのが、からだ中の細胞に受容体を持つホルモンである。第1章で取り上げた、脂肪貯蔵の働きを持つインスリンもホルモンである。

だがホルモンにはたくさんの種類があり、性的刺激から特定の疾患のかかりやすさ、精神状態までのさまざまな面に影響を及ぼす。次の表でおもなホルモンを紹介しよう。知っている名前も多いかもしれない。

ホルモンは、強い働きを持つパワフルな物質だ。そのため、精巧に調節された内分泌系に小さな変化が加わるだけで、大きな影響が生じる。こんなふうに仮定してみよう。ある「正常」な濃度のホルモンが、20面分のオリンピックサイズプールを満たしているとする。そこに水をほんの一滴加えるか、そこからほんの一滴取り出すだけで、からだに反応が現れる。

ホルモンはごく微量で、私たちのからだにそれくらい強力な作用を及ぼす。そして、ホルモ

ホルモン	おもな機能
インスリン	脂肪貯蔵　代謝
グレリン	食欲増進
レプチン	エネルギー消費　食欲抑制
コルチゾール	ストレス対抗　エネルギー産生
テストステロン	筋肉増大　性的衝動　生殖器発達
エストロゲン	受胎能力　性的衝動　生殖器発達
甲状腺ホルモン	脳の活性化　エネルギー産生　代謝

ホルモンとそのおもな機能

ンに予期せぬ変化が加わった時には、私たちのからだはその影響を受けやすくなってしまう。

あなた自身は感じることも見ることもできないが、家庭に入り込んだ工業化学物質は、いったん体内に取り込まれると、細胞のホルモン受容体を活性化することによって、ホルモンの作用を模倣する。そして、体内で生成された本来のホルモンの働きを阻害する。そのような化学物質を「内分泌攪乱物質」（環境ホルモン）と呼ぶ。

「内分泌攪乱エクスチェンジ」という非営利組織では、これらの化学物質を追跡して、消費者の意識を高める活動に取り組んでいる。彼らによれば、同様の作用を持つ化学物質は1400以上にのぼり、現代人はそのような化学物質に日々、囲まれて生活しているのだという。

内分泌攪乱物質が極めて危険な理由のひとつに、予測のつかない影響を及ぼすことがある。私たちの知る通常の化学物質（水でさえ、そのひとつだ！）のほとんどは、大量に摂取されることで有害な症状をもたらす。ところが、内分泌攪乱物質は、有毒症状が現れるよりもはるかに少ない量で、体内の細胞機能に有害な作用を及ぼす。

毒物学者たちは長いこと、「量が少なければ有毒ではない」という考えを信じてきたため、ごく微量の内分泌攪乱物質でも危険だという考えは、いまも議論の的である。またそのような意見の相違に加えて、これらの化学物質は莫大な資金を投じて生産され、市場に投入されてきたために、精査をうまくすり抜け、私たちの生活に入り込んでしまった。

すでに述べた通り、ホルモンは体内の多様な機能を調節する。化学物質がそれらのホルモンを攪乱してしまうと、私たちのからだは体重増加、代謝疾患、不妊、特定のがんなどのさまざまな症状を起こしやすくなる。発育期にある若者の場合には、生涯にわたる影響が現れやすい。そのなかには生殖器異常、子宮内膜症、思春期早発症、喘息、免疫不全、ADHD（注意欠如・多動症）なども含まれる。

内分泌攪乱物質の隠れ場所を詳しく紹介するためには、たくさんのページ数が必要となるが、なかでも最も一般的な隠れ場所は、プラスチックだろう。

現代社会はプラスチック天国

私たちの身近にあって、詳しい研究が進んでいるプラスチック化合物と言えば、ビスフェノールとフタル酸エステルだ。

大雑把に言って、ビスフェノールはプラスチックを硬くし、フタル酸エステルは軟らかくする。ビスフェノールは家具や哺乳瓶、缶詰の内側のコーティング、プラスチック製のフォークやスプーン、筆記用具などに使われる。いっぽうのフタル酸エステルは使い捨てペットボトル、テイクアウト用の食品容器、プラスチック製の収納ボックスやタッパーウエア、衣料、産業用パイプ類やストローなどに使われる。

だが、これらの化学物質が使用されるのはプラスチックだけではない。感熱紙タイプのレシートにはビスフェノールがたっぷりと付着している。合成香料にフタル酸エステルを添加した洗浄剤やパーソナルケア製品も多い。

ビスフェノールのなかでも特に一般的なビスフェノールA（BPA）は、食品容器や再利用可能なウォーターボトルに使われている。ところが、BPAの影響を懸念する声が大きくなると、多くのメーカーが使用を取りやめて「BPAフリー（使用していない）」の製品を発売した。

だからといって、それらの製品が類似の化合物を使って〝いない〟という意味ではない。BPAからBPS（ビスフェノールS）に切り替えたメーカーも多い。BPSの研究はBPAほど進んでいないが、BPAと同様の影響があるはずだ。

内分泌攪乱エクスチェンジの事務局長を務めるキャロル・クウィアトコフスキー博士は、私の取材にこう答えた。BPSに切り替えたことで、「化学物質版の危険なモグラ叩きをつくってしまったのです」。

20世紀のはじめ、研究者たちはホルモンの代替物質を探していた。生理痛、ほてりなどの更年期障害の症状や、つわりなどの妊娠の初期症状を緩和し、流産防止に役立てるためである。そして1930年代半ば、ロンドン大学の生化学者エドワード・チャールズ・ドッズが、その候補となる化学物質を見つけ出した。それがその30年前にドイツで合成されたBPAであり、女性ホルモンのエストロゲンの作用を模倣することが期待された。

そのエストロゲンの代替物は、社会に莫大な価値をもたらすものと思われた。おおぜいの女性の痛みやつらさを緩和する物質とされた。その点で、BPAは間違いなく〝奇跡の化学薬品〟になるはずだった。ところが、研究者がジエチルスチルベストロール（DES）という、さらに強力な合成エストロゲンを発見したことから、BPAの成功はいったんお預けになる。

同じ頃、BPAに別の用途が見つかり、商業分野での大きな可能性が開けた。それは鋼鉄のように硬く、ガラスのように透明で安価な物質――プラスチック――の原料として使うことだった。こうして、DESは薬剤として市場に投入され、BPAは製造現場で活躍することになった。

それからの数十年間、そのふたつの化学物質は私たちの生活を満たしていった。何百万人もの女性がDESを投与された。BPAを使ったプラスチック製品も爆発的に増えていった。自宅や毎日の暮らしが、またたく間にサイズもタイプもさまざまなプラスチック製品で溢れた。BPAを使った製品は廉価で洗浄しやすく、壊れにくく、耐熱性があった。

『プラスチック――有毒なラブ・ストーリー』（未邦訳）の著者スーザン・フラインケルは、

その状況を生き生きと描写している。「どんな製品に対しても、どんな市場においても、プラスチックは果敢に戦いを挑み、勝利を収めた。そして車では鉄鋼の、包装や容器では紙やガラスの、家具では木材の地位を奪い取ったのである」。だが、実のところ問題があった。

市場に充分投入されたあとになって、有害性が明らかになったのである。実際、そのような化合物は多い。歴史的に悪名が高いのは、鉛含有塗料やアスベスト断熱材、部分水素添加油脂だが、化学的にBPAの兄弟にあたるDESも同様の運命をたどった。

「当初は良性で、すばらしい生殖技術に思えたDESも、長期的には女性に深刻な被害をもたらした」。社会学者のスーザン・ベルは、「ジェンダー医療サイエンス——女性のための医薬品を生み出す」と題する記事のなかでそう指摘する。妊娠中にDESを投与された母親から生まれた女児たちに、子宮機能不全や珍しい膣がんを発症するリスクが激増したのだ。

DESは1971年に使用禁止になったが、BPAはその後も使われ続けた。そしていま、BPAを使ったプラスチック容器から、このエストロゲン化合物が溶け出して、容器内の食品や飲料に混入していることがわかっている。

カーペットや電子製品、家具から出る埃にも、同じ化合物が見つかっている。また、感熱紙タイプのレシートの表面を指で触ったり、その指を使って食べ物を口に運んだりすると、BPAは体内に取り込まれる。そのため、ある調査において、93％の人の尿から測定可能な量のBPAが検出され、特に肥満の人にその量が多かった。[2] いっぽうのフタル酸エステルについても、私たちの励みになるような数字はない。

私たちが曝されるBPAの量は、注射器で投与されるDESの量よりもはるかに少ない。それでもほかの内分泌攪乱物質と同じく、たとえ微量であっても大きな影響を及ぼす。

アメリカ食品医薬品局は、BPAは安全だと主張する。ところが、世界的権威のある「アメリカ内分泌学会」はその見解に異議を唱え、低用量がもたらす有毒作用を政策立案者が見すごすか無視してきたと訴える。[3] しかも、BPAの試験基準が約20年も更新されていないことは大いに問題だろう。[4]

つまり、BPAやフタル酸エステルの安全性を保証するレベルというものはない。とはいえ、これらの化合物を完全に避けようとするのは、苛立ちの募る（不毛な）努力だ。ありがたいことに、私たちの体内のデトックス経路は、これらの化合物を早々に排出してくれる。それゆえ、偽のエストロゲン化合物を極力避ければ、体内のホルモンや受容体が本来の作用を取り戻すために大きな効果があるだろう。そのほかのアドバイスを以下にあげよう。

▼プラスチック容器によるレンジ加熱、温め直しは禁止。加熱によってBPAとフタル酸エステルが食品中に溶け出しやすくなるため、プラスチック容器を使った調理や熱い料理の保存は避けること。食器洗浄機、日光の当たる場所、車中など、高熱になる環境にプラスチック容器を置かないよう日頃から気をつけよう。

▼プラスチック容器入りの食品や飲料はなるべく買わない。プラスチックのボトルやコップでなにかを飲んだところで死ぬことはないが、できる限り、ガラス容器入りの飲み物を買うようにしよう。あなたの手元にたどり着くまで、そのプラスチック容器がどこに、どのように保管されていたのかはわからない。トラックの荷台に積まれたまま、何日も、何週間も、何カ月間も日光を浴びるか、暑い環境でほったらかしにされていたかもしれないのだ！

▼缶詰や缶入り飲料をなるべく減らす。缶の内面塗装にはよくＢＰＡが使われている（そう、あなたの大好きな缶入りのソーダやアルコール飲料も含まれる）。缶入りの食品や飲料を一切口にしないことは非現実的だろうが、なるべく控えたほうがいいだろう。特にトマトのような酸性の強い食品に溶け出しやすい。

▼真空調理は避けよう。真空調理は、食材をプラスチックの袋に入れて、真空パックごと湯で加熱調理する方法だ。また、多くのレストランがプラスチックの袋を使って食品を保温している。たとえその袋がＢＰＡフリーであっても、別の化合物が使われている可能性は高いため、安全だという保証はない。

▼自宅で食事を楽しもう。下ごしらえや保温、貯蔵という調理プロセスの結果、飲食施設はＢＰＡとフタル酸エステルのおもな供給源になってしまった。1万人以上を対象にした調査では、外食した成人の翌日の血中フタル酸エステル濃度は、平均して35％も高かったという。[5] 青少年の場合は55％も高く、その原因はファーストフードの摂取にあると見られる。

▼プラスチック製の保存容器をガラス製か陶器に。ガラス製か陶器の保存容器は調理に使えて、しかも洗いやすい。食器洗浄機でも使えるうえ、料理を盛った時の見栄えもいい。蓋がプラスチック製の時には、食品と接触しないように気をつけよう。

▼プラスチック製のフォークやスプーン、皿、カップはなるべく使わない。これらを避けることは環境に優しいだけではなく、BPA、フタル酸エステル、スチレン（発がん性物質）などの可塑剤（加工しやすくするために添加する物質）を、体内に取り込む機会も減る。

▼合成香料を使った製品を避ける。合成香料を使った食器用洗剤、洗濯用洗剤、柔軟剤、芳香剤、脱臭剤、パーソナルケア製品を避け、無香料か、天然のエッセンシャルオイル（精油）を使った製品に切り替えよう。

▼古い容器は捨てる。プラスチックは時とともに劣化する。何年も使って傷み具合が目立つようになったプラスチック容器は、捨てたほうがいい。

▼レシートは廃棄する。大きな買い物をした場合を除いて、レシートは廃棄する。保存する必要がある時には、触ったあとにすぐ手を洗うこと。子どもたちにもそう教えよう。

▼プラスチック製ティーバッグは使わない。カナダのある研究グループによると、プラスチック製ティーバッグをひとつ湯に浸したところ、マイクロプラスチック粒子が約116億個、ナノプラスチック粒子が約31億個も放出されたという（ナノはマイクロの1000分の1）。カップ1杯で、口から体内に取り込まれるプラスチックを、16マイクログラムもつくり出し

たことになる（1マイクログラムは100万分の1グラム）。
紙製のティーバッグかリーフティーを選ぼう。

コラム　推定無罪では遅すぎる

推定無罪。すなわち「何人も有罪が確定するまでは無罪と推定される」という意味だが、司法制度では立派なこの基本原則を、そのまま新しい化学物質に適用するのは間違っている。

食品やサプリから薬剤、医療機器まで、工業的につくり出されたものが、長期にわたる厳しい検査を経ないままに、私たちの生活に入り込むことは多い。サプリや薬剤には課される規制当局の厳格な審査を、ただ口に入れるものではないというだけの理由で免れる化学物質も多い。あるいは人間のからだは複雑なため、いざ危険性が明らかになった時には、すでに手遅れということもある。

証拠がないからと言って、危険ではないという証拠ではない。

新しい製品ほど、立証責任の高いハードルをクリアすべきであり、そうでないなら食品として流通し、生活に取り入れられ、投与されるべきではない。歴史を通して、私たちはすでにたくさんの間違いを犯してきたはずだ。

焦げつき防止加工の悪夢

有機フッ素化合物（ＰＦＡＳ）も、現代生活のいたるところに存在する物質だ。水や油をはじく魔法のような化学特性を活用して、防水加工の衣類、カーペット、椅子の詰め物や張地、自動車部品、シーリング剤（充塡剤）、食品包装紙、泡消火剤、調理器具などに使われている。

残念ながら、これらの化学物質については、内分泌の攪乱だけでなく発がん性まで明らかになっている。動物実験において、一部のＰＦＡＳが腎臓、前立腺、直腸、精巣のがんと関係があった。また、肝臓や甲状腺の疾患、胎児の発達異常との関連も指摘される。

高濃度のＰＦＡＳに曝された人は、総コレステロール値と悪玉コレステロール値が高く、減量後にリバウンドしやすかった[6]（もちろん、これらの化学物質はファーストフードやスナック菓子によく含まれるため、実験結果を正しく読み取るのは難しい）。

アメリカ食品医薬品局は、研究が進んで詳しい影響が明らかになった一部のＰＦＡＳを使用禁止にした。だが、98％の人の体内からいまも測定可能な濃度のＰＦＡＳが検出されており、その影響はすぐに解消されそうにない。

その理由のひとつとして、ＰＦＡＳのほうがＢＰＡやフタル酸エステルよりも、はるかに長く体内にとどまることがある[7]。使用禁止になったにもかかわらず、製造業者はＰＦＡＳの代替となる、化学的に同様の化合物を探し続けた。

消費者からの追及はいったん収まったものの、製造業者はその陰で新しい（そして同じくらい怪しげな）物質をこっそりと使い続けている。

覚えておこう。今日、これらの物質を完全に排除するのはまず不可能だ。普段からあまり神経質になりすぎるのは、現実的な解決策ではない。それよりも、体内への取り込みを極力減らすほうがはるかに簡単であり、精神衛生上よほどいい。次のような方法も役に立つだろう。

▼**焦げつき防止加工のフライパンは使わない。**安全なフライパンはステンレス鋼（ニッケルの入っていないもの）、鋳鉄《ちゅうてつ》、セラミックだ。焦げつき防止加工を施したＰＦＡＳフリーのフライパンも販売されているが、安全性は明らかになっていない。

▼**つるつるしたデンタルテープは避けよう。**デンタルテープ（デンタルフロスよりも幅が広い）はＰＦＡＳを使っているために、歯のあいだで滑りやすい。最近の調査によれば、デンタルテープ中のＰＦＡＳは不活性ではなく、血液とともに循環し、健康被害をもたらすという。[8]デンタルフロスを使おう。研磨する感覚があり、より効果的でもある。

▼**汚れにくいカーペット、ラグ、家具は危険。**汚れにくいカーペットは便利だが、ＰＦＡＳ粒子は空気中に浮遊し、体内に取り込まれやすい。乳幼児はフロア近くで生活し、頻繁に手を口にやるため、ＰＦＡＳなどいろいろな化学物質の血中濃度が高くなりやすい。子どもが内分泌攪乱物質の影響を受けやすいことを、常に覚えておこう。

▼**内側がつるつるした包装紙入りの食品は控える。**ハンバーガーやブリトーなどのファースト

フードには、内側がつるつるした耐油性の包装紙がよく使われる。包装紙のまま食品を保存したり、温め直したりしてはいけない。

▼本当に必要な時以外、防水加工製品は使用しない。コート、帽子、ブーツ、テントは、防水加工（ウォーター・プルーフ）ではなく、耐水性（ウォーター・レジスタント）の製品を選ぼう。ＰＦＡＳ加工されていない可能性が高いからだ。

▼逆浸透膜浄水器を使う。ＰＦＡＳは環境に大きな脅威をもたらしており、全米中の水道水で検出されている。逆浸透膜タイプの浄水器は、水以外の不純物を透過させない仕組みによって、さまざまなＰＦＡＳ物質を90％まで取り除くことができる。

コラム　鋳鉄製のフライパンを避けたほうがいい場合

鋳鉄製の調理器具は、焦げつき防止加工の鍋やフライパンの代わりになるすばらしい選択肢だ。有毒な化学物質を使っていないうえ、調理のたびに鉄分が溶け出して、自然なかたちで鉄分を摂取できるからだ。

ところが、それが問題になる人たちもいる。鉄分は必須の微量元素だが、摂取しすぎると体内に過剰に蓄積されて酸化を促進する。つまり、鉄の血中濃度が上がりすぎると、体内の器官を損傷し、老化が進んでしまうのだ。

となると、そのリスクが高いのはどんな人たちだろうか。それは、男性、閉経後の女性、そして鉄分の吸収かつ蓄積か、そのどちらかを促進させる遺伝子を持つ、遺伝性ヘモクロマトーシス（鉄が過剰に吸収・蓄積される遺伝性疾患）の人たちだ。

あなたがそのどれかに当てはまるなら、必要な鉄分をとる時には、牧草で飼育した牛や鶏の肉など栄養密度の高い食品でとるようにし、鋳鉄製の調理器具はなるべく使わないことだ（トマトソースといった酸性の強い食品、ステーキや卵など脂質の多い食材をはじめ、鉄分が溶け出しやすい食品を調理する時には、鋳鉄製のフライパンを使わないだけでもいい）。

閉経前の女性、ベジタリアンやビーガン（完全ベジタリアン）、あるいは定期的に献血をする人にとって、鋳鉄製の調理器具は料理に鉄分を加えるすばらしいツールだ。

家中にあふれる難燃剤

数十年前には、住宅火災が毎年のように数千人もの命を奪っていた。悲劇の原因は、調理中にコンロから火が上がるか、家具がとつぜん燃え上がったことにあるのではない。室内で吸ったタバコの火種が、ソファーや肘掛椅子に落ちて火がつき、住宅全体に燃え広がったためだ。問題の解決を迫られたタバコ業界は、その責任を家具メーカーに押しつけ、難燃剤を使った家具をつくるように圧力をかけた。[9] その結果、私たちの環境や体内は内分泌攪乱物質で溢れてしまった。

特に問題になっているのが、ポリ臭素化ジフェニルエーテル（ＰＢＤＥ）だ。この化学物質は30年以上にわたって家電や家具、マットレスなどに使われ、がんや神経障害、生殖機能障害との関連が指摘されてきた。

ある実験によれば、成長過程のマウスにＰＢＤＥをほんの一滴投与しただけで、脳に恒常的な影響を及ぼし、学習、記憶、行動に障害が生じたという。人間の場合では、臍帯《さいたい》血中のＰＢＤＥ濃度が高いと――母親のＩＱといった複雑な要因を調整したあとでも――子どものＩＱは低かった。[10]

ＢＰＡ、フタル酸エステル、ＰＦＡＳと同じように、ＰＢＤＥも放散しないよう設計されているはずだが、実際は環境中に簡単に放出される。家具によく使われているために、ハウスダストに多く含まれる。その結果、私たちは頻繁にＰＢＤＥを体内に取り込んでしまっている。最も高濃度で汚染されているのは、最も脆弱な幼児や子どもたちだ。

カーペットや家具の上で寝転がるのが大好きなペットにとっても、リスクは高い。２００７年の調査では、アメリカの成人の中央値と比較しても、猫のＰＢＤＥ濃度は20～１００倍も高かった。

内分泌攪乱物質への接触を減らすのは容易ではないが、できないわけではない。まずは自宅に煙探知機を取りつけよう。次の方法も参考にしてほしい。

▼**難燃剤でない家具を選ぶ。**住宅火災を防ぐために、難燃剤は絶対に必要なわけではない。大手家具メーカーは、有害な化学物質を使わない製品開発に取り組んでいる。

▼**子ども用衣料のラベルを読もう。**子ども用衣料にはよく難燃剤が使われている。特にパジャマは、ラベルに難燃剤フリーと書かれたものを勧めたい。

▼**養殖魚は控える。**欧米の養殖サーモンから、とりわけ高濃度のPBDEが検出されている。[11]できるだけ天然の魚（サーモンなど）を選ぼう。

▼**臭素系難燃剤フリーの電子機器を買う。**PBDEなどの臭素系難燃剤（BFR）を使わない電子機器や家電製品を、製造・販売するメーカーが増えている。グリーンピースが毎年発表する「環境に優しい電子機器企業ガイド」を見れば、この問題に熱心な企業の最新情報がチェックできる。

▼**埃は濡れた布で拭き取るか、HEPAフィルター付きの掃除機で吸い取る。**ハウスダストは、濡れた布やスポンジで拭き取ろう。PBDEを使った家具やカーペット、カーテンの場合は、高性能のHEPAフィルター掃除機で吸い取るのがいいだろう。

▼**空気清浄機を使う。**高品質の空気清浄機はハウスダストを除去してくれ、難燃剤をはじめとするさまざまな化学物質の体内取り込みを減らしてくれる。

コラム　シックハウス症候群

最近、公衆衛生の当局者のあいだで高まっているのが、室内の空気の質に対する懸念だ。電気代を節約するために、部屋を閉め切ったままエアコンを使う人たちが増えたからだ。空気の悪い室内で過ごすと認知能力が低下する。なかには、シックハウス症候群を訴える人たちもいる。疲労、頭痛、めまい、吐き気などの幅広い症状が現れるが、重症化するか症状が長引くかどうかは、室内で過ごした時間の長さに比例する。[12]

シックハウス症候群は、室内の汚染物質への暴露が直接の原因と考えられている。原因となる汚染物質は、本章で紹介した化学物質にとどまらない。二酸化炭素（高濃度の場合には認知機能が低下する）や、私たちが自然に排出する約150にも及ぶ揮発性有機化合物も含まれる――たとえば一酸化炭素、炭化水素、メタン、アンモニア、硫化水素などである。

室内の大気汚染物質で最も悪名高いのは、ホルムアルデヒドだろう。この有害物質は接着剤などの原料となり、合板を使った木製家具やいろいろな消費財からも放散される。

それでは、シックハウス症候群を防ぐにはどうしたらいいだろうか。住居やオフィスの窓や通気口を開けて、頻繁に換気することだ。埃は湿らせた布やスポンジで拭き取り、HEPAフィルター付きの掃除機でこまめに吸い取る。同じ場所で長い時間を過ごす時には、空気清浄機を使おう。

さらに勧めたいのは（しかも安上がりなのは）、自然の空気洗浄機である植物を置くことだ。どこに、どんな植物を置けばいいのかについては後述しよう。

洗面所や薬箱の中にある疑わしい物質

私たちの生活に入り込んだ多くの化学物質は、思わぬ健康被害をもたらす恐れがある。すでに述べたように、いろいろな消費財に使われて環境中に放散され、食品中に溶け出し、知らないうちに体内に取り込まれている化学物質もある。健康被害をよく理解しないままに、積極的に摂取している化学物質もある。洗面所に置いてあるか薬箱に入っている、疑わしい化学物質に目を向けてみよう。

化粧品の防腐剤

防腐剤のパラベンは微生物の繁殖を防ぐために使われる。シャンプー、洗顔料、デオドラント、潤滑油やローションなどに使われ、パック入り食品の保存料としても一般的だ。パラベンは口や皮膚を通して簡単に体内に吸収され、環境ホルモンとして働く。実験動物をがんにし、人間の場合には――直接的な因果関係は証明されていないにしろ――さまざまな種類のがんの発症に〝関与〟してきた。たとえば、乳がん患者の腫瘍からはパラベンが検出されている。だからと言って、パラベンが乳がんの原因だと証明するわけではないが、ホルモンの正常な働きを阻害することから、乳がんの原因が疑われるのももっともだろう。[13]

食事を通して体内に入ったパラベンは、肝臓や腎臓によって〝解毒〟される仕組みだが、皮膚から吸収されたパラベンは蓄積しやすい。そのため、パラベン入りのクリームを毎日たっぷり皮膚に塗っていれば、口からの摂取と合わせて、習慣的に体内に取り込んでいることになり、かなり懸念される。だが、いい知らせもある。パラベン入り製品の使用をやめると、ほかの内分泌攪乱物質と同じように、やがて体外に排出されることだ。

ありがたいのは、パラベンフリーの製品が市場にたくさん出まわっていることだ。パラベンを使用しない製品を探して購入し、地元の健康ショップや小さなブランドを応援しよう。さらにお勧めは手づくりだ。パラベンの健康被害を防ぐ確実な方法はひとつ――口に入れる気になれないものを、皮膚につけないことだ。

非ステロイド性抗炎症薬（NSAID）

からだの痛みを自己流で治そうとすると、必ず予期せぬ結果を伴う。特にそれが当てはまるのが、非ステロイド性抗炎症薬（ＮＳＡＩＤ）を服用した時だ。アスピリンやイブプロフェンなどの市販の鎮痛薬と言えば、わかりやすいだろう。処方箋なしに入手できるため、たいていの人は無害な薬だと思っている。

だが、ＮＳＡＩＤを定期的に服用すると、心臓発作などの循環器系のリスクが高まる。そのメカニズムは複雑だが、考えうる原因のひとつは、心筋細胞のミトコンドリアの機能に障害が生じ、エネルギーをつくり出す能力が低下するためだ。これが活性酸素種、別名フリーラジカルの生成を促し、心臓組織の損傷を招く。

ＮＳＡＩＤは血液脳関門も通過するが、脳神経細胞のミトコンドリアにも影響を与えるのかどうかについては、まだわかっていない。それでも、神経変性疾患のリスクのある人は、頻繁な服用は避けるべきだ。脳のミトコンドリアの機能障害は、認知能力の低下をもたらすからだ（ＮＳＡＩＤの服用と認知症との因果関係は、いまのところ証明されていない）。

ＮＳＡＩＤはまた、胃腸障害を引き起こす。胃粘膜を保護するプロスタグランジンを作る酵素の働きを阻害するためであり、実際、ＮＳＡＩＤの定期的な服用者には、胃潰瘍や消化管出血などの副作用が見られる。さらに悪いことに、腸内の善玉菌に働きかけて、微生物のコロニーを変えてしまい、クロストリジウム・ディフィシルのような日和見病原菌（本来は病原性の弱い菌。抵抗力の弱っている患者に対して病原性を発揮する）の感染症にかかりやすくする。[14]

アメリカ疾病予防管理センターによると、クロストリジウム・ディフィシル感染症（下痢を起こす）に年間50万人が感染し、3万人が亡くなるという。

最後にもうひとつ。ＮＳＡＩＤは、本来の炎症経路を無差別に変えてしまう。炎症は痛みや腫れを起こすこともあって、評判が悪い。だが、だからこそエクササイズやサウナにはメリットがあるのだ。エクササイズやサウナで汗をかくと、炎症マーカーは一時的に上昇するが、それに対してからだはプラスの反応を示す。研究によれば、幅広い炎症を抑えるＮＳＡＩＤは、筋肉の成長といった、エクササイズの優れた効果まで阻害してしまう[15]。

覚えておこう。その医薬品が店頭で買えるからといって、無条件に安全というわけではない。ＮＳＡＩＤを長期にわたって服用してはいけない。強い痛みに襲われた、ここぞという時のために取っておくのだ。穏やかな筋肉痛や痛みには、クルクミン（ウコンの根茎に含まれる色素）や、オメガ３系脂肪酸のＥＰＡを摂取して乗り切ろう。どちらも抗炎症効果があるが、ＮＳＡＩＤに伴うような副作用はない。

アセトアミノフェン

アセトアミノフェンも店頭で買える鎮痛薬だ。ＮＳＡＩＤと異なり、抗炎症作用はほとんどない。アセトアミノフェンが作用する正確なメカニズムについては意見が分かれるところだが、神経系に働きかけるとされ、疼痛《とうつう》閾値を上げて痛みを感じにくくし、より我慢できるものにする。

だが、アセトアミノフェンによって鈍麻するのはからだの痛みだけではない。オハイオ大学の研究者が１０００ミリグラムのアセトアミノフェンを学生に投与して、他人の喜びや痛みに対する反応を見る実験を行った。するとこの鎮痛薬を投与された学生は、プラセボの対照群と比較して、共感性に乏しくなり、ポジティブな感情が鈍麻していた[16]。

アセトアミノフェンはまた、胎児の脳に悪影響を及ぼす恐れがある。胎内でアセトアミノフェンに継続的に暴露された子どもに、自閉スペクトラム症や注意欠如・多動症の傾向が見られたのだ[17]。また、親が頻繁に服用していた場合、2歳の女児において、言語発達が遅れる可能性が6倍以上も高かった[18]。アセトアミノフェンが精神に及ぼす影響はいまだ明らかではないものの、からだに及ぼす影響はより明白だ。

グルタチオンは重要な抗酸化物質であり、脳とからだの優れた解毒剤だが、アセトアミノフェンはそのグルタチオンを生成する肝機能を大きく損なう。

それでは、アセトアミノフェンをどのくらい服用すれば、重篤な肝障害を引き起こすか、時には死に至るのだろうか。その安全域は狭い。欧米では、市販の鎮痛薬を1度に複数回分服用しただけで過剰摂取になり、救急治療室に運び込まれるケースが多い（アセトアミノフェンの過剰摂取の解毒剤は、実はグルタチオンの前駆体であるN-アセチルシステインだ[19]）。

NSAIDと同じく、アセトアミノフェンもたまの服用であれば構わない。必要に応じて服用すればいい！　とはいえ、特に妊娠中の女性の場合、慢性的な服用は避けることだ。

抗コリン薬

不眠、アレルギー、不安、乗り物酔い。この4つの共通点はなんだろうか。それは、治療に抗コリン薬を用いることだ。処方箋が必要な薬もあるが、たいていは店頭で買える――〝『不思議の国のアリス』に登場する帽子屋のように頭をイカれさせる〟薬が、それほど簡単に買えるとはまったくの驚きだ。

抗コリン薬は、神経伝達物質のアセチルコリンが受容体に結合するのを阻害することで作用する。アセチルコリンには首から下の不随意筋を収縮させる働きがあるため、過活動膀胱《ぼうこう》の原因になる。これは、膀胱にあまり尿が溜まっていないにもかかわらず、排尿筋が収縮して尿意を催す障害だ。そして、その治療に使われるのが抗コリン薬だ。

いっぽう、アセチルコリンは学習や記憶に重要な役目を果たすため、その合成が阻害される抗コリン薬を持続的に服用すると、早ければ60日ほどで認知障害が生じる。[20] 3年以上という長期の服用者の場合には、認知症の発症リスクが最大54％も増加する。[21]

頭の片隅に覚えておくべきは、強い抗コリン薬は時おり服用するだけでも、急性中毒症状が現れることだ。医学部の学生は、抗コリン薬の副作用を次のようにして覚える。

蝙蝠《こうもり》のように盲目で（瞳孔散大《どうこう》）、ビーツのように赤く（顔面紅潮）、野ウサギのように熱く（発熱）、骨のようにカラカラで（口内乾燥）、帽子屋のようにイカれて（譫妄《せんもう》と短期

抗コリン薬	効果・効能	抗コリン作用
ジメンヒドリナート	乗り物酔い薬	強
ジフェンヒドラミン	抗ヒスタミン薬／睡眠改善薬	〃
ドキシラミン*	〃	〃
オキシブチニン	過活動膀胱改善薬	〃
パロキセチン	抗うつ薬	〃
クエチアピン	抗うつ薬	〃
シクロベンザプリン*	筋弛緩薬	中
アルプラゾラム	抗不安薬	抗コリン作用の可能性
アリピプラゾール	抗うつ薬	〃
セチリジン	抗ヒスタミン薬	〃
ロラタジン	抗ヒスタミン薬	〃
ラニチジン**	胃酸分泌抑制薬	〃

＊日本未承認。
＊＊アメリカにおいて、2020年にFDAが市場からの回収を命じた。日本においても、メーカーにより自主回収された。

一般的な抗コリン薬

の記憶喪失）、カエルのように膨らんで（尿路閉塞）、心臓が独走する（動悸、頻脈）。

上の表は、避けたほうがいい一般的な抗コリン作用のある薬だ。これらの薬を処方されて服用しているのなら、もっと安全な薬に変えられないか、医師に相談してみよう。

アルミニウム

トウモロコシや野菜をアルミホイルで包んで、バーベキューで焼く。そんな懐かしい思い出のある人もいるだろう。毎年夏になると、私たち家族はロングアイランドに出かけた。母が買った地元産のトウモロコシで、私たちもバーベキューを楽しんだ。

だが、私たち家族が（そしてほかの多くの家族も）知らなかったことがある。それは、アルミニウムが食品中に溶け出してしまうことだ。

アルミニウムは必須ミネラルではない。本来、体内に見つかるものでもない。とはいえ、農産物、肉、魚、乳製品や水道水、化粧品（皮膚を通して簡単に吸収される）にも少量が含まれており、ほとんどの人の体内で検出される。

一般に安全と考えられているが、さまざまな金属に囲まれた現代の生活では、専門家や健康意識の高い人たちがアルミニウムの安全性を疑問視するのも無理はない。

アルミニウムをめぐっては、いろいろな研究結果がある。がんとの関連性を指摘する研究もあれば、そのような因果関係を認めない（関係性がわずかか短期間だったのだろう）研究もある。ところが、アルミニウムと認知症との関係となると、少々気がかりだ。2016年に行われた環境暴露のメタ分析で、化学物質の体内取り込みを分析したところ、複数の優れた研究が、重金属のなかで唯一アルミニウムについてのみ、認知症との関連を示唆していた。

アルツハイマー病患者の脳で、アルミニウムが検出されたことは考慮すべきだろう。だが、たとえそうだとしても、アルミニウムが原因でアルツハイマー病を発症したのではなく、アルツハイマー病を発症した結果、患者の脳からアルミニウムが検出されたのかもしれない。

アルミニウムは、体内にとどまる時間が短ければ短いほどいい。体内への不要な取り込みを避けるとともに排出を助けるため、次のようなシンプルな方法を試そう。

▼**制汗剤は使わない**。制汗剤には塩化アルミニウムが使われているものがある。自然由来のデオドラントを使おう。あるいは、この手の製品は一切使わない。

▼**アルミホイルを使った調理をやめる**。アルミホイルは危険とは考えられていないが、使用を極力控えてはどうだろうか。特にアルミホイルを使って酸性の強い食品を高温で調理すると、溶け出しやすくなる。[22] 代わりにガラスかステンレス鋼を使おう。

▼**アルミニウムを除去する浄水器を使う**。逆浸透膜浄水器ならば、大幅に除去してくれる。

▼**頻繁に制酸薬を服用しない**。胃酸を中和する作用を持つ制酸薬の服用は控えよう。ビタミンやミネラルを体内に吸収するためには、胃酸の働きが必要だ（後述する）。多くの制酸薬がアルミニウムを主成分とするため、服用によって不要なアルミニウムをたくさん体内に取り込むことになってしまう。治療のために制酸薬を服用しなければならない時には、アルミニウムの含まれていない種類を選ぼう。

▼**汗をかく**。汗はアルミニウムを排出するおもな手段だ。[23] 思いっきりエクササイズするか、サウナに入って汗を流そう。大量のアルミニウムを排出してくれる。

抗生物質

誰でも1度は抗生物質を服用した経験があるだろう。抗生物質には命を救う力があり、実際、多くの命を救ってきた。もっとも、こう聞いて驚くかもしれない――アメリカで処方された抗生物質の約30％はまったく必要のないものだった[24]。そして、それは深刻な結果を招く恐れがある。

腸のなかには善玉菌と悪玉菌が棲みついている。善玉菌は悪玉菌（すなわち、潜在的病原菌）を抑制するとともに、抗炎症性の脂肪酸やビタミンといった、からだにいい化合物を大量につくり出す。

たとえばラクトバチルス・ラムノサスという細菌は、水銀やヒ素などの有害な重金属が腸内で吸収されるのを防いでくれる。水銀もヒ素も神経細胞などに作用する毒であり、現代の環境ではどちらも濃度が高くなっている[25]。

抗生物質の服用は、腸内に核爆弾を落とすようなものだ。なにもかも無差別に破壊し、多くの善玉菌まで殺してしまう。時が経てばほとんどの菌は戻ってくるが、ある研究によると、一般的に処方される抗生物質のシプロフロキサシンを大量に摂取したところ、6カ月が経ったあとでも、腸内フローラ（生態系）は元通りになっていなかったという[26]。

抗生物質を大量に摂取すると、健康を増進する善玉菌の活動を妨げるだけではない。正常な腸内環境が攪乱されることで、前述した日和見菌のクロストリジウム・ディフィシル菌が異常増殖して、腸内フローラを乗っ取ってしまうのだ。

薬の服用とは別に、もしあなたが普段から工場畜産の肉や養殖魚を食べているのなら、食品からも抗生物質を摂取していることになる。家畜を太らせるために、低量の抗生物質が使われているからだ。

また、家畜はたいてい狭い場所に押し込められて飼育されるため、病気の予防薬も投与されている。そして、それらの抗生物質は肉や牛乳に残留する。[27] 私たちのウエストまわりが立派になっていくのも無理はない。低量の抗生物質も、私たちを太らせている原因かもしれない。

腸内の善玉菌にやさしい方法をまとめておこう。

▼**できるだけ広域抗生物質を避ける。**幅広い細菌に有効なものを広域抗生物質と呼ぶ。あなたの治療に本当に抗生物質が必要かどうか、常に医師に相談しよう。

▼**オーガニック食品を食べよう。**殺虫剤、除草剤、殺菌剤はどれも抗菌性であり、腸内の細菌に悪影響を及ぼす可能性がある（殺虫剤や除草剤については後述する）。オーガニック食品は、殺虫剤の量が極力抑えられている。[28]

▼**牧草を食べ、放牧で育てられた、抗生物質フリーの肉を選ぼう。**あなたをつくっているのは、あなたが食べるものだけではない。あなたが食べるものが食べたものも、あなたをつくっているのだ。

▼オーガニック野菜で、腸内フローラを整えよう。最新の研究によれば、抗生物質を摂取したあとにプロバイオティクス（からだにいい働きをする細菌）を摂取しても、腸内フローラは、抗生物質を摂取する前の状態になかなか戻りにくいという。[29] もっといい方法がある。オーガニック野菜をたっぷりとって、自然なかたちで菌を増やすのだ。

▼食物繊維をとろう。いろいろな食物繊維を摂取して腸の善玉菌を増やそう。濃い緑の葉もの野菜、ネギ属の野菜（ガーリックや玉ねぎなど）、アブラナ科の野菜、根菜類や塊茎《かいけい》（ジャガイモなど）、フルーツ。これらの野菜やフルーツたっぷりの買い物リストを第7章で紹介する。

コラム　化学物質は肥満のもとか

体重増加の原因は、カロリーの過剰摂取（と意志の弱さ）だとよくいわれる。だが、あなたの脂肪量を決めるのは、少なくとも一部には、あなたが体内に取り込んだ環境化学物質かもしれない。

ヨーク大学は複数の世代を対象に、大規模な観察研究（ほかの専門家が生成したデータを二次利用した研究）を行った。すると2006年の人と1988年の人が、同じ量のカロリーを摂取し、同じ量のエネルギーを消費した場合、2006年の人は1988年の人よりも体重が10％も重かった。[30] つまり、こういうことだ。ある人が18年前の人と同じ体重を維持するためには、食べる量を減らして頻繁にエクササイズに励まなければならない、と。

この観察研究ではそれ以外の変数は排除できなかったが、私たちがいくら一生懸命に努力しようとも、内分泌攪乱物質と低濃度の抗生物質は、引き締まったからだと健康を維持する私たちの能力を損なっているのかもしれない。

フッ化物

歯の健康は大切だ。素敵な笑顔はあなたの魅力を引き立ててくれるが、虫歯は循環器系や神経系の疾患の原因にもなりうる。かつて世界中で蔓延した虫歯の激減は、フッ化物の発見に負うところが大きい。フッ化物は、市販の練り歯磨きや水道水にも添加されている。

歯が発達中の子どもたちや、なにかの理由で歯が弱い人たちにとって、フッ化物が虫歯を防いでくれるのは間違いない。そのいっぽう、フッ化物は内分泌系の攪乱物質になりやすい。歯の表面を覆うエナメル質を傷つけるような食品をあまり食べないのなら、フッ化物は必要ないだろう。

虫歯の原因は、口腔内の細菌が（特に精製穀物による）デンプンなどの糖質を発酵させて有害な酸を分泌し、エナメル質を溶かすことにある。穀物や砂糖を控えて、口腔内を清潔に保つことで、フッ化物の必要性を減らすことができる。

化学物質に頼らずに、口腔内と全身の健康を向上させるアドバイスを紹介しよう。

▼フッ素フリーの練り歯磨きを選ぶ。あるいは、自分でつくってみてはどうだろうか。ココナッツオイル、重曹、塩をひとつまみ、キシリトールか、天然の糖アルコールであるエリスリトールを少し、そして最後にシナモンを加えれば、自家製練り歯磨きの完成だ。

▼定期的にデンタルフロスを使う。PFAS化合物を使っているデンタルテープではなく、デンタルフロスを選ぶこと。少なくとも1日に1回、夜、歯を磨く前にフロスを使おう。

▼殺菌成分入りのマウスウォッシュはやめる。アルコールを使ったマウスウォッシュは、口腔内の悪玉菌だけでなく善玉菌も殺してしまう。腸内と同じように、口腔内の善玉菌も悪玉菌を取り締まってくれるのだ。

▼精製穀物、精製小麦粉、砂糖は控える。細菌の得意技は、精製穀物などの分解しやすい食品を発酵させることだ。そして、歯の表面に粘度の高い歯垢をつくって酸を産生する。

▼強酸を避ける。水や紅茶にレモンを加えるのはいいが、酸の強いフルーツに直接かぶりついてはいけない。酸が歯のエナメル質を溶かすからだ。希釈していない酢も同じだ。

▼ビタミンA、D、K2を摂取しよう。20世紀のはじめ、歯科医のウェストン・A・プライスは栄養素が歯の健康に果たす役割を訴えた。ビタミンAとDは、ビタミンK2と相乗的に働いて、体内のカルシウムが骨や歯をつくるのを助ける。ビタミンK2は、牧草飼育牛の肉、乳製品、納豆などに多く含まれる。

胃酸の分泌を抑える薬

アメリカ人の多くが、胃酸の分泌を抑える薬を服用している。そりゃ、そうだろう。ピザ、チリドッグ、オニオンリングを好きなだけ食べても薬を飲めば胸焼けしないと、人気コメディアンのラリー・ザ・ケーブル・ガイが、コマーシャルで太鼓判を押しているからだ。とはいえ、胃酸は悪者なのか、それとも胃酸過多は単に間違った食生活の証拠なのか。

胃酸なしには、摂取したものを分解して栄養を吸収することはできない。細胞のデトックスや神経機能の維持に欠かせない葉酸とビタミンB12も、胃酸なしには吸収されない。カルシウム、マグネシウム、亜鉛、鉄などのミネラルも同じだ。[31] 胃酸はまたタンパク質の分解を助ける。タンパク質がうまく分解されないと、食物アレルギーの原因になる。食物アレルギーは、現代のアメリカ人にとって大きな問題である。

健康的な胃酸濃度を保つふたつ目のメリットは、上部消化管と呼ばれる食道や胃、十二指腸で、胃酸が細菌の異常増殖を防いでくれることだ。細菌は胃酸を嫌う。だから、胃にはあまり細菌が存在しない。ところが、胃酸濃度の低い――すなわち低塩酸の――状態では、小腸内で細菌が異常に増殖し、第2章でも触れたＳＩＢＯ（小腸内細菌異常増殖症）を引き起こす。

そうなると、細菌が結腸という通常の場所ではなく、小腸という消化管の高い位置に陣取って、栄養素の吸収を妨げたり、通常は小腸で生成されないガスを発生させたり、下痢などの不快な症状を引き起こしたりする。

胃酸に関係のある症状を防ぐ秘訣を紹介しよう。

▼体重を落とす。体重オーバーは食道と胃の境目を圧迫することもあって、胃酸が食道に逆流しやすくなる大きなリスク要因だ。

▼精製された炭水化物を控え、炭水化物全体の摂取量も減らす。炭水化物の摂取量を減らすと胃酸の逆流が改善することが、複数の研究からわかっている。パスタ、ベーグル、シリアル、ラップサンド、ロールパンとはサヨナラしよう。

▼就寝前の2～3時間は食べない。第2章でも述べたように、ベッドに向かう2～3時間前には食事を済ませよう。概日リズムもうまく保てる。

化学成分のサンブロック

肌の色が白かった私の母は日焼けをとても嫌がり、日差しの強い南の国に家族で出かける時にはいつも、つば広の帽子と、薬局で買い求めたサンブロックをたくさん持っていった。とはいえ、信頼していた医師たちに「皮膚がんを防げるから」と勧められた化学物質は効果がないだけでなく、極めて危険な成分を含んでいた[32]（サンブロックについては第3章を参照）。

化学成分を使ったごく一般的なサンブロックの危険性のひとつは、紫外線を浴びると非常に有害な物質に変化することだ。最近、そう証明されたのがアボベンゾンという化学物質である。どこの薬局でも買えるアボベンゾン入りのサンブロックを、紫外線と塩素消毒されたプールの水で実験したところ、アボベンゾンは、肝臓や腎臓の障害、神経系障害、がんを引き起こすことがわかっている化学物質に変化した。それが実際、その実験に参加した被験者の皮膚で起きていたのである。[33]

懸念されるのは、アボベンゾンだけではない。アボベンゾンとともに別の問題を引き起こす別の化学物質もある。たとえば、オキシベンゾンには内分泌攪乱物質の恐れがある。つまり、ＢＰＡやフタル酸エステルと同じように環境ホルモンとして働き、人間の成長や発達、生殖に影響を与えるのだ。これは大変危惧される。なぜなら、サンブロックの成分が羊水やさらには母乳に溶け出して、子どもたちを汚染してしまうからだ。そしてその製品を、私たちは毎年夏が来るたびに、たっぷりとからだに塗り込んでいるのだ。

パラベンのように、アボベンゾンやオキシベンゾンも、皮膚から血液中に簡単に吸収される。『アメリカ医師会ジャーナル（*Journal of the American Medical Association*）』に掲載された論文によれば、サンブロックを用法通りにからだ全体に塗ったあと、さらに塗り直したところ、これらの化合物の血中濃度が跳ね上がったという。[34] 実際、アメリカ食品医薬品局が定める「毒性学的懸念の閾値」――それ以下では有害な影響が現れないとする許容摂取量――を、はるかに超える血中濃度だった。

驚くようなこの発見を受けて、アメリカ食品医薬品局は各メーカーに、これらの化学物質の明確な安全性を示す証拠の提出を命じた。とはいえ「なぜいまさら」という疑問が残る。

太陽が私たちの友人であることには間違いない。皮膚でビタミンDを合成し、体内時計を設定し、血管機能を改善するためには太陽の光が必要だ。そのいっぽう、日焼けはよくない。太陽の光からなにを受け取るのかについて、私たち一人ひとりが責任を持って、日光がもたらすデメリットから身を守らなくてはならない。

解決方法は、サンブロックを塗る必要をなくすために、日光を浴びすぎないことだ（ビタミンDのために日差しを浴びる時間については、第3章で確認してほしい）。それ以外のアドバイスは次の通りだ。

▼ミネラル成分のサンスクリーンを使う。太陽の下で長時間過ごすために日焼け止めが必要な時には、安全な酸化亜鉛を使ったサンスクリーン（紫外線を減らす）を使おう。皮膚と日光とのあいだに、化学的なバリアではなく物理的なバリアをつくってくれる。

▼化学成分のサンブロックは避ける。アボベンゾン、オキシベンゾン、オクトクリレン、エカムスルを含むサンブロック（紫外線をブロックする）は避けよう。これらは、ほとんどの日焼け止めやリップクリーム、口紅に使われている。必ず成分をチェックしよう。

▼アスタキサンチンのサプリを摂取する。アスタキサンチンは、エビやサーモン、イクラに含

まれる濃いオレンジ色の色素だ。げっ歯類（マウスやラットなど）を使った実験や人間の臨床試験によって、紫外線によるダメージを抑制することがわかっている。[35] まずは1日4ミリグラムを摂取しよう。肌の色が白いか日焼けしやすい人は、1日最大12ミリグラムまで摂取しても構わない。

キッチンと環境の中にある危険な物質

これまで紹介してきた化学物質の多くは、現代生活の特徴である製品の製造に使われていた。残念ながら、そのうちの多くは食品中に溶け出して体内に取り込まれ、さまざまな影響をもたらしている。

さて、ここからは食品と環境中に含まれる有毒物質について、そしてその悪影響を最小限にとどめる具体的な方法について見ていこう。

水銀

アルミニウムと同じように、水銀も自然界に存在する重金属だ。人間のからだにはなんの有効な働きもせず、高濃度で蓄積されると毒性を発揮する。工場畜産の肉や、水銀に汚染された土壌で育った野菜や穀物から検出され、特定の魚介類において水銀濃度が高い。[36]

水銀＜セレン（安全に摂取できる）	水銀＞セレン（摂取を避ける）
ビンナガマグロ*	サメ
ニシン	メカジキ
キング・マカレル（大型のサバ）*	クジラ（哺乳動物）
サバ	
サーモン	
イワシ　マグロ*	

＊高濃度の水銀が含まれており、子ども、妊婦、授乳中の女性は適度な摂取とする。

水銀よりセレンのほうが多い魚と少ない魚

普段から水銀に――それも特に危険な無機水銀に――接触しているような場合には、からだへの影響が懸念されるが、それはたいてい仕事で水銀を扱うような場合に限られる。近所のスーパーで手に入る魚には、細菌の働きにより生じたメチル水銀が含まれるが、パニックに陥る必要はない。メチル水銀もたくさん摂取すれば有毒だが、多くの魚にはミネラルのセレンが豊富に含まれ、水銀の毒性発揮を「妨げる」効果がある。[37]

となると、魚を安全に摂取するカギは、水銀よりもセレンの含有量の多い魚を選ぶことだろう。この仮説にはさらなる検証が必要だが、魚介類の摂取と水銀との影響を調べた研究で調査対象に選んだのが、ゴンドウクジラの肉を食べた女性だったことには注目する必要がある。なぜなら、ゴンドウクジラは魚ではなく哺乳類であり、その肉にはセレンよりも水銀のほうがはるかに多く含まれているからだ。[38]

私たちが日常的に摂取する魚の場合には、メリットがリスクを上まわる。ただ、調理法には注意が必要だ。お勧めは焼く、煮る、グリルだ。フライだと、不健康な油の摂取量を増やしてしまう。

週に2回シーフードを食べる年配者は、食べない年配者よりも長期にわたって認知能力の衰えを防いだ。しかも、アルツハイマー病のリスク遺伝子ＡｐｏＥ４の保有者に、その効果が大きかった。[39] また、魚の摂取はアルツハイマー病に関係のある脳の変化を穏やかにし、脳内の水銀濃度が高くても（魚の摂取量が多いと脳内の水銀濃度も高い）、アルツハイマー病の症状につながることはなかった。[40]

魚の摂取は子どもや若い世代にも効果がある。出産を控えた女性が魚を摂取すると、子どもの脳の発達を促す。少なくとも週に1回魚を食べる子どもは、あまり食べないか、まったく食べない子どもよりもよく眠り、ＩＱテストでは平均4ポイントもスコアが高かった。[41] また別の調査において、少なくとも週に1回魚を食べた15歳のグループは、週に1回未満しか食べなかったグループよりも、18歳の時に行った知能テストのスコアが高かった。週に1回以上食べたグループは、スコアがほぼ2倍高かった。[42]

水銀を体内に取り込むリスクを減らしながら、魚を摂取する効果を高めるために、次のような原則を守ろう。

▼汗をかく。汗を流すことは、重金属を排出するオーソドックスな方法だ。[43] 積極的にエクササイズをして、サウナに入ろう（もちろん、医師の許可を得てだが）。少なからぬ水銀が排出さ

れるはずだ。

▼脂質の多い魚をとる。脂質の多い魚の代表はマグロだが、アラスカ産の天然サーモン、イワシ、タイへイヨウサバはマグロと比べても水銀の含有量が少ないだけではなく、オメガ３系脂肪酸を大量に含んでいるため、とてもからだにいい。環境的にも持続可能だ。

▼セレン含有量の多い、魚以外の食品を食生活に取り入れる。牛肉、豚肉、七面鳥の肉、鶏肉、卵、ヒマワリの種、マッシュルームなど。特にブラジルナッツに含有量が多い。

▼平飼いの鶏や牧草飼育牛の肉を選ぶ。放し飼いにされ、本来の餌である牧草で育てられた家畜は、魚粉を与えられていないために水銀の含有量が少ない。

▼歯の古い詰め物を交換する。古い充塡剤には水銀が含まれていることが多く、血中や尿中、脳内の水銀の含有量が増加する。[44] ただその影響については、いまだ見解の分かれるところだ。もし古い詰め物を交換すると決めたなら、副作用を最小限に抑えてくれる歯科医を探し、新しい充塡剤がＢＰＡフリーであることを確認しよう。残念ながら、ＢＰＡはあなたが思う以上によく使われているのだ。

ヒ素

ヒ素は吐き気、嘔吐、下痢などの急性中毒症状を引き起こすとともに、比較的低濃度で長期にわたって摂取すると、肌のトラブル、がんや心臓疾患、命の危険を招く。さらに言えば、ヒ素は内分泌攪乱物質であり、糖質コルチコイド系の働きを妨げる（第2章で紹介したストレスホルモンのコルチゾールは、糖質コルチコイドのひとつだ）[45]。糖質コルチコイド系が攪乱されると、脂肪増加、筋肉低下、免疫系の抑制、インスリン抵抗性、高血圧などの症状が現れる。

最近の調査によれば、コメのもみ殻に高濃度の無機ヒ素が検出されたという。その点から言えば、コメの摂取は適量に抑えるか控えるのが望ましい（コメは大部分がデンプンで、それ以外の栄養素はあまり含まれていない）。

知らず知らずのうちに、自分や愛する家族に、ヒ素入りの食品を提供してしまわないよう次の点に気をつけよう。

▼**アメリカ南部産のブラウンライスを避ける**。カリフォルニア州、インド、パキスタン産のコメを選ぼう。『コンシューマー・レポート』によれば、ヒ素の含有量がずっと少ない。

▼**米粉食品を避ける**。米粉でできた食品はヒ素の含有量が多い。ライスクラッカー、ライスシリアル、ライスミルク、ライス・プロテインパウダーなど。

▼**浄水器を使う**。逆浸透膜浄水器は、水道水のヒ素成分を除去してくれる。

▼**白米を食べる**。レストランなどでコメの産地がわからない時には、白米を注文しよう。

▼**ヒ素の汚染度が低い穀物を選ぶ**。穀物の摂取を控えるように勧めるが、摂取するのであれば、雑穀のキヌアはいい選択肢かもしれない。『コンシューマー・レポート』がいろいろな種類の

穀物を調べたところ、キヌアはヒ素の含有濃度がはるかに低かった。

殺虫剤、除草剤、殺菌剤

アメリカ農務省の調べによると、オーガニックではない、すなわち従来の生産方法で育てられるイチゴから、平均8種類の殺虫剤が検出されることをご存じだろうか。収穫高を増やす、つまりは利益を優先するために、私たちの口に入る食品はさまざまな殺虫剤、除草剤、殺菌剤漬けになってしまった。

世界中の除草剤のなかで、最もよく使われているのがグリホサートだ[46]。これは雑草の成長を防ぐとともに、収穫直前の作物に散布して作物を枯らす（枯れていたほうが効率よく収穫できるためだ）。

驚くことに、過去10年間で58億キログラムものグリホサートが世界中の作物に散布されてきた。1992〜2009年の17年間にその使用量はアメリカだけで約16倍に増え、食料や水道水、私たちが吸い込む埃、体内からも検出されている。

トウモロコシ、大豆、あるいはキャノーラ油のもとになる菜種をはじめ、一部の作物の遺伝子が組み換えられてきたのは、まさしく農薬の大量散布に負けない作物をつくるためだった。そして農薬をたっぷり散布した作物は私たちの食事になり、魚や家畜の餌になる。

こうして肉や魚、ベリー類、野菜、粉ミルク、穀物などのさまざまな食品に、多くのグリホサートが残留してきた[47]（料理をすれば安全だと思うかもしれないが、そうはいかない。残留物は加熱後も長く残るからだ）。

一般的に殺虫剤、除草剤、殺菌剤は神経毒性が高く、環境ホルモンとして作用する恐れがある[48]。問題はもちろん、どのくらいの量で毒性を発揮するのか、だろう。だが、この問いについても一概には答えられない。ある種のがんなど、重篤な影響が現れるためには、高濃度の毒性を大量に取り込む必要があるからだ。

とはいえ、たとえ低濃度であっても、認知能力テストのスコアの低下、子どもの問題行動や注意障害、あるいは喘息、生殖系や内分泌系への影響などさまざまな健康被害を招いてきた。

低濃度のグリホサートを長期間、体内に取り込んだ場合の発がんリスクについては、いまも意見が分かれたままだ。「人間に対する発がんリスクは低い」というのが、アメリカ環境保護庁の見解である。いっぽうＷＨＯの国際がん研究機関は「おそらく発がん性がある」と主張する。欧州食品安全機関はアメリカ環境保護庁と同じ立場を取るが、アメリカで使用される一部の除草剤の使用を、欧州はその有毒性を理由に禁止している。

とはいえ、オーガニックも万能ではない。必ずしも殺虫剤フリーではないのだ（オーガニック農法で使用が承認されている植物由来の殺虫剤もある。また調理の過程で、せっかくのオーガニック食品を、調理器具などに付着していた合成殺虫剤で二次汚染してしまう恐れもある）。それでもメタ分析によれば、オーガニック食品に含まれる殺虫剤と除草剤の濃度は低く、抗酸化物質の濃度は高い。

オーガニックな食生活に切り替えれば、体内から危険な化合物を除去できる。[49] 継続すれば、がん予防にも役立つことが、約7万人の成人を対象にした観察研究からも明らかだ。[50] 従来の農法で使われる殺虫剤や除草剤と関連の深いがんである非ホジキンリンパ腫の発症リスクが、実に86%も減少したのだ。

オーガニック食品を選ぶことは、食品生産システムの向上に1票入れることを意味し、それは環境にも、あなたのからだにもいいはずだ。

コラム　よくある質問1

Q：私の収入では、なにもかもオーガニック食品を買う余裕はとてもありません。なにかいい方法があれば教えてください。

A：なにもかもオーガニック食品を買う必要はありません。次のようなシンプルなルールを実践しましょう。皮ごと食べる野菜やフルーツの場合は、オーガニックを選びましょう。たとえばピーマン、アブラナ科の野菜、ベリー類、ホウレンソウなどの葉もの野菜です。
オーガニックでないホウレンソウには、ほかの野菜よりも重量比で多くの殺虫剤が残留しています。非営利組織「環境ワーキング・グループ」の調べによれば、2016年に彼らがサンプルとして集めたホウレンソウから、平均7・1種類もの殺虫剤の残留物が検出されています（欧州で食用作物への使用が禁じられている、神経毒性の殺虫剤も含まれていました）。

皮のある野菜やフルーツはオーガニックでなくても安全でしょう。バナナ、アボカド、メロン、柑橘類はオーガニックにこだわる必要はありませんが、柑橘類などの皮を使うか、その皮を食べる場合は、オーガニックを選びましょう。

値段が高いか近所のスーパーに売っていないためにオーガニックを買えない場合にも、心配することはありません。第1章で紹介した、残留農薬を洗い流す方法を参考にしましょう。

カドミウム

重金属のカドミウムは、火山活動、森林火災、岩石の風化といった自然現象によって環境中に放出され、土壌から検出される。また、石炭を燃やすなどの産業活動によっても大気中に排出される。土壌中のカドミウムは、やがてカカオや濃い緑の葉もの野菜、塊茎、コメやパンなどの穀物に取り込まれる。

カドミウムは循環器系に有毒であるばかりか、腎臓、肺、前立腺の腫瘍を促す発がん性物質である。腎臓や肝臓を損傷し、脳を「汚染する」と認知障害を引き起こす恐れがある。ハーバード大学の研究者が行った2012年の調査では、カドミウムの尿中濃度が高い子どもが学習障害を起こす確率は、尿中濃度が低い子どもの3倍以上にのぼった。[51]

カドミウムの摂取を最小限に抑えるためのアドバイスをあげておこう。

▼**よい環境で育った野菜を探す。**汚染された土壌で育った作物を食べると、カドミウムを多く体内に取り込むことになる。だから、地元産を謳っていても、せいぜい高速道路から離れているという意味にすぎないのなら、もっとよい環境で育った野菜を探そう。

▼**オーガニック農産物を買う。**『英国栄養学ジャーナル（*British Journal of Nutrition*）』に掲載された300以上の論文のメタ分析によれば、オーガニック農産物のカドミウム濃度は、オーガニックでない農産物の約半分である。[52]

▼**スノッブなチョコレート通になろう。**独立系検査サイト「コンシューマー・ラボ」によると、ダークチョコレートのカドミウムはたいてい低濃度だった（WHOが設定する基準値より低かった）。だが、ココアパウダーの多くは基準値を超え、5倍以上の場合もあった！（カカオ抽出物はもちろん摂取してもOKだ）

▼**小麦を使ったパンや料理を控える。**アメリカの食生活でカドミウムのいちばんの摂取源は、市販のパンや小麦を使った料理だ。[53]

鉛

アルミニウム、ヒ素、カドミウムと同じく、鉛も自然界に存在する金属だ。

1978年以前、鉛は塗料の成分としてよく使われていた。当時は、BPAやフタル酸エステルのように、鉛を使うことは理にかなっていた。鉛を使うと早く乾燥し、塗料が長持ちし、熱や湿気にも強かったからだ。だが神経毒性が強く、私たちの体内に取り込まれてきた。

鉛含有塗料は乾燥すると剥離《はくり》しやすいため、住宅街の地面などの思いもよらない場所に落ちている。遊びに夢中の子どもたちの手には、簡単に鉛がついてしまい（あるいはペットの足に付着して）、最終的に私たちの口のなかに入っていく。

だが最も油断ならないのは、鉛含有塗料が、窓台やドア枠、階段の手すり、造りつけの家具など、家のなかで私たちが日常的に触る場所で使われてきたことだ。摩滅によってちりやほこりが生じると、それが私たちの皮膚や食品、さらには肺にまで入り込んでしまう。

もちろん、鉛含有塗料が使われているのはドア枠や手すりだけではない。家具や玩具もそうだ。アンティーク製品はその明らかな元凶だが、2007年には、大手玩具メーカーのフィッシャープライスが、鉛含有塗料を使った玩具をおよそ100万点もリコールした。中国製の玩具には注意が必要だ（その玩具は中国で製造されたものだった）。

特に要注意なのが、なんでも口に入れたがる乳幼児向けの玩具だろう。中国にも規制はあるが、最近の調査によれば、中国製の装飾用塗料の半数以上が鉛の含有基準値を超えていたという。しかも、3分の1に「危険な」ほど高濃度の鉛が含まれていたというのだ。[54]

汚染土壌で育った作物を食べることも、鉛を体内に取り込む大きな原因になる。パック入りの加工食品もそうだ。食品が加工設備と接触した時に、鉛が食品に移行するからだ。第1章を読んで、加工食品のマイナス面について理解できたと思うが、鉛汚染のリスクもそのひとつに加えてほしい。

特に懸念されるのがベビーフードの汚染だ。[55] 鉛は子どもの脳の発達に危害を及ぼす（血中濃度の極めて低い鉛でも、行動障害やIQ低下の原因になりやすい[56]）。フルーツジュース（特にリンゴやブドウなど）からも、高濃度の鉛が検出されている。

鉛の耐容摂取量というものはない。「安全な」血中濃度が確立していないからだ。あなたと愛する人の健康を守るために、次のようなアドバイスを守ってほしい。

▼中国製の塗料製品、特に玩具の購入は控えよう。多くの製品が安全と思われるが、品質管理の甘い場合があり、また鉛含有塗料による汚染リスクがある。

▼水道水の鉛含有量を検査してもらおう。アメリカでは、環境保護庁の安全飲料水ホットラインに電話をかけると、地元の水質試験センターの連絡先を教えてくれる。

▼家のなかに鉛含有塗料がないかチェックする。アメリカでは、1978年以前に建てられた家の場合、鉛含有塗料を使っている可能性が高い。損傷がなければ、あまり心配する必要は

ないが、剥がれ落ちた塗料や塵埃《じんあい》は取り除いて必ず捨てよう。

▼塵埃は濡れ雑巾で拭き取り、こまめに掃除機をかける。家のなかの鉛含有塗料に気づいたら、使い捨ての濡れ雑巾で拭き取り、雑巾ごと捨てる。

▼加工食品のベビーフードとフルーツジュースを避ける。アメリカ食品医薬品局が実施している総食品調査《トータルダイエット・スタディ》によれば、最も汚染されやすいのはクズウコン入りのクッキーや、ベビーフードのサツマイモとニンジンだった。フルーツジュースではリンゴとブドウだった。

▼野菜をたっぷりとる。野菜は特にミネラルが豊富だ。ミネラルには、鉛などの重金属が腸で吸収されるのを防ぐ働きがある。

体内に蓄積した毒物をデトックスする

本章で紹介してきた方法を試せば、いろいろな毒物の影響を最小限に抑えられるはずだ。とはいえ、体内に蓄積した毒物はどうすればいいだろうか。デトックスするのだ。「デトックス」という言葉は、残念ながらウェルネス産業によって大々的に使われてきた。もちろんその巨大産業にもプラス面はたくさんあるが、少なくとも彼らの一部は、「あなたは不充分だ」という考えを植えつけることで、おカネを儲けている。

もちろん、あなたは不充分ではない。あなたのからだはせっせとデトックスに励んでいる。

さらに、次のような食生活やライフスタイルを心がけることで、デトックスを助け、その効果をよりパワーアップできるのだ。

観葉植物を飾ろう

植物を飾ると、部屋に華やかさや彩りを与えてくれるだけでなく、空気をきれいにしてくれる。空気を浄化する植物の研究は、もともと宇宙ステーションで、植物の力を利用して新鮮で清潔な空気を宇宙飛行士に供給する目的ではじまった。

NASAのビル・ウォルバートン博士は、『新鮮な空気を増やす方法』（未邦訳）という優れた著書のなかで、空気中のさまざまな化学蒸気を効果的に除去する植物について詳しく記している。博士の研究によれば、家やオフィスの空気を浄化する効果と維持のしやすさにおいて、次のような観葉植物がトップテンに入った。

1、アレカヤシ
2、カンノンチク（観音竹）
3、チャメドレア・セフリジー
4、インドゴムノキ
5、ドラセナ・ジャネット・クレイグ

6、セイヨウキヅタ（アイビー）
7、シンノウヤシ
8、フィカス・アリイ
9、ボストンタマシダ
10、スパティフィラム

観葉植物を飾ろう。同じ場所で一定時間を過ごすのなら、ウォルバートン博士のいう「個人的な呼吸ゾーン」、つまり0・17～0・23㎥圏内に置こう。このリストのなかには、犬や猫の胃に入ると有毒なものも含まれているため、植物を選ぶ際には必ず、店の人やレンタルショップの担当者に、ペットにとって安全な植物かどうかも確かめること。

とにかく汗をかこう

皮膚はデトックス器官でもある。そのため汗をかくと、内分泌攪乱物質や発がん性の化学物質をたくさん排出する。BPAやフタル酸エステル、難燃剤、あるいはアルミニウム、水銀、ヒ素、カドミウム、鉛などの重金属も含まれる。からだの毒素は通常、尿によって排出されるが、汗によるデトックス量が、尿によるデトックス量を上まわることもある（はるかに多い場合もある）。

発汗を促す方法のひとつはエクササイズだ。サウナもお勧めだ。伝統的なサウナでも紫外線サウナでも、汗が出るまで長く座っていられるほうを選ぼう。サウナの前後と途中で、水分をたっぷり補給しよう。汗をかくと、重要な微量元素や電解質が失われてしまうからだ。サウナの利用方法や効果については第3章で紹介した。

コラム　汗をかいたら電解質を補給する

汗をかくと、重金属やそのほかの有毒物質とサヨナラできるが、いっぽうでカルシウムやマグネシウムなどの、健康に必要な微量のミネラルも奪われてしまう。

発汗によって、ナトリウムと塩化物は大量に失われる。私たちはそれらの化合物を食事からとっている。そして、お馴染みの食卓塩にはその両方が含まれている。汗1リットルで、460〜1840ミリグラムのナトリウムが失われる。小さじ4分の1〜4分の3のナトリウムに相当する量だ。

せっせと汗をかいたあとで飲み水に塩分を少々加えると、失ったミネラルを補給できる。エクササイズやサウナのすぐあとで食事をする時には、塩分がしっかり感じられるよう、料理に多めに塩を使っても構わない。塩については第1章を参照してほしい。

野菜とフルーツを食べる

野菜とフルーツはパワフルなデトックス食品だ。重金属などの有害物質を遊離・排出する、さまざまな化合物を含んでいる。天然の苦味成分を持つ、それらの化学物質は体内の解毒システムを刺激して、グルタチオンなどの働きを強める。グルタチオンはデトックス作用の主役だ。環境汚染物質を無毒化して体外に排出する。オーガニックな農産物に、より多く含まれているのが特徴だ。

デトックスの強い味方になるのが、アブラナ科の野菜だ。ケール、ブロッコリー、カリフラワー、キャベツ、カラシナ、ラディッシュ、芽キャベツなど。アブラナ科の野菜を噛むと、細胞壁が壊れる。この時、化学物質のグルコラファニンが酵素のミロシナーゼと結合する。この結合によって、グルコラファニンはスルフォラファンに変換される。昆虫にとっては有毒なスルフォラファンも、私たちの体内では防御反応を引き起こす。酵素を活性化させて、環境有害物質を中和して排出を促してくれるのだ。

スルフォラファンの生成にはミロシナーゼが必要だが、ミロシナーゼは加熱調理すると不活性化する。残ったグルコラファニンを、一部の腸内細菌が多少のスルフォラファンに変換することも可能だが、次のような方法を使えば、スルフォラファンを簡単、確実につくり出せる。加熱した野菜に、マスタードシードパウダーを1グラム（小さじ2分の1ほど）加えるのだ。マスタード（からし）はアブラナ科のカラシナの種子からつくられるため、もともとミロシナーゼを含んでいる。加熱した野菜にそのパウダーを振りかけるだけで、スルフォラファンを生成する力を取り戻せるのだ（おまけに、料理もおいしくなる）[57]。

また、生と加熱した両方のアブラナ科の野菜を組み合わせよう。あるいはブロッコリー・スプラウトを摂取する。成長したブロッコリーよりも新芽のブロッコリー・スプラウトのほうが、スルフォラファンを生成する力が最大100倍も高いのだ！[58]

アブラナ科の野菜には、デトックスに直接関係する、シアノヒドロキシブタンやジインドリルメタン（DIM）などの物質も含まれている。どちらの化合物も体内の解毒プロセスに関わるため、アブラナ科の野菜を食べれば、デトックス効果を謳う高価なジュースキットや、ジュースクレンズセットを購入する必要はない（ジュースクレンズとは、数日間固形物をとらずに、野菜などを搾ったジュースだけで栄養をとる食事法。クレンズは「浄化」などの意味）。

栄養素密度を上げる

野菜やフルーツも含めて、栄養分の濃厚な食品を幅広く摂取しよう。栄養不足を避けられるうえ、いろいろな毒素に反撃するためのツールも蓄えられる。濃い緑の葉もの野菜や、食物繊維が豊富な野菜（ケール、ホウレンソウ、ルッコラなど）は、抗酸化物質と必須ミネラルをたっぷり含み、腸管での重金属の吸収を妨げる。

2014年、ある研究グループが次のような結論を導いた。「環境毒物が引き起こす糖尿病や循環器系疾患が重症化するかどうかは、個人の栄養状態に大きく左右される」[59]。栄養分の濃厚な食生活については第1章を参照のこと。

匂いがする食品を食べる

システインは硫黄分を含むアミノ酸だ。不快な匂いを放つその硫黄分子は、体内の解毒経路にとって不可欠な存在だ。システインは、牛肉、魚、鶏肉、卵など高タンパク質の食品に多く含まれる。野菜で言えば、ブロッコリーやガーリック、芽キャベツ、カリフラワー、ケール、クレソン、カラシナなどだ。

システインが重要なのは、それがグルタチオン（先に述べたデトックス作用の主役だ）合成の「律速の」前駆体だからだ。わかりやすく言うと、体内でつくられるグルタチオンの量は、システインの供給量によって決まる。アスリートに人気のホエイプロテインも、やはりシステインの含有量が多い。

2003年のある調査によれば、ホエイプロテインは細胞内のグルタチオン濃度を上昇させ、ヒト前立腺上皮細胞において酸化による細胞死を抑制していた。[60]

本章で紹介したアドバイスのなかには、「とても実行できそうにない」と躊躇してしまうものもあるかもしれない。だが、一気に「えいや」と片づけてしまえばいいのだ（時間をかけて実行する手もあるが、私はいつも「一気に実行」をお勧めしている）。

初期投資が負担に思えるかもしれない（確かに、難燃剤を使わない家具に買い換えるのは負担に感じるだろう）。だが、こう考えてはどうだろう。はじめてエスニック料理に挑戦する時に、スパイス類をいろいろ買い揃えるのと同じだ、と。最初に買い揃えてしまえば、あとは何度でも長く使える。「ジーニアス・ライフ」を送るための初期投資だと思えばいいのだ。

身のまわりからいろいろな有毒物質を取り除けば、科学がさらに進歩しても、あなたと最愛の人たちを守ってくれるはずだ。化学物質による中毒症状が疑われた時には、必ず主治医に相談しよう。

次章では、心とからだの関係について見ていく。睡眠、瞑想、テクノロジーとの厄介な関係など、メンタルヘルスのさまざまな面について詳しく探っていこう。

第5章のまとめ

▼ホルモンは、性的機能から脳の発達、お腹の脂肪分にいたるまですべてを決定する。

▼プラスチックの製造に使われるBPAやフタル酸エステルは食品中に溶け出し、ごく低濃度でもホルモン機能を攪乱する恐れがある（専門用語で「非単調用量反応関係」と呼ぶ。すなわち、低用量でも高用量と同じくらい危険があること）。熱と酸が食品中への溶出を促進する。

▼本章で紹介した有害化学物質のほとんどは、ハウスダストがおもな暴露源（体内取り込みの原因）だ。埃は濡れた雑巾で拭き取るか、HEPAフィルター付きの掃除機で吸い取ろう。

▼難燃性の家具や焦げつき防止加工のフライパンは使わない。

▼食生活を整え、口腔衛生を心がけよう。そうすれば、フッ化物配合の歯磨き剤を使わずに済む。歯磨き剤は内分泌系を攪乱する恐れがある。

▼非ステロイド性抗炎症薬（NSAID）、アセトアミノフェン、抗コリン薬、抗生物質、胃酸分泌抑制薬の慢性的な服用をやめる。もちろん緊急の場合は除く。

▼魚を食べよう。ただし、水銀よりセレンの含有量が多い魚を選ぼう。妊娠中、授乳中、あるいは子どもの場合は水銀濃度の高い魚は避けること。

▼栄養分が濃厚で、ビタミンやミネラルが豊富な食事をとることで、自然なデトックス作用を促すとともに、有毒物質が腸官から吸収されるのを防ごう（第1章を参照）。

▼観葉植物は「個人的な呼吸ゾーン」の空気を清浄にしてくれる。

第6章

ジーニアス・ライフの基盤⑥心の健康と幸せを手に入れる

高まるいっぽうのストレスと不安を緩和する方法

世界中で3億人を超える人たちが、うつ病に苦しんでいる。メンタルヘルスの障害を抱える人たちのなかで、最も多いのがうつ病の人たちだ。不安障害に苦しむ人たちも2億6000万人にのぼる。その両方をわずらっている人も多い。これらの障害に遺伝的にかかりやすい人もいるにせよ、ほとんどの場合、その原因は環境要因にある。[1]

母が認知症状を示すようになった頃、ある精神科医が「原因はうつ病です」と診断した。そして一般的な抗うつ薬を処方し、母は何年もその薬を飲み続け、そのあいだも症状が悪化した。

母の病気がうつ病よりも深刻なものだと判明した時、私たちは母に薬の服用をやめさせようとした。ところが当時、抗うつ薬をやめると離脱症状が起きることを、私たち家族は誰も知らなかった。結局、母は最期までその薬を飲み続けた。

深刻なうつ病では認知症に似た症状が現れる。うつ病に伴う認知機能障害は仮性認知症と呼ばれ、回復が可能であり、アルツハイマー病やそのほかの神経変性疾患とはほとんど共通点がない。

だが、40歳以上の女性の4人にひとり（全人口では10人にひとり）が抗うつ薬を服用していることを考えると、明らかに過剰処方の問題がある。しかも、抗うつ薬には本当に効果があるのだろうか。多くの人にとっては、気休め程度にしかならない。もちろん極めて深刻なうつ病患者の場合を除いて、の話だが。

心の健康は攻撃を受けている。一生のうちで臨床的うつ病か不安症と診断される患者の割合は人口の15％にすぎないが、その数字は上昇している。[2] そのいっぽう、治療法は限られている。

本章では、「ジーニアス・ライフ」のパズルを完成させる残りのピースとして、心の健康に焦点を当てよう。この章を読み終える頃には、健康な脳と幸せな心を手に入れる準備ができているはずだ。

睡眠が私たちのからだに与えるパワフルな効果

ほとんどの動物にとっては、毎日が脅威の連続だ。幼獣時代に命を落とす。飢餓に陥る。捕食動物の餌食になる。自然災害で家族を失う。そもそも、つがいになる要件を満たしていないなど……。

動物を襲う脅威や危険には際限がない。そう考えると、私たち人間が自然淘汰によって、人生の3分の1を眠って過ごすようになったことは不思議だ。とはいえ、睡眠がもたらすメリットは大きく、その効果を理解すれば不思議ではなくなる。

「ジーニアス・ライフ」にとって、からだにいい食生活を送り、太陽の光を浴びることと同じくらい重要なのは、質の高い眠りだ。睡眠は血圧と血糖値を下げ、ホルモンを調節し、代謝を促し、からだを強くしてくれる。究極のアンチエイジングであり、とりわけ脳を若々しく保ってくれる。注意力を高め、情報を受け取り、保存する力も向上する。

睡眠不足になると、その反対のことが起きてしまう。睡眠時間が慢性的に4時間未満の人は、認知能力の脳年齢が一気に8歳も進んでしまうのだ。[3]

慢性的な睡眠不足は、からだのあらゆるシステムに影響を及ぼす。そして、その一部は代謝機能の低下が原因で起きる。動物実験でも人間の臨床試験でも、睡眠時間が減ると、インスリン感受性が低下して、グルコース代謝に異常が現れる。わかりやすく言えば、からだがより多くのインスリンを生成し（インスリンと成長ホルモンの関係については、第2章を参照）、血糖値が高いままの状態が続くのだ。

アメリカ内分泌学会が発表したある研究によると、睡眠時間がたったひと晩、8・5時間から4時間に減っただけで、〝一夜にして〟代謝性肥満が生じるという。そしてそれは、体重が9～14キロ増えた時の影響に相当する。[4] 肝臓で糖と脂肪の産生が増えて、血糖の効率的なコントロールができなくなっていたのだ。高血糖はやがて血管を傷つけ、脳を含む全身の器官に酸素を運ぶ血管の働きを阻害する。

だがいいニュースもある。そのような影響は避けられることだ。もとに戻すこともできる。ずばり、睡眠の質を向上させればいいのだ。

睡眠はまた、脳を毎晩、脳脊髄液に浸すことで冴えた頭脳を維持する。この脳の洗浄プロセスは睡眠中に必ず起きる。脳内には、グリンパティック系（グリア細胞＋リンパ系の造語）と呼ばれる配管システムがある。この脳内リンパ系のおかげで、睡眠中に脳脊髄液が脳内に滲み出して、有毒な老廃物を押し流してくれるのだ。睡眠の裏をかくことはできない。眠っているあいだにグリア細胞が60％も収縮して大きな隙間をつくり出し、脳脊髄液が流れ込みやすくなるからだ。

この時、押し流される老廃物にはアミロイドβとタウタンパク質も含まれる。このふたつは、アルツハイマー病患者の脳に見られる、プラーク（老人斑）と〝もつれ〟をつくりだす異常タンパク質だ。どちらも、意識があることの副産物として覚醒中に生成されるが、睡眠中に脳内リンパ系を使った脳の洗浄プロセスが起きることで、これらの異常タンパク質が脳に蓄積されるのを防いでいる。そして睡眠不足になると、そのふたつのタンパク質の濃度が急激に高まる。たったひと晩でも睡眠時間が短いと、脳脊髄液中のアミロイドβは30％、タウタンパク質は50％以上も濃度が高くなる。[5]これらの濃度が高いと、そのふたつが蓄積して凝集し、アルツハイマー病の特徴であるプラークと〝もつれ〟を形成しやすくなってしまう。

認知症の可能性などと言われても、若い人には遠い先の話にしか聞こえないだろう。だから、目に見えないタンパク質が、べったりと脳にこびりついている様子を思い浮かべてほしいのだ。そして年齢に関係なく、睡眠の重要性をメンタルヘルスの面から考えてほしいのだ。

多くの人が心の問題に苦しんでいる。そして、成人の6人にひとりが薬で対処しようとし、多くの人が長期にわたって服用する。[6]睡眠障害は、ほぼすべての精神疾患に影響を及ぼす。長引くうつ病の原因は睡眠障害にある、と結論づける研究結果も増えてきた。[7]

睡眠とうつ病との関係は、つまるところ、脳の奥深くに位置する扁桃体に行き着くのかもしれない。このアーモンド型の部位は負の情動に深く関わり、〝恐怖センター〟と呼ばれることも多い。不確実な出来事が起きた時の脳の反応を調整する。不確実性は常にリスクを伴うからだ。

睡眠が足りている時には、前頭前皮質の〝理性の声〟が扁桃体の働きを抑制する。前頭前皮質がその抑制効果を解除するのは、本当に危機の時だけだ。ところが睡眠不足になると、その仕組みが機能しなくなる。

コラム　睡眠不足は肥満の原因か

睡眠はホルモンの分泌を調節する。そのなかには、食欲をそれぞれ抑制、増進するレプチンとグレリンも含まれる。ところが睡眠不足になると、それらのシグナルがうまく機能せずに、ついつい食べすぎてしまう。

そのうえ、睡眠不足では前頭前皮質の活動が相対的に不活発になるために、ますます食欲の炎が掻き立てられる。前頭前皮質は、意思決定や衝動制御などの実行機能を担い、どちらも食欲を抑制する重要な働きを持つ。

一般的に夜4～5時間しか眠らない人は、毎日平均して約400キロカロリーも過剰に摂取する。しかもそのほとんどを、脳が渇望する糖と脂肪をたっぷり含んだ食品から補給してしまう。

慢性的な睡眠不足に陥ると、年間約15万キロカロリーも過剰に摂取し、約19キログラム近い脂肪を余分に蓄えることになる。それもこれも、ただ睡眠が足りないだけで！[8]

過敏な扁桃体は、ごく些細な出来事でも大きなストレス要因と捉える。そうであれば、うつ病患者の扁桃体が活発だと聞いても驚かないだろう。[9] ところが驚くかもしれないのは、たったひと晩睡眠不足だっただけで、扁桃体が約60％も反応しやすくなることだ。[10] 睡眠不足の時にイライラし、衝動を抑えにくくなる理由もそこにある。睡眠不足の脳は警戒態勢を維持する。となると、最善の解決策はただよく眠ることだ。

睡眠が足りていると、幸せを感じ、ストレスに強くなる。さらに、充分な睡眠は、あなたをチャーミングな人間にしてくれる。カリフォルニア大学の神経科学及び心理学部教授のマシュー・ウォーカーは、睡眠負債（毎日の睡眠不足の積み重なり）が社交生活に及ぼす影響について研究している。

ウォーカーによれば、睡眠不足が蓄積すると人づきあいを避けるようになるという。それだけではない。引きこもりのような効果を生み、人づきあいを避けたがっているというシグナルを周囲の人間に送ってしまい、周囲があなたとのつきあいを躊躇してしまうのだ。[11] 社交生活を円滑にするためにアルコールに頼る人は多いが、まずはその前に、睡眠の質を改善しよう。

コラム　睡眠にまつわるホラーな統計

睡眠とメンタルヘルスとの関係を考えた時、全体的な睡眠負債の増加に伴い、抑うつ、不安、さらには自殺が増加することは偶然ではないだろう。今日、25～55歳の成人の半数は、平日の睡眠時間が7時間に満たず、ほぼ3分の1が6時間にも満たなかった。まともに寝ていない人もいる。
アメリカ心理学会の調べでは、ミレニアル世代（1980年代はじめ～1990年代中盤生まれ）の半数以上が、過去1カ月のうち、ストレスが原因で一睡もできなかったことが、少なくともひと晩はあったという。

ぐっすり眠るための秘訣とは

それでは、睡眠時間はどのくらい必要だろうか。一般的に、成人の場合は7～8時間、10代であれば9～10時間が望ましい。睡眠の長さは重要だ。なぜなら私たちは、入眠後の時間帯によってふたつの異なる睡眠状態を体験するからだ。入眠直後には深いノンレム睡眠が訪れて、大脳が休息する。その後に訪れる浅い眠りのレム睡眠では、記憶を定着させ、思考を整理する。

ぐっすり眠って、朝は自然に目覚めよう。目覚まし時計が必要な人は、「スリープサイクル」のような目覚ましアプリを使ってみよう。眠りが浅くなるタイミングで起こしてくれるため、気持ちよく朝が迎えられる。

睡眠の質について言えば、大切なのは午前中に明るい光を浴びることだ。太陽の光が望ましいが、照度が充分にあれば人工的な照明でも効果がある。明るい光を浴びれば、睡眠ホルモンのメラトニンが1日の早い時間に産生されるだけでなく、夜、眠りにつきやすくなる。

寝室は涼しくして約18度を保ち、暗くすること。目覚まし時計の表示などの、どんな小さな光でもまぶたを通して入ってくるため、睡眠の質が低下して、翌日の認知機能が妨げられてしまうからだ。[12] 遮光カーテンやアイマスクを試してみるのもいいだろう。

ぐっすりと眠るための秘訣を整理しよう。

▼**毎日同じ時間にベッドに入ろう**。しっかり眠るためには、毎晩、同じ時間にベッドに入ることだ。就寝時間を守ろう。眠る時間を遅らせると逆効果になって、からだが警戒態勢のままになり、不眠症につながるかもしれない。

▼**エクササイズをしよう**。定期的なエクササイズは睡眠の質を向上させる。屋外のエクササイズなら太陽の光を浴びることになり、相乗効果が期待できそうだ。エクササイズの習慣がない人も、夜にエクササイズをするだけで、ぐっすり眠れるかもしれない（ただし、就寝の2時間前までには終わらせよう）。[13]

▼**就寝前に入浴するかシャワーを浴びる**。入浴やシャワー後に深部体温が下がると、からだが眠る準備をはじめる。

▼**グリシンかマグネシウム、あるいはその両方を試す**。グリシン（第1章を参照）やマグネシウムを摂取すると、睡眠の質を自然に高めてくれる。[14] しかも、そのどちらにもパワフルなア

ンチエイジング効果がある。ぐっすり眠るためには、グリシン酸マグネシウムを300～500ミリグラムと、純グリシンを3～4グラムずつ摂取する。

▼ベッドは就寝と性行為だけに使おう。目が覚めたらすぐにベッドから出て、夜までベッドに入らない。ベッドのなかで食べたり、仕事をしたりしてはいけない！

▼アルコールを避ける。アルコールを飲めば早く眠りにつけるが、レム睡眠の時間が減ってしまう。飲んだ時には酔いを醒ましてから寝よう。

▼就寝2～3時間前になったら、ブルーライトカット眼鏡をかける。スマートフォンやラップトップ、テレビの画面が発するブルーライトは眠りを妨げ、翌朝のあなたを〝光の二日酔い〟にする。

▼カフェイン禁止時間を決めよう。午後4時を過ぎたらカフェインの摂取を控えよう。遺伝子によってカフェインの代謝速度が遅い人は、禁止時間をもっと早めに設定したほうがいいだろう（「23andMe」などの遺伝子検査キットを試してみれば、自分のタイプがわかるはずだ）。

▼オメガ3系脂肪酸や食物繊維をたっぷりとる。炎症は睡眠の質に影響を与えるため、オメガ3系脂肪酸（サーモン、サバ、ニシンなどの冷水性海水魚に含有量が多い）や、食物繊維をたくさん摂取すると、ぐっすり眠れて元気が回復する。

▼就寝2～3時間前には食べない。夜遅い時間に食事をした翌朝、ひどい気分だったことはな

いだろうか。私には経験がある。夜食が睡眠の質を妨げてしまうからだ。[15]

デジタル生活をデトックスして距離をおこう

21世紀の生活で、テクノロジーほど両刃の剣はないだろう。指一本で接続できて利便性が高く、世界最高の知識や娯楽にアクセスできる。そのいっぽう、リアルな交流を隅に追いやってしまう。ジャンクフードやポルノの場合と同じように、テクノロジーの依存症が増加中だとしても無理はない。

スマートフォンほど、テクノロジーの良い面と悪い面を体現しているものはないだろう。食欲を乗っ取るスナック菓子のように、スマートフォンのアプリも私たちの注意力を乗っ取るようにできている。

アプリが手放せなくなる理由のひとつは、神経伝達物質のドーパミンを刺激して脳内報酬系を活性化するためだ（脳内報酬系については第1章を参照）。インスタグラムの投稿とドラッグとは、まったく違うものに思えるだろう。ところが、脳内報酬系に働きかけるという点で言えば、薬物依存もソーシャルメディア依存も基本的には同じなのだ。

スマートフォン依存の弊害は深刻だ。睡眠、自尊心、他者との関係など、私たちの生活を支える重要な側面を危機に陥れる。たとえスマートフォンを積極的に使っていない時でさえ、脳の働きに悪い影響を及ぼす。

テキサス大学オースチン校が実施した調査では、認知作業中にスマートフォンがそばに置いてあるだけで、記憶や問題解決などの思考力を妨げていた[16]。私たちが本能的に気づいていることを、その研究グループは証明したのだ。すなわち、スマートフォンはそばにあるだけで「注意喚起力を発揮する」。

スマートフォンは、余計なストレスをつくり出す。依存症の人がスマートフォンをチェックしないと、ストレスホルモンのコルチゾールが急激に分泌される。このホルモンは朝、からだが目覚める時だけでなく、ストレスを感じた時にも分泌される[17]。ストレスが持続して、コルチゾール値が慢性的に高い状態はからだに悪い。免疫系を抑制し、組織を損傷してしまうからだ。コルチゾールが過剰に分泌される状態が続くと、肥満、2型糖尿病、心臓疾患、認知症などのさまざまな症状を招く。

スマートフォン依存の場合、チェックがさらなるストレスを生む。絶え間なく届く通知は精神的苦痛のもとだ。ソーシャルメディアのフィードを更新すると、ますますストレスが溜まる。

高度に整理されて要約され、付加価値の高まったプロフィールは、人生の輝かしい瞬間だけを切り取って共有できるよう、ベスト場面集のように編集されている。ストレスをものともしない一部の人を除いて、ほとんどの人は自分とほかの人のプロフィールを比較して、不安と憂うつに陥る。FOMO《フォーモ》（Fear of Missing Out）と呼ばれる、いかにも現代的なソーシャルメディア病——〝見逃し不安〟や〝取り残され恐怖〟——に苛《さいな》まれ、人と比較することで自分の価値を評価しようとする。

『社会&臨床心理学ジャーナル（*Journal of Social and Clinical Phychology*）』に掲載されたある論文では、ソーシャルメディアが実際に、人を抑うつにするのかどうかについて実験した。そして大学生をふたつのグループに分け、最初のグループにはいつも通りソーシャルメディアにアクセスしてもらい、ふたつ目のグループは利用時間を1日10分に制限した。

3週間後、結果は明らかだった。ソーシャルメディアの利用を制限したふたつ目のグループで、抑うつが改善していたのだ。しかも、実験の開始時に抑うつを強く感じていた被験者の症状が、とりわけ大きく改善していた。[18] 孤独感についても同じだった。つまり、デジタルのソーシャルネットワークが、現実のソーシャルネットワークを埋め合わせることはない。

研究者は次のような結論を導く。「ソーシャルメディアの利用時間を1日30分程度に制限すれば、幸福感が大きく向上するのかもしれない」

今後も、ソーシャルメディアやモバイル技術がなくなることはない。だからこそ、健全な活用のカギはバランスにある。ソーシャルメディア時間を減らす秘訣を次にまとめよう。

▼ソーシャルメディアの利用時間を制限する。1日30分〜1時間にする。ほとんどのスマートフォンは、時間管理《タイムトラッキング》アプリを搭載しているため、自分で利用制限をかけられる。

▼スマートフォンを使用できなくする。たとえば、スポーツジムではスマートフォンをロッカーにしまっておく。

▼通知機能をオフに。アプリの通知機能は、心の健康にとって有害だ。不要なアプリ、特にソーシャルメディアのアプリの通知機能を解除しよう。

▼ソーシャルメディアにも〝安息日〟を。週末の1日は、スマートフォンをしまっておく。パートナーと一緒の時には、ふたりで決めておいた時間帯に、お互いのスマートフォンを隠しておこう。

▼フォローの設定を解除する。フォローするアカウントを整理して、不要なアカウントを登録から外そう。フィードにそのアカウントがあれば、いつも考えてしまうからだ。

▼アルゴリズムを微調整する。ソーシャルメディアのアルゴリズムは、極端な意見が浮かび上がるようにし、ポジティブな雰囲気よりもネガティブな雰囲気を助長させる傾向がある（人は否定的な意見や間違った投稿にコメントしがちであり、さらにアルゴリズムがそのような投稿を選び出す）。その仕組みがストレスのもとになる。

内側から湧き上がる崇高な目標を見つけよう

今日、多くの人が燃え尽き感に悩まされている。それは極度の疲労や職場での疎外感、パフォーマンスの低下など、さまざまなかたちで現れる。2012年の調査によれば、働く成人のほぼ3人にひとりが燃え尽き症候群を自覚し、特定の職業でその傾向が強かった（たとえば勤務時間の長い医師の40％が、燃え尽き症候群だった）。これが悪化すると、アルコール依存症や人間関係のもつれ、自殺企図につながる恐れがある。

燃え尽き症候群から身を守る方法は、天職を見つけることだ。生活費を稼ぐための仕事と違って、天職は使命感を持って取り組む仕事だ。目標を持つとともに、喜びも味わえる。持って生まれた才能を生かし、情熱を傾けて打ち込む。楽しんで向き合い、社会的な責務も果たせる。

責務といっても、なにも慈善目的である必要はない。あなたが解決したい問題であってもいいのだ。そして、もしあなたが生活費を稼ぐために好きでもない仕事に就いているのなら、それでも構わない。誰か（あなたの家族でもいい）の役に立てることがないか、考えてみよう。そしてそれが見つけ出せれば、もっと目的意識を持って勤務時間を過ごせるはずだ。

心理学者のジョーダン・ピーターソンは、仕事に意義を見出すことを「崇高な目標」と呼んでいる。そのような高邁な考えは、仕事人生の浮き沈み（どんなキャリアにもつきものだ）を、より受け入れやすいものにしてくれる。なぜなら、崇高な目標を持つことで、あなたは己のエゴを二の次にしたからだ。

ニューヨーク大学のイノベーション研究の権威であるメリッサ・シリングも、私にこう教えてくれた。キュリー夫人、アインシュタイン、エジソンなど画期的なイノベーターたちの共通点を分析したところ、どの人間も「理想とする目標」を持っていたという。つまり、自分ごとよりも大きな目標を掲げ、その実現に人生を捧げたのである。

個人的な話をすれば、薬物治療が母の病状になんの役にも立っていないと悟った時、私はその理由を知ろうとした。それがわかれば、母と同じような立場にある人たちを助けられると思ったからだ。

そして私は、私自身の体験やリサーチに耳を傾けてくれる人たちに話しかけることにした。私には確信があった。そうした人たちは助けを必要としているが、従来の手段ではその助けがうまく得られないのだ、と。そうして、慢性疾患を予防できるよう人びとの役に立ち、その過程で人びとにすばらしい気分を味わってもらうことが、私の「崇高な目標」になった。

崇高な目標の達成はそう簡単ではない。私の場合、新しいポッドキャストであろうと、テレビ番組への出演であろうと、製作者や視聴者から寄せられる「イエス」の反応は、自分が正しい道を歩んでいる証拠だった。

とはいえ、最初の頃は「ノー」のほうが十数倍も多かった。だが、私はそうした「ノー」を扉が閉じた証拠とは捉えず、道路上の減速帯のようなものだと捉えた。私には提供できるものがあるとわかっていたし、私の行く手を阻む人は、「健康はもっと改善できる」という私の考えを信じていないだけなのだ。

あなたにとって、崇高な目標や理想とする目標はなんだろうか。貧しい地域の健康教育を改善したり、通勤や移動手段を改革したりすることかもしれない。あるいは、あなたのアート作品を幅広い人たちに見てもらい、彼らの人生に影響を与えることかもしれない。我が子にもっと質の高い食事をつくることだろうか。そのような目標は本質的な動機であり、あなたの内部から湧き上がる。お金を稼ぐといった、外因性の理由よりもはるかに強い動機を与えてくれる。そのような湧き上がる動機に突き動かされる時、お金はたいていあとからついてくる。

崇高な目標を持つと、結果ではなく、プロセスに集中できるというプラス面もある。

目標の達成は、それが年収アップであろうと、憧れのスポーツカーを手に入れることであろうと、「快楽のトレッドミル現象」を招きやすい。つまり、大金やほしいものを手に入れて一時的に幸せを感じても、すぐに慣れてしまい、またすぐにもとの幸福レベルに戻ってしまうのだ。そのため常に欲求が満たされず、その欲求を満たそうとトレッドミルを漕ぎ続けるはめになる。仏教でいうところの「煩悩」だ。

そうではなく、人生をヨガや瞑想、フィットネス、楽器演奏などと同じように実践と捉えよう。完璧ではなく前進を目指すのだ。

旅をして、新たな体験や発見を探そう

行きつけのカフェの列に並んでいる時や、ジムや会社に向かう通い慣れた道で交通渋滞に巻

き込まれた時、自分がなにを考え、どう行動するかについては、たいてい容易に予想がつく。お馴染みの設定では、お馴染みの発想しか思い浮かばないからだ。新しい環境に身を置いてみよう。普段と違うカフェに入るだけでもいい。新しい体験が待っている。新しい状況は新しい発想を生む。新たな環境を体験するためには旅がいちばんだ。

旅が健康に及ぼすメリットはたくさんあるが、定量化するのは難しい。いつもと同じ環境に置かれたマウスの脳と比べて、新たな環境に置かれたマウスの脳では、神経細胞の接続が4倍も増加することがわかっている。[19] また、新たな場所を探索する際に湧き上がる畏怖と驚嘆の念は、低レベルの炎症を引き起こす。[20] はじめて訪れた都市を探検するすばらしい方法は、歩くかレンタサイクルでまわることだ。そのほうが旅行をより積極的に楽しめる。

旅行はまた食生活に変化をもたらし、新しい風味や香辛料を体験して、未知の栄養に出会う機会を与えてくれる。アレルギーのせいで食べられないものがある場合を除いて、旅行中はベルトを緩めて、その土地の味や料理を楽しむことだ。お腹いっぱい食べれば、活動量も増えるに違いない。もちろん、クルーズ船の上なら話は別だが。

旅に出よう。だからと言って、エクササイズを休む理由にしないこと。いつもより歩数は増える（第4章で指摘したようにＮＥＡＴの量は増える）だろうから、筋トレ中心にしよう。ジムに行けなくても問題ない。ランジや腕立て伏せ、チェアディップ、プランクは、どれもホテルの部屋でできる。これで、とりすぎたカロリーが脂肪ではなく筋肉に変わってくれるはずだ。

コラム　時差ボケに打ち勝つジーニアスな方法

旅行は気分をリフレッシュしてくれる反面、からだに負担を強いる。長時間、乗り物のなかに座ったままの状態は、活発に動きたいという人間本来の欲求に反する。標準時間帯《タイムゾーン》をまたぐせいで、概日リズムもズレてしまう。旅行中の食事も、それ自体が健康問題になる。消化しやすい炭水化物、精製した食用油、添加剤だらけのパック入り加工食品が続くと、体調を崩してしまう。

旅行によって明らかに生活リズムが崩れる時には、概日リズムに及ぼす影響を極力抑えるために、一時的に断食するのもいいだろう（つまり、戦略的になにも食べない）。深夜便の場合、私は水以外はなにも口にせず、食事もカフェインも一切とらない。そして目的地に着いた朝、ようやく1杯のコーヒーとともにたっぷりの朝食をとる。イリノイ州のアルゴンヌ国立研究所の分子生物学者が、これと同じような食事療法を編み出し、その方法を使った2002年の実験でも、時差ボケの発生をうまく解消していた。[21]

脳がメラトニンを産生するサイクルが崩れてしまうと、新たなタイムゾーンで眠るのは難しくなる。午前中に明るい光を浴びると、体内時計は新たなタイムゾーンに適応しやすくなる。エクササイズも強力な効果を持ち、特に午前中のエクササイズは体内時計の設定に力を発揮する。また、アメリカではメラトニンのサプリが売られており、就寝30分前にそのサプリを3～5ミリグラム服用するのもいいだろう。それで時差ボケを改善するのだ。[22]

DMNを一時的にオフラインにしてみる

人間の精神は広大で、驚くような偉業を成し遂げる力を持ついっぽう、秩序の維持にも長けている。哲学者のオルダス・ハクスリーは、秩序を志向する人間の衝動を「減量バルブ」と呼んだ。馬車馬の目隠し――両側の光景を見ずに、ただひたすら前を向いて走るように馬の目の脇に取りつけられた覆い――のごとく、意識的な認識を抑制するものという意味だ。

精神の働きによって、私たちは物事を系統立て、やるべきことをやり、社会の枠組みに収まって暮らしている。だが一部の人にとって、そのような認識の枷《かせ》は高い代償を伴う。柔軟性のない過度に厳格な精神は、反芻思考や強迫観念、被害妄想につながり、不安や抑うつ症を招きかねない。

ハクスリーのいう減量バルブとは、デフォルト・モード・ネットワーク（DMN）と呼ばれる脳の働きを抑制することを指すのかもしれない。DMNは自己意識の領域にあり、常に活動している。しかも、私たちが何もしていない時にせっせと働く。DMNのより高度な活動によって、私たちはネガティブな考えを抱いたり、くよくよと思い悩んだり、より強硬に変化に抵抗したりする。そのような精神を通常の状況で治療するのは、動く標的を射抜くようなものかもしれない。

だが、DMNを一時的にオフラインにすることで、メンタルヘルスのさまざまな症状の根本的な原因に働きかけられるのかもしれない。

LSD、あるいはサイロシビン（マジックマッシュルームに含まれる成分）などの幻覚剤は、何千年にもわたって、自己意識を超越するために使われてきた。最近ではインペリアル・カレッジ・ロンドンの研究者が、これらの幻覚作用を持つ物質を用いることで、DMNを麻痺状態にできることを発見した。

となると、幻覚剤がうつ病などの治療に利用できる可能性がある。サイロシビンを投与された被験者は、自己意識が消失して、自分が周囲に溶け込み、一体になる感覚を味わっていた。「自我の消失」である。この時、脳スキャンで見た被験者の脳でDMNの活動が低下していた。[23]

ジョン・ホプキンス大学医学部のローランド・グリフィス教授は、DMNの活動を低下させることで、幻覚剤が実際に、がん患者のうつ症状を緩和できるのかどうかを調べる実験を行った。多くのがん患者がうつ状態に陥る。半数がうつ病か気分障害と診断される。

その実験で幻覚剤を投与された患者は、長椅子に横たわり、心安らぐような音楽をヘッドフォンで聴いた。一人ひとりの状態を詳細に観察したうえで、目を閉じるように指示され、こう声をかけられた。「信頼し、自分を解き放ち、心を開いてください」結果は驚くものだった。

実験後、8割の患者において不安や抑うつ症状が著しく改善していたのだ。しかも、その結果は一時的なものではなかった。実験から半年が過ぎたあとでも、やはり8割の患者の抑うつ症状が軽減したままだったのだ。

また、健康な被験者を対象に別の時期に行われた同様の実験では、多くの被験者が幻覚剤による体験を「スピリチュアル」と表現した。実際、最も効果の大きかった患者は――赤ん坊を産んだ体験と並んで――、人生で最も意義深い体験だったと打ち明けた。

2010年に行われた別の実験でも、同様の効果が認められた。実験前にはがんと診断されて「近視眼的に恐怖に取り憑かれていた」患者もいたが、実験後は、多くの患者が死への恐怖を感じなくなったと答えたのだ。[24]

この治療法が有効なタイプの患者を解明し、リスクを最小限に抑えるルールづくりを行うためには、さらなる研究が必要だ。それでも、DMNの活動低下とその後の神秘体験は、がん患者のうつ症状を緩和するうえで大きな役割を果たしたと思われる。

幻覚剤は強力な触媒だったのかもしれない（実際、必要不可欠な患者もいた）が、瞑想のような通常の「自我消失体験」であっても、同じような効果の一部は、幻覚剤を使わずして得られるだろう。

次は、DMNの働きを抑制する方法だ。

▼**瞑想する。**瞑想は、DMNの過剰な働きを穏やかにしてくれる。定期的な瞑想によってDMNの活動が低下したという報告もある。瞑想については後述しよう。

▼呼吸法を試す。 意識的な呼吸法は何千年にもわたって、伝統的なヨガに取り入れられてきた。通常とは異なる意識の変容状態をつくり出すため、うつ病、不安、トラウマへの効果を指摘する研究結果も多い[25]。

▼感覚を遮断する。 アイソレーションタンク（外部の光や音を遮った空間で、塩水に浮かぶための専用カプセル）は、意識を変えるためのリラックス法として最近、人気を集めている。外部からの感覚や刺激が遮断されると、幻視や幻聴が起こりやすくなる。

騒音がメンタルヘルスに及ぼす悪影響

ニューヨーク市で暮らしていると、環境騒音がもたらすストレスについて強く意識するようになる。私がよく驚くのは、通りを歩いたり地下鉄に乗ったりするだけで、ひどい騒音に耐えなければならないことだ。ただその場にいるだけで、聴覚がどれほどダメージを受けたのかと思ういっぽう、騒音が影響を及ぼしているのは耳だけではないことに気づく。

詳しく調べてみると、騒音は心身の健康に大きな弊害をもたらし、ますます一般的な問題になりつつある。騒音公害である。

古代から、大きな音は危険の前兆だった。ライオンの唸り声、蛇の威嚇音、滝の流れ落ちる音、愛する家族の叫び声（あるいは近づいてくる敵の声）。これらの音や声が聞こえれば、すぐに身構えるに違いない。とつぜん耳に入る大音量は、視界に飛び込んでくる光景よりも、はるかに神経を苛立たせる。そのため、ホラーやスリラー映画を見ている時に、視覚と聴覚が同時に刺激されると、座席から飛び上がるはめになる。

だが映画はともかく、日々の生活は極端にうるさくなっている。かつて捕食者が私たちの祖先にもたらしたストレスに匹敵する負荷を、現代生活は――たいていなんの断りもなく――私たちに強いている。

ほかの感覚と違って、聴覚を意識的に遮断することはできない。これは不運としか言いようがない。なぜなら耳障りな騒音は、コルチゾールのような、さまざまなストレスホルモンの分泌を促すからだ。慢性的にうるさい環境で暮らしている人に、心臓疾患や2型糖尿病が多いのも、それが理由かもしれない。

デンマークの研究では、自宅近くの交通騒音が10デシベル増加するごとに、2型糖尿病の発症率が14％も増加していた[26]。交通騒音の激しい住宅街は大気汚染がひどく、低所得者層も多い。だが、それらの変数を調整したあとでも、やはり結果に変わりはなかった。

騒音公害の最も明らかな弊害は、メンタルヘルスに表れるのかもしれない。一方的に聞こえてくる騒音は神経を苛立たせる。騒音公害が精神に大きな影響を及ぼすことが、さまざまな研究からわかっている。学術誌『プロス・ワン（*PLOS ONE*）』に掲載された論文は、日頃から航空機の騒音に悩まされている人は、うつ病や不安障害の罹患率が2倍以上も高いと報告する。[27]

世界中でメンタルヘルスの障害に苦しむ人のうち、最も多いのがうつ病の人たちだ。WHOの見積もりによると、騒音公害が原因で1年間に失われる健康的な生活は、西欧人だけで160万年分に相当するという。

ストレスホルモンはまた、学習や創造性（後述する）にも影響を与え、子どもたちは特に騒音の被害を受けやすい。WHOの報告するところでは、航空騒音のひどい地域で暮らす子どもたちには、ストレスレベルの高さだけでなく、読書年齢の遅れや集中力の欠如といった問題も見られた。

学習障害が疑われる子どもたちに、精神刺激薬（ドーパミンなどの神経伝達物質の分泌を促す薬）を処方するケースが増えているが、集中的な治療に入る前に、まずは彼らの環境を確認する必要があるだろう。

環境騒音の弊害をどうやって減らせばいいだろうか。最も効果的なのは、静かな地域（あるいは上階）への引っ越しかもしれないが、誰にでもできる方法ではない。過剰な騒音の影響を減らしてストレスを軽減する方法は次の通りだ。

▼ノイズキャンセリングのヘッドフォンを買おう。飛行機など乗り物内の騒音を低減してくれる力強い味方といえば、ノイズキャンセリング機能付きのイヤホンやヘッドフォンだ。ただし、運転中や都市環境での装着は控えよう。周囲への注意力が散漫になるからだ。

▼**耳栓を使う**。睡眠中や瞑想中、あるいは大きな音を立てる電化製品の使用中に、耳栓は気になる音を遮断してくれる。

▼**頭の上に枕を置いて眠る**。この方法は、横向きかうつ伏せに寝る人にとってすばらしい効果がある（少なくとも私にはそうだ）。

▼**ホワイトノイズやファンを使う**。人間の耳は、継続して聞こえる騒音に慣れてしまう。トーンが一定で音量の低いホワイトノイズは、不快な環境騒音を紛らわせてくれる。たとえばエアコンや換気扇の音などのホワイトノイズが、その目的にかなうだろう。

▼**騒々しいバーやレストランは避ける**。私たちがバーやレストランでどんどん飲んでしまうのは、仲間からの同調圧力もあるだろうが、騒音でストレスが掻き立てられるからではないだろうか。静かな場所を選ぼう。

私の母の病気に、騒音はなんらかの役割を果たしたのだろうか。もちろん、答えはわからない。だが、確かなことがひとつある。母は人生のほとんどをニューヨーク市のミッドタウンで過ごした。騒音公害が深刻なマンハッタンの中心である。

薬物治療《メディケイト》よりも瞑想《メディテイト》を取り入れよう

瞑想を生活に取り入れる前に、私はどんなことを考えたか。おそらくいまのあなたと同じことだ。「たった数秒も雑念を追い払えないのに、毎日数分間も瞑想するなんて!」。だが、瞑想は雑念を追い払うことではない。自分の心と友だちになることだ。毎日の習慣になるかどうかは別にしても、瞑想は水泳やサイクリングのように貴重なスキルに違いない。

瞑想の歴史は古い。それは、瞑想のベストセラー本が世に出るはるか昔にさかのぼる。はじまりは不確かだが、原始の狩猟採集社会で焚火の炎を見つめていた時と考えられる。それから数千年をかけて、いまのような体系的なかたちに発展した。インド・ヒンズー教の経典『タントラ』では、5000年も前に誕生したそのテクニックに言及している。

瞑想にはたくさんのメリットがある。繰り返し実践することで得られる効果もあれば、たった1度で得られる効果もある。ストレスや不安、抑うつを緩和する。炎症も抑える(ストレスホルモンにいい影響を与えるからだろう)[28]。脳の働きをシャープにする。さらに、DNAを損傷から守るテロメアの働き(第3章を参照)を助け、老化のスピードも遅らせてくれそうだ。[29]

とはいえ、最も実際的な効果は感情のコントロールだろう。[30]

あなたには上司や配偶者との〝対決が終わったあと〟になって、完璧な受け答えを思いついた経験はないだろうか。ああ、あの時、なんでもっと機転の利いた一言が返せなかったんだろう、と。誰にでもそんな経験があるはずだ。そしてその理由は、ストレスが創造的な思考を妨げてしまったからだ。

私たちの祖先の時代、ストレスとは物理的な危険を意味し、対人関係の衝突ではなかった。いくら毒舌が冴えていても、凶暴なクマからは逃げ切れない。私たちのからだはその頃と同じように反応するが、現代のストレスが生死を分ける戦いであることは少ない。

今度は、別のシナリオを考えてみよう。友人か家族の誰かに苛立ち、あなたが刺々しくやり返したあと、こんなふうに思ったことがあるはずだ。あんな態度を取らなければよかった。その場の勢いで言ってはいけないことを――しかも、本気でそう思っているわけではないことまで――口走ってしまった。

あの時は、危機的状況を前に、戦うか逃げるかという「闘争・逃走反応」のさなかだったために、敵意をむき出しにして牙まで見せてしまった……醜いし、悔やまれる。

瞑想は、そのどちらのシナリオも防いでくれる。ストレス源とあなたの反応とのあいだで、間《ま》を広げてくれるからだ。その間《ま》は〝気づき〟と呼ばれる。

瞑想は気づきを増やすことで、相手の言葉や態度に対する反応しやすさを抑えてくれる。心理的なストレスが避けられない時に、〝創造的で思いやりに満ちた最善の自分〟であるために、瞑想はあなたに気づきの間隔《スペース》を与えてくれるのだ。

コラム　よくある質問1

Q：瞑想アプリは効果がありますか。

A：瞑想アプリは役に立ちますが、私自身はあまり頼りたくありません。アプリを使うとモバイル機器につながれている状態になるからです。

私たちはモバイルに頼りすぎではないでしょうか。アプリを使わずに瞑想を学ぶことで、あなたの内部から力が湧いてきます。人から魚をもらってばかりでは、いつまでも魚を釣る方法は身につかないというのと同じことです。自分でやってみましょう。

ありがたいことに、いまの時代には瞑想を教えてくれる人はたくさんいます。だから近所で誰か探してみましょう。できれば直接指導してくれる人か、オンラインで教えてくれるコースに登録しましょう。

瞑想は、試せば試すほど効果が得られる

まずは基本の瞑想のために、音楽を消し、モバイル機器をサイレントモードにする。途中で

音が鳴ったからといって瞑想が台なしになるわけではないが、気が散るものはできるだけ避けておきたい。座り心地のいい場所を見つけよう。背もたれを使っても構わない。深く息を吸って、気持ちを落ち着かせる。腕は組まない。目を閉じて、意識を呼吸に集中させ、息を静かに吸って吐く。

意識を呼吸に集中させると、あなたの考えはさまよいはじめる。買い物リスト。子どもは無事か。未開封のメールやテキストメッセージ。だがそれは、ごく自然でなんの問題もないことだ。そのように頭のなかをさまざまな思考がよぎったとしても、自分を責める必要はない。もう1度、意識を呼吸に集中させればいいだけだ。雑念が思い浮かぶのは当たり前だ。世界的な瞑想インストラクターで、私の友人でもあるエミリー・フレッチャーはいつも言う。あなたの頭に考えさせまいとするのは、心臓の鼓動を止めようとするようなものだ、と。

なぜなら、思考は自然に発生するものだからだ。瞑想の目的は雑念を追い払うことではない。実際、瞑想中は思考が浮かぶのに任せる。思考が浮かんだことに気づいたら、ゆっくりと優しく意識を呼吸に戻す（呼吸の代わりにマントラを唱える瞑想方法もあるが、考え方は同じだ）。思考が浮かんだら、こんなふうに呼びかけるところを想像してみよう。「こんにちは、思考さん。大好きだけど、またあとで会いましょう！」

瞑想はあなたをリラックスさせ、心を強くしてくれる。意識と反応とのあいだに、大きな間隔《スペース》をつくってくれる。これは日常生活で大いに役に立つ。

1日に10〜15分間瞑想してみよう。そして8週間続ける。ニューヨーク大学の実験でその方法を試してもらったところ、瞑想の初心者においてネガティブな感情や不安が和らぎ、注意力やワーキングメモリ（作業記憶）、認知力、感情のコントロールが向上した。対照群にそのような効果は見られなかった。[31] 瞑想を行う時間帯は朝いちばんか、コーヒーや朝食の前が最適だと、ほとんどの人が答えている。

忘れないでほしい。よい瞑想者、悪い瞑想者というものはない。瞑想は実践だ。試せば試すほど効果が得られる。

不安定な家具が、感情や価値観に与える負の影響

こう言った人がいる。「考えてから新しい行動方法につなげるよりも、まずは行動してから新しい思考方法につなげるほうが簡単だ」と。行動が思考をつくる力を、暗に言い表した言葉だ。この考え方には科学的な裏づけがある。笑顔を浮かべるだけで幸せな気分になり、ストレスの生理学的な影響が和らぐという研究があるからだ。行動以外にも、思考に影響を与えるものはいろいろある。

環境も思考に影響を与える。第3章で紹介したように、自然に触れると心身の健康にさまざまな恩恵をもたらす。

自然との触れ合いが足りないと、その影響は都市において、より明らかに現れる。全米レクリエーション・公園協会の調べでは、緑の多い地域に住んでいる人より、緑の少ない地域に住んでいる人のほうが、うつ病患者の数は33%も多かった。不安障害と診断された患者も、同じように44%多かった。

住んでいるのが都市であれ田舎であれ、身のまわりの空間も思考を左右する。家具もまた同じだ。古代中国の風水師は数千年も前から、家具の配置や方位が、健康や幸福感に影響を与えることを知っていた。気（エネルギー）の流れを最大限に生かす家具の配置は、住む人の内面を整えるが、配置がまずいとそのバランスが崩れてしまう。瞑想の場合と同じように、数千年も伝えられてきた風水の知恵に、ようやく科学が追いつきつつある。

カナダのウォータールー大学の調査グループは画期的な研究を行い、家具が人間の感情に及ぼす影響を明らかにしようとした。被験者は、次のどちらかの状況で実験に参加した。テーブルと椅子がぐらぐらして不安定なグループと、安定していたグループだ。被験者はどちらかのテーブルに着いて、セレブカップルの写真を見せられる。不安定なテーブルに着いた被験者は、安定したテーブルに着いた被験者よりも、写真のカップルが別れると予想した。[32]

家具はまた、被験者の価値観にも影響を与えた。人間関係でなにを重視するかという質問に対して、不安定なテーブルの被験者は、安定性を促す「信頼性」などの特徴を、いっぽうの安定したテーブルの被験者は、不安定性を促す「自発性」などの特徴を優先すると答えたのだ。

私たちは、1日の93%を屋内や車内で過ごすという。身のまわりの環境を整えることは、これまで以上に重要なのかもしれない。

母が私たちに遺したアドバイス

「ジーニアス・ライフ」を送るために大切なのは、心身の健康だけではない。毎日をどのように生きるかも同じくらい重要だ。それは、私が母から身を以て学んだ教えだ。母から受け継いだアドバイスを読者のみなさんにもご紹介しよう。

動物に優しく

母は生涯を通して動物の権利の擁護者だった。特別な時にしか肉を食べなかった。食べる時にも、脂肪分の少ない鶏肉か魚だった。そのような母の姿を目にして私は思った。私たちはまず、自分自身とその家族に対して道義的責任を果たすべきだが、動物の命で栄養をいただく時にも、動物に対する道義的責任を忘れるべきではない、と。

動物の肉を食べ、なおかつ「動物は威厳と敬意を持って扱われるべきだ」と主張することは可能だろうか。もちろんだ。しかも、そうすべきだ。

動物と環境に優しい農業システムを、できる限りあなたの財布で支えてほしい。買い物をする時には、「放牧飼育」「100%牧草飼育牛」「人道的に育てられた」などの表示を探そう（ただし「オーガニック」の表示は、肥育場の家畜に有機栽培の穀物を与えたという意味にすぎず、必ずしも人道的な扱いを受けたという意味ではない）。

フォアグラや調合乳で育てられた子牛など、動物に余計な苦しみを強いた食品は食べないことだ。

また、化粧品や住居用洗剤を購入する時には、動物実験を行わないブランドを支援しよう。通常、その旨がラベルに記してある。わざわざウサギの目に吹きつけて、安全性を確認した化粧水を買う必要はないはずだ。選択肢はいくらでもある。ぜひ動物に優しい製品を選んでほしいのだ（そのほかの安全性チェックについては第5章を参照）。

もうひとつ。住む場所のないホームレスの犬や猫はたくさんいる。彼らに家を与えよう。動物をお金で買わないこと。地元のアニマルシェルターに行けば、人に愛される価値があり、なんの問題もない動物がたくさん飼い主を待っているのだから。

子犬の購入はしばしば、劣悪な環境で大量繁殖させるブリーダーの支援につながる。彼らはいろいろな意味で非人道的だ。アニマルシェルターから譲り受ける時には雑種の場合が多いが、そのほうが飼って楽しいうえ、純血種にありがちな健康問題も少ない。

人に優しく

親切は親切を呼ぶ。人生は時に厳しい試練を私たちに与え、多くの人に深い心の傷を残す。どれほど幸運な人でも、やがてパートナーが歳をとり、病気になり、永遠の別れがやってくる。他者の痛みに寄り添い、できるだけそのつらさを和らげよう。不親切な人に出会ったら、優しい態度で接しよう。その人はおそらく悲しみや、あなたには想像もつかないほどの苦しみを味わっているのかもしれないからだ。

孤独な人と友だちになる

今日、孤独が蔓延している。2018年にある大手医療保険会社が世論調査を行ったところ、アメリカ人のほぼ半数が孤独を感じ、とりわけ若者にその傾向が強かった。[33] 痛ましいだけではない。アメリカ心理学財団の会議で発表された2017年の調査によると、社会的なつながりの弱い人は、早期死亡の確率が50％も高いという。[34]

私はいつも母から、孤独な人と友だちになるように言われて育ってきた。人づきあいの苦手な人や、社会から疎外されている人を見かけたら、声をかけてほしい。新しい友だちができるか、もしかしたらその人の命を救うことになるかもしれないのだ。

いじめっ子に立ち向かおう

力は美徳だが、誰もが強い立場にいるわけではない。そして、強い人がいつも強いわけでもない。誰かがその力を乱用しているか、誰かをいじめているか、相手の弱みにつけ込んでいるところを目撃したら、被害にあっている人のために立ち上がろう。

あなたが親ならば、我が子にもそう教えよう。子どものいじめが増えている。全米教育統計センターによれば、5人にひとりの子どもがいじめの被害を訴えているという。

自分より余裕がない人に与えよう

ニューヨーク市内の地下鉄に乗っていたある日のこと。車両間の扉が開く音がした。私は視線を向けることもなく、「またホームレスか」と思った。目を向けると、重度のやけどを負った男性で、鼻も耳も焼け落ち、すでになかった。手すりに捕まる両手には指もない。首に缶をぶら下げ、施しを求めていた。

その時、私はあまりのむごさに呆然とした。だが、財布には20ドル札しか持ち合わせがなく、それほどの高額をホームレスに渡したことがなかった。私はからだがすくんで動けなくなり、見て見ぬふりをしてしまった。なにも渡さないほうが簡単だったからだ。男性は私の前を通りすぎ、次の車両に向かった。私は慈善を施さなかった。それ以来、後悔し続けている。

寛大な心を持とう。お金、時間、モノ。そのどれであっても、恵まれない人の役に立つものを、あなたは必ず持っているはずだ。毎年春か秋にタンスやクローゼットのなかを探して、要らなくなった衣類を地元の非営利組織に寄付しよう。キッチンや冷蔵庫も物色してみよう。

嘘はつかない

メキシコの作家ドン・ミゲル・ルイスは著書『四つの約束』（コスモスライブラリー刊）のなかで、「正しい言葉を使おう」と書いている。彼の哲学によれば、どんな不正直も、人生に苦しみと制約をもたらすことになるからだ。母がルイスの本を読んでいたとは思わないが、それでも母は私や私の兄弟に、いつも真実を話すように求めた。

正直に話すのがつらい時でも、常に真実を語るようにしよう。そして、自分にも正直であること。私たちはよく自己欺瞞というツールを使って、なにも問題がないように取り繕おうとする。だが長期的には、それは自分を傷つけることになる。

絵本作家のドクター・スースはかつてこう書いている。「あなた自身であろう。そして、あなたが感じることを話そう。それを嫌がるような人は、あなたにとって重要な人ではない。あなたにとって重要な人は、あなた自身であって、あなたが感じるように話すことを、受け入れてくれるからだ」。いつも正直でいよう。

才能を分け与えよう

誰もが誰かにとって価値のあるスキルを持っている。ところが、私たちはそのような能力をつい隠してしまう。自分の才能を分け与えると、その効果や価値が減ってしまうように考えてしまうからだ。自分が知っていることを、ほかの人にも教えよう。そうすることで教える技術が身につき、あなた自身の知識も深まる。よく言うではないか。最善の学習方法は教えることだ、と!

誰かを利用しない（誰にもあなたを利用させない）

私の家では、いつもイディッシュ語が使われていた。ニューヨークに住むユダヤ系の家庭では、それが当たり前なのだ。私にはほとんど意味はわからなかったが、いつも思い出す言葉がある。「シュノーラになるな」、つまり「たかり屋になるな」という戒めだ。

気前がいいのはすばらしいことだが、自分が受け取る側になった時、相手の好意につけ込んではいけない。そのいっぽうで、相手には寛大であれ。だが、誰にも自分を利用させてはいけない。明確な境界線を引くこと。その距離を充分に保って、「ノー」と言う時には「ノー」と言おう。

間違った時には認める

間違っても構わない。常に100%正しい人はいない。だが、間違った時にその間違いに意固地にこだわることほど、厄介なものはない。仕事の場であれ、プライベートな場であれ、間違った時にはきちんと誤りを認めよう。

勇気を持つ

我が家では勇気は美徳である。いろいろなかたちの勇気がある。病院に行き、避けてきた検査や治療を受けること。その結果を説明すること。聞きたくない事実を、聞く必要のある人たちに伝えること。いろいろなかたちの勇気に、母はいつも拍手してくれた。勇敢であれ。そしてもし誰かが勇敢に行動していたら、励まし、その勇気を称えよう。

感謝の気持ちを表す

私の母は認知症と闘った8年間、自分を哀れむことがなかった。たとえそうだったとしても、決してそのようなそぶりを見せたことがなかった。それどころか、母はこう言ったのだ。「これまでこうやって生きてこられて、とても幸せよ」。

いまの自分の状況に感謝することは、それ以上の幸せは望めない、という意味ではない。だが、自分の望みをどれだけ叶えたかにかかわらず、いまの自分が持っているものに感謝しよう。

この世にはあなたほど恵まれていない人が、たくさんいるのだから。

謙虚であれ

もちろん、あなたはすばらしい人だ。だが、地に足をつけておくこと。誰も自分ひとりで生きているのではない。しかも、その時々でお互いのニーズを満たしながら、支え合って生きているのだ。カラオケバーで、誰よりもうまく『パープル・レイン』を歌うあなたの横に座っている音痴の人は、実のところ、確定申告のやり方をあなた以上によく知っている人かもしれない。誰かが誰かより上だとか立派だなどと、どうして言えるのだろうか。

考え方を変える

強靱なからだ、優れた頭脳、あるいは健康的な食生活など、あなたが望むものがなんであれ、その結果を手に入れるためには、たいてい行動を変えなければならない。だが、ほとんどの人は行動だけを変えようとする。本来なら、変えるべき行動をしていた時の考え方を改めなければならないはずだ。新年の誓いの愚行である。

たいていの人は行動を変えると誓うが（ジムに通うとか減量するとか）、挫折しやすい。継続させるためには、まずは考え方を変える必要がある。先に述べた「崇高な目標」を、毎日の生活のなかに取り入れるのだ。

つまり、健康的な食生活を送ろう（行動）とするのではなく、その中心となるこんな考え方に焦点を当てるのだ――自分には最高の気分を味わうだけの価値があり、それは簡単であり可能である、と。そんなふうに考え方を変えよう。そして言葉だけになっていないか常に点検し、その瞬間瞬間を大切にすれば、結果はおのずとついてくるだろう。

万能な食事法というものがないように、最適なライフスタイルを約束する万能な処方箋というものもない。一人ひとりがその日の予定表に書き入れる、社交上や仕事上、あるいは私生活上の責務はそれぞれ異なる。たとえそうであっても、本章で取り上げたアドバイスを守ることによって、差し迫ったメンタルヘルスの問題の多くが解消できるはずだ。

最後の第7章では、本書の内容をすべてまとめて、全体的なプランとして紹介する。最高の人生を送るための買い物リストも加えておいた。

第6章のまとめ

▼睡眠は、健康のいろいろな側面をパワフルに調節し、あなたの感情、体重、さらには社交生活にも影響を及ぼす。睡眠時間を決してケチらないこと！

▼テクノロジーからこまめに距離をとろう。テクノロジー依存症に陥ると、慢性的な抑うつ症状を招くという研究がある。

▼幸せな仕事人生を送るために、天職か崇高な目標を見つけ出そう。そうすればエゴを捨てて、より高貴な目標を追求できる。

▼機会を見つけて旅に出よう。心身を健康にしてくれ、ロマンチックで知的な人生に命を吹き込んでくれるかもしれない。

▼己のエゴを二の次にするような体験をしよう。脳内報酬系が活性化して、メンタルヘルスに大きな効果が現れるかもしれない。

▼過剰な騒音には注意が必要だ。聴覚を切り離すことはできないため、騒音によるストレスの影響を受けやすくなってしまう。

▼定期的に瞑想する。少なくとも瞑想方法を身につけておき、必要に応じて生活に取り入れよう。

▼思考は環境に左右される。うつ病や不安障害のような行動が、実は神経を苛立たせる環境の影響を反映しただけのこともある。

第7章

初心者のためのジーニアス・ライフ実践法

最高の体調のための、積極的な予防策を取り入れる

本書ではここまで、健康的な食生活、時間生物学、自然との触れ合い、エクササイズ、生活のなかの有害化学物質、睡眠の科学について詳しく紹介してきた。どれも「ジーニアス・ライフ」を送るための網羅的な道しるべである。

これらのアドバイスを生活に取り入れると、すぐに気づくことがあるだろう。からだがエネルギーに満ちて、頭の靄《もや》が晴れている。以前よりも幸せを感じ、不安もなくなっていることだ。

だが、本書で取り上げたアドバイスを、なにもかも毎日の生活に取り入れることは――それ

も特に初心者にとっては――負担が大きいはずだ。そこで、これまでに学んだことをうまく取り入れる方法について見ていこう。最新版の買い物リストも掲載しておく。そうすれば、おいしくて栄養満点の自然食品でキッチンをいっぱいにできるだろう。

ほかにも、「炭水化物スコア」のフレームワークを紹介しよう。実際に自分で試してみれば、あなたにとって最適な炭水化物の摂取量がわかるはずだ。

そして最後に「ジーニアスな24時間」と称して、起床から就寝前までの1日の過ごし方をまとめておこう。

「ジーニアス・ライフ」を送るための第1ステップは、まずは環境を整えることだ。私が「基礎づくり」と呼ぶプロセスである。

第1週　基礎づくり――身のまわりの環境を整えよう

第1週では、身のまわりの環境を整える。ストレスを減らして、ホルモンの健全な調節を支えるためだ。気持ちが明るくなるだけではない。精神的にも強くなり、第2～3週で食生活を改善する時にも役に立つ。第1週の基礎づくりでは、「内分泌攪乱物質の排除」「睡眠の最適化」「ストレス解消」の3つを柱とする。

内分泌撹乱物質を取り除く

第5章を読んで、私たちが多くの有害な化学物質とともに暮らしていることがわかっただろう。たとえばプラスチックの製造に使われるBPA(ビスフェノールA)やフタル酸エステル、あるいは難燃剤やパラベンなどだ。これらの化学物質はホルモンの作用を阻害する。特にその影響を受けやすいのが、からだが発達中の若者だが、内分泌撹乱は成人後のからだにも重大な影響を及ぼす。飢餓感の増大、脂肪貯蔵、代謝障害、がん、性欲の低下や不妊などである。

有害な化学物質をすべて排除することは不可能だが、次にあげる原則によって、体内への取り込みを最小限に抑えることは可能だろう。まずは、次のような容器や器具の追放からはじめよう。

▼**食品や飲み物用のプラスチック容器**。プラスチック製のタッパーウエアやボトル、電気ケトル。フィルターを置くキャリッジ部分がプラスチック製のコーヒーメーカー。食品用ラップ。温めた食品や飲み物と接触するプラスチック全般。

▼**難燃剤**。防炎加工を施した家具。難燃剤入りの衣類(アメリカの場合、通常、難燃性でない子ども服にはその旨を警告する表示がある)。

▼**調理器具**。焦げつき防止加工の調理器具、特に長年使い古したもの。

▼**化粧品、トイレタリー**。パラベン入りの化粧品。化学物質入りのサンブロック。デンタル

テープ。

▼**合成香料入りの製品**。植物由来ではない香料入りの製品全般。化粧品、洗濯洗剤、洗浄液、衣類の柔軟剤など。

▼**レシート**。レシートは手に取らないこと。たいていBPAまみれだからだ。触った時には手をよく洗おう。

これらを追放したうえで、こまめに掃除機をかけ、埃を拭き取ろう（乾いたブラシで払うのではなく、濡れた布でしっかり拭き取る。ブラシで払うと、化学物質たっぷりの危険な埃を、かえってまき散らしてしまう）。

内分泌撹乱の心配のない製品に代える

先の容器や器具に代えて、次に紹介するようなものを使うと、ホルモンについては安全だ。最初に投資してしまおう。その後の健康にとって、長く続く大きなメリットがある。

▼**食品や飲み物用のガラス容器**。手頃な価格の硬化ガラス（パイレックスなど）を買えば、長く使える。割れる心配がある時には、ステンレス鋼製にする。温かい食品か飲み物に接触しない限り、蓋はプラスチック製でも構わない。

▼難燃剤フリーの家具や衣類。 家に煙探知機がある限り、火災の心配をする必要はない。

▼逆浸透膜浄水器。 水質が気になる場合、逆浸透膜浄水器を使おう。有害物質を大幅に除去してくれる。

▼天然香料入りの製品。 自然由来の香料を使った製品を使えば、好みの香りも楽しめる。天然のエッセンシャルオイルを使用しているか、確かめよう。

▼外出用のガラス製かステンレス鋼製のボトル。 最近では、空港などの公共性の高い場所で、安全な水をマイボトルに補給できるウォーターサーバーを設置している。外出時には、使い捨てではないガラス製かステンレス鋼製のボトルを持ち歩こう。

▼室内に植物。 ペットがいる人は、その植物がペットにとって安全かどうかを確認しよう（詳しくは第5章を参照）。

最適な睡眠のために

人気ドラマシリーズの『ゲーム・オブ・スローンズ』で、魔物のホワイト・ウォーカーの群が一気に消滅するのは、大ボスの夜の王が殺された瞬間だった。睡眠の質を向上させることは、夜の王を葬るようなことかもしれない。なぜなら、夜の王を亡き者にした時に魔物がすべて消え失せたように、睡眠の質を改善すれば、あなたの生活も全面的に改善するからだ。詳しくは第2章で紹介したが、重要なポイントをおさらいしよう。

▼ぐっすり眠るための環境を整える。寝室を眠るだけの場所にする。暗く涼しくして、睡眠を妨げるような音のない環境にする。

▼夜はブルーライトを避ける。ブルーライトをカットする眼鏡が役に立つ。就寝の数時間前になったら、パソコンやスマートフォンをオフにして、室内の照明を暗くするだけでも効果がある。

▼規則正しい睡眠習慣を目指す。金曜か土曜の夜にいつもより2~3時間夜更かしすると、週末にタイムゾーンを飛び越えることになる。なぜ月曜の朝に、起きるのがそれほどつらいのかと不思議に思うかもしれないが、それは毎週、その週を時差ボケ状態ではじめているからだ!

▼日中の過ごし方を変える。朝の眩しい太陽の光、エクササイズ、NEATは、健康的な睡眠を約束する。

ストレス解消法を実践する

「ジーニアス・ライフ」を送るためには、ストレスを避けたり、うまく解消したりすることが欠かせない。慢性的なストレスは、エクササイズによる一時的なストレス(負荷)とは異なり、免疫系を損傷し、記憶障害を引き起こし、創造力の低下を招く。ウエストまわりにたっぷりと脂肪がつく。過食に走り、栄養の吸収を妨げる。ストレス食いは消化に悪いだけでなく、腹部膨満や下痢などの不快な症状につながる（人前でスピーチをする時にお腹を壊すのは、ストレスが原因だ）。

効果的なストレス解消法をあげておこう。

▼エクササイズをする。エクササイズは薬でもある！　ストレスホルモンの分泌を抑制し、β－エンドルフィンの増加を促す（サウナでも同様の効果がある）。爽快な気分が味わえ、天然の痛み止めになる。

▼主導権を握り、「ノー」と言おう。あなたの本当の願望やニーズを伝えよう。心身の健康を損なうような要求には、恐れずに「ノー」と言おう。あれこれ手を広げすぎない。無理なことは引き受けない。「自分だけのリラックスタイム」を優先する。

▼デジタル時間を制限する。テクノロジーはストレスのもとだ。パソコンやスマートフォンから離れよう。電子機器を使わないサイクリングなどの活動に参加しよう。スポーツジムで汗を流す時にはロッカーにしまっておく。

▼ニュースの視聴時間を減らす。今日の〝ニュース〟は、いかにも衝撃的につくられている。ユーザーの注意を惹いて巧みに操り、広告販売につなげるためだ。テレビやＳＮＳでニュースをチェックする時間を減らそう。

▼うまく気分転換を図る。ストレスが溜まったり落ち込んだりした時には、うまく気持ちを切り替える方法を試そう。たとえばデートの相手が家にやって来ると仮定して――実際はあなた自身のために――部屋を整える。薬局で買える合成香料ではなく、天然のエッセンシャルオイルを使ってアロマテラピーを楽しむ。不安が和らぐはずだ。[1] 気持ちが落ち着くとともに、楽しくなるような音楽のプレイリストをつくってみよう。

▼瞑想を生活に取り入れる。基本の瞑想方法については前章を参照してほしい。定期的に行うのもいいし、自分が必要だと思った時だけ試してみるのでもいいだろう。

▼呼吸法。2~3回ゆっくり深呼吸するだけでも、気持ちがリラックスし、からだが「休息と消化」モードに変わる。食事の前や、いまその瞬間に意識を集中させたい時に役立つ。

第2~第3週　加工食品を控え、食生活を改善しよう

キッチンの中身を一掃する

3大穀物（小麦、トウモロコシ、コメ）と、その加工食品の摂取を最小限に控えよう。それにはちゃんとした理由がある。穀物食品は毎日の摂取カロリーの半分以上を占めるが、高カロリーのわりに栄養がないからだ。肥満を招くうえ、栄養が偏りやすい。その結果、体重を減らしたり維持したりすることが難しくなり、ストレスや老化の原因になってしまう。

今日、ほとんどの穀物は加工されて穀物食品として売られている。それらのパック入り加工食品は種類が豊富で簡単に買え、〝おいしくてやみつきになる〟。いったん袋を開けたら、途中で食べる手を止めることは難しい。しかも、内分泌攪乱物質（パッケージから食品に溶け出す）や、除草剤（収穫前に乾燥剤として散布される）の残留物、重金属が含まれている可能性が高い。歯科衛生の面から見ても、穀物はいい選択肢とは言えない。全粒紛の穀物料理を、つけ合わせとしてたまに楽しむのはいいが、精製穀物食品の最適量はゼロである。避けたほうがいい食品リストをあげよう。

▼穀物加工食品の例。パン、パスタ、ラップサンド、シリアル、焼き菓子、麺類、醤油、ポテトチップス、クラッカー、クッキー、オートミール（ただしグルテンフリーと、スチールカットと呼ばれる挽き割りタイプを除く）、ペストリー、マフィン、ピザ生地、ドーナツ、グラノーラバー、ケーキ、パンケーキ用の粉とミックス、ジュース、揚げ物、冷凍食品。また米粉、小麦粉、栄養強化された小麦粉、全粒小麦粉、マルチグレイン（複数の穀物を配合した粉）という成分表示のある食品全般。

コラム　転がりやすい坂道のようなパンの罠

人間が最も古くから、最も崇めてきた加工食品のひとつはパンだろう。それでも、加工食品であることに変わりはない。市販のパンは、たいていエンプティカロリーだ。つまり、カロリーは高いが栄養素はほとんどなく、合成ビタミンを添加している。精製塩をたくさん添加しているため、アメリカ人にとって、食によるナトリウム摂取のトップを占める。グルテン（小麦や大麦、ライ麦に含まれるタンパク質）もたっぷりだ。ブレッドのもっちりした食感を出すために、グルテンを豊富に含むよう、さまざまな小麦を品種改良《ブレッド》している。ラップサンドなどの一部の小麦食品には、さらに多くのグルテンが添加されている。最近では、醬油やグレイビーソースなどの加工食品にも添加されるようになった。

残念ながら、グルテンを完全に消化できる人はいない。それにもかかわらず、私たちの食生活はグルテンだらけだ。そのため、さまざまな消化器症状を訴える人が増えてきた。たとえばセリアック病がそうだ。この疾患では、グルテンに対する過敏症のために激しい自己免疫反応が起きて、小腸の粘膜を損傷する。そして、炎症を引き起こすバクテリアの毒素が血中に侵入してしまう。それでは、セリアック病でない人は安全なのだろうか。軽いが、やはり同様の作用が起きる。[2]

それなら、もう2度とパンは食べられない、という意味だろうか。もしあなたがセリアック病か小麦アレルギーでない場合は、食生活に適度に取り入れても構わないが、なんらかの自己免疫疾患か炎症性疾患をわずらっているのなら、完全に避けたほうがいい。食べるのなら、一般的に発芽穀物が最もよく、グルテンの少ないサワー種もいいだろう。私の場合、パンを食べたくなった時には穀物不使用《グレインフリー》のパレオと呼ばれるパン（パレオは「旧石器時代」の意味）を選ぶことが多い。アーモンドやココナッツなどの栄養分たっぷりの粉でつくられ、最近ではスーパーの棚にも並んでいる。忘れないように。どんな種類のパンも、転がりやすい坂道のように過剰摂取の罠が待っているのだ。

欧米の食生活でエンプティカロリーの大半を占めるのが、砂糖を添加したスナック菓子や飲料だ。これらの摂取は決していいことではない。栄養素の欠乏を招き、ウエストまわりをますます立派にし、肥満が原因の疾患につながるからだ。

学会誌の『循環器（*Circulation*）』に掲載された驚くような論文によると、砂糖入りの飲料が原因の疾患――がんや心臓病も含まれる――で亡くなる人は、毎年約20万人を数えるという[3]。ジャンクフードと精製穀物食品の摂取をやめることが、くびれを取り戻す最も効果的な方法かもしれない。

▼砂糖入り食品や飲料。キャンディ（チョコレートや飴、キャラメルなどを含む砂糖菓子）、エネルギーバー、グラノーラバー、インスタントのオートミール、アイスクリーム、フローズンヨーグルト、ジャムやゼリー、プリザーブ類、グレイビーソース、ケチャップ、大量生産

のサラダドレッシング、フルーツジュース、フルーツソース入りヨーグルト、清涼飲料水、大量生産のフルーツスムージー、スポーツドリンク、砂糖漬けかジュースで甘みをつけたドライフルーツ。

▼濃縮甘味料。はちみつ、メープルシロップ、コーンシロップ、アガベ（リュウゼツラン）のシロップや花蜜《かみつ》、シロップ、ブラウンシュガー、白砂糖。

化学添加物の研究はいまも盛んに行われているが、動物実験からわかったのは、特定の合成乳化剤が加工食品にクリーミーな食感を与えるいっぽう、腸内フローラを悪化させ、炎症を起こしやすい状態にすることだ。炎症は腸内にとどまらない。脳をはじめ、からだのあらゆる器官に影響を及ぼすのだ。

▼食品工業用乳化剤。成分表にポリソルベート80、カルボキシメチルセルロースという表示があるものすべて。これらはアイスクリーム、コーヒークリーム、ナッツミルク、ドレッシングなどに使われている。

肉や乳製品は質がモノを言う。そのいっぽう、加工食肉やプロセスチーズにはたいてい、化学添加物や代謝産物が使われている。そのひとつが、ハムやソーセージに添加される発色剤の亜硝酸ナトリウムだ。

亜硝酸ナトリウムは体内でニトロソアミンと呼ばれる発がん性物質に変化し、代謝機能不全を引き起こす恐れがある（野菜やフルーツに含まれるビタミンCは、ニトロソアミンの生成を抑制する）。

▼工業生産の加工食肉やプロセスチーズ。穀物飼育牛の赤身肉、肥育場で飼養された鶏の肉、プロセスチーズ、チーズスプレッド。

一般的な食用油を控えると、オメガ6系脂肪酸の摂取を最小限に抑えられる。オメガ6系脂肪酸は極めて繊細で酸化・劣化しやすく、炎症を引き起こしやすい（第1章を参照）。また安全な摂取レベルのない、トランス脂肪酸も含んでいる。先にあげた穀物食品やスプレッド、ドレッシング、スプレー式クッキングオイルにも、こっそりと含まれていることを覚えておこう。

▼市販の食用油。マーガリン、バタースプレッド、クッキングスプレー。キャノーラ油、大豆油（植物油と表示されることもある）、綿実油、紅花油、グレープシードオイル、米ぬか油、小麦胚芽油、コーン油。これらの食用油はさまざまなソース、マヨネーズ、サラダドレッシングに入っている（たとえオーガニックであっても選ばないことだ）。

▼オーガニックではない、未醗酵の豆製品。豆腐。

▼人工甘味料。アスパルテーム、サッカリン、スクラロース、アセスルファムK（アセスルファムカリウム）。

コラム　食用油についての注意

第1章でも述べたように、キッチンでメインに使う食用油にはエクストラバージン・オリーブオイルを勧めたい。心臓に優しい脂質と、ファイトケミカル（苦味や辛味のあるポリフェノール）の健康的な組み合わせだからだ。実際、優れた抗炎症作用が証明されている——しかも、低用量のイブプロフェンと同様の効果があるが、副作用は一切ない。

できればオーガニックを選ぼう。通常のエクストラバージン・オリーブオイルよりも、抗炎症性の化学物質が30％も多く含まれているからだ。[4]

たくさんの研究がお墨付きを与えてきたように、エクストラバージン・オリーブオイルは調理に使っても健康的だ。そのメリットの一部が無効になる場合もあるが、それでも脂肪は極めて安定しており、損傷しにくい。とはいえ、高温で調理する時にはオリーブオイルではなく、融点の高い脂肪を選んだほうがいいだろう。つまり、常温で個体のバターやギー（澄ましバター）、ココナッツオイル、牛脂などだ。

からだにいい脂肪を食卓に取り戻す時に覚えておきたいのは、オイル（脂質）はカロリーが高いことだ。1グラムあたりのカロリーは、タンパク質や炭水化物の2倍以上もある。だからほどほどに！　必要な分だけを使おう。たいてい大さじ1杯で充分だ。エクストラバージン・オリーブオイルを大さじ1〜2杯（120〜240キロカロリー）、加熱せずにそのままドレッシングとしてサラダにかけるか卵や野菜に加えよう。

毎日食べたい食品

からだにいい食品をたっぷりとろう。次の食品のほとんどは「ジーニアス・フード」だ。脳に必要なDHAなどの栄養素が豊富で、生涯を通じて健康な神経細胞を増やしてくれる。そのうえ、さまざまなストレスから脳を守るための〝装備〟も授けてくれる。

▼オイルと脂肪。エクストラバージン・オリーブオイル、アボカドオイル、ココナッツオイル、牧草飼育牛の牛脂、オーガニックのバターやギー、あるいは牧草飼育牛でつくられたバターやギー。

▼タンパク質。牧草飼育牛の肉、放し飼いの鶏の肉、放牧飼育した豚や羊の肉。放牧卵、オメガ3強化卵、天然のサーモン、イワシ、アンチョビ、甲殻類や軟体動物（エビ、カニ、ロブスター、ムール貝、ハマグリ、カキ）。

▼ナッツ種。アーモンド、アーモンドバター、ブラジルナッツ、カシューナッツ、マカダミア

ナッツ、ピスタチオ、ピーカン、クルミ、亜麻仁、ヒマワリの種、カボチャの種、ゴマ、チアシード。

▼野菜。緑の野菜サラダ、ケール、ホウレンソウ、コラード、カラシナ、ブロッコリー、チャード、キャベツ、玉ねぎ、マッシュルーム、カリフラワー、芽キャベツ、アーティチョーク、ブロッコリー・スプラウト、サヤインゲン、セロリ、チンゲン菜、クレソン、アスパラガス、ガーリック、セイヨウネギ、フェンネル、エシャロット、春玉ねぎ、ショウガ、ヒカマ（クズイモ）、パセリ、ヒシの実、ノリ、昆布、ダルス（海藻）。野菜加工品のザワークラウト、キムチ、ピクルス。

▼非デンプン質の根菜。ビーツ、ニンジン、ラディッシュ、カブ、パースニップ。

▼糖分の低い野菜とフルーツ。アボカド、ココナッツ、オリーブ、ブルーベリー、ブラックベリー、ラズベリー、グレープフルーツ、キウイ、ピーマン、キュウリ、トマト、ズッキーニ、スクワッシュ（カボチャ）、パンプキン（皮がオレンジ色のカボチャ）、ナス、レモン、ライム、カカオニブ（カカオ豆の胚乳を発酵させてローストし、チップ状にしたもの）、オクラ。

▼ハーブ、香辛料、調味料。パセリ、ローズマリー、タイム、パクチー、セージ、ターメリック、シナモン、クミン、オールスパイス、カルダモン、ショウガ、カイエンペッパー、コリアンダー、オレガノ、フェヌグリーク、唐辛子、塩、ブラックペッパー、酢（リンゴ酢、ホワイトビネガー、バルサミコ酢）、マスタード、セイヨウワサビ、タプナード、サルサ、栄養

酵母。

▼**発酵有機大豆**。納豆、味噌、テンペ、オーガニックのグルテンフリーのたまり醤油。

▼**ダークチョコレート**。ココア含有率80％以上（理想的には85％以上）のチョコレート。

▼**飲料**。浄水器で濾過した水、コーヒー、紅茶、甘味料を加えていないアーモンド／亜麻／ココナッツ／カシューナッツなどのミルク。

コラム　〝スナック事故〟を避けよう

第1章で紹介したように、タンパク質は強いからだをつくるためのパワフルな栄養素だ。筋肉を維持し、その成長を助けるとともに満腹感も得られる。

私はよく〝スナック事故〟を起こしがちだ。つまり、スナック（おやつ）についつい手が伸びて、あまり質のよくない余分なカロリーを摂取してしまうのだ。だからこそ、満腹感があってご馳走感もあるスナックの必要性を痛感している。

次のような選択肢をお勧めしたい。

▼低糖質のビーフや七面鳥、サーモンのジャーキー

▼ビルトン（アフリカのジャーキー。自然乾燥した肉）

▼生ハムの切り身

▼脂肪分が高いか、脂肪分ゼロのヨーグルト（後述する）

▼栄養酵母を振りかけた、放牧豚のポークラインズ（豚の皮を油で揚げたスナック菓子）
▼固ゆで卵

時々食べても構わない食品

▼**乳製品**。牧草を食べ、抗生物質も成長ホルモン剤も不使用で育てられた乳牛のヨーグルトや硬いチーズ。

▼**マメ科植物**。豆類、レンズ豆、エンドウ豆、ひよこ豆、フムス（ひよこ豆のペースト）、ピーナッツ。

▼**繊維抽出物**。チコリの根の抽出物、タピオカ由来不溶性繊維、トウモロコシ由来水溶性食物繊維、イヌリン（水溶性植物繊維）。これらは、ノンシュガーの甘味料や繊維源として使われる。適量であれば問題ないが、摂取しすぎるとガスや腹部膨満の原因となる。これらがすべて、食後の血糖値上昇を抑制する難消化性繊維かどうかは、まだわかっていない。

▼**甘味料**。ステビア、遺伝子組み換えではない糖アルコール（いちばんのお勧めはエリスリトール。次が、樺の木から発見された天然のキシリトール。第5章を参照）、モンクフルーツ（羅漢果《ラカンカ》）、アルロース（希少糖）。

コラム　よくある質問1

Q：乳製品は脂肪分の高いものか無脂肪のものか、どちらを選ぶべきでしょうか。

A：大人に乳製品は必須ではありません。でも、もし摂取するのであれば（あなたが、成人の75%を占める乳糖不耐性ではないとして）、次のようなことがわかっています。脂肪分の高い乳製品には、心臓疾患やメタボリックシンドロームの予防効果があるとされています。いっぽう、低脂肪や無脂肪の場合には、そのような明確な効果は確認できませんでした。[5]

一般的に言って、乳製品は脂肪分の高いものがお勧めです。ビタミンKや、抗がん作用が期待される共役リノール酸（CLA）など、からだにいい化合物がたくさん含まれているからです。となると、低脂肪や無脂肪の乳製品は「ジーニアス・ライフ」に居場所はないのでしょうか。もちろんあります！

無脂肪のギリシャヨーグルトは、満足感もあって、最適なおやつでしょう。高脂肪のギリシャヨーグルトよりもタンパク質は多く、カロリーは控えめです。砂糖の入っていないプレーンタイプを選びましょう。好みでフルーツやいろいろなトッピングを加えてもいいでしょう。私の好みはベリー類、キウイ、カカオニブです。

食べる順番も大事。まずタンパク質から食べよう

こう聞くと驚くかもしれないが、食べる順番を変えるだけで健康になれるばかりか、体重を減らすか維持する効果まである。食事の際には、まずはタンパク質を食べ、次に食物繊維たっぷりの野菜を食べて、炭水化物は最後までとっておこう。

なぜこの順番がいいのだろうか。それは、タンパク質をとると満足感が得られるからだ。まず鶏肉やステーキ、魚などを食べると、タンパク質摂取のニーズを満たせる。そして、次に繊維質の野菜をとる。植物繊維は水分を吸収して胃の中で膨らむ。そうやって機械的に胃が膨むと、「私に食べさせて」というシグナルを脳に送る、食欲増進ホルモンの分泌が停止する。そしてようやく最後に、デンプン質であまり栄養素のないコメ（時にはご褒美のデザート）で食事を締めくくる。

最新の研究によれば、炭水化物を最後に食べることで、食後の空腹感が解消するという。[6] つまり、あとでお腹が減りにくいのだ。食事の最初に、バスケットに入ったパンに手を伸ばさないこと。炭水化物は最後に食べよう！

第4週　自分の「炭水化物スコア」を知ろう

第2～第3週の「導入期間」で実践した、これまでより「低炭水化物で高タンパク質な食事法」には、ふたつの目的がある。ひとつは、栄養分が濃厚な自然食品を通して、重要な栄養素を摂取することであり、もうひとつは代謝柔軟性を取り戻すことである。代謝柔軟性とは、激しい空腹感に悩まされずに、エネルギー源を糖質から脂質へと切り替える能力を指す。

この2週間の低炭水化物食によって血中インスリン濃度を下げ、レジスタンス運動とHIITを組み合わせることで、脂質をエネルギー源として利用しやすいからだに変える。そのいちばんのメリットはなんだろうか。導入期間の2週間を終えたあとに、炭水化物の豊富な食品をメニューに戻して、あなたのライフスタイルを支えられることだ。

それでは、1週間にどれほどのサツマイモやコメを摂取しても構わないのか。残念ながら全員に当てはまる一律の数字というものはないが、次の表の「炭水化物スコア」を試せば、あなたにとって最適な炭水化物の摂取量がわかるだろう。あなたに当てはまる項目の点数を足していこう。その合計が、1週間に摂取可能な炭水化物の点数（回数）だ。

あなたの「炭水化物スコア」が10の場合、次の食品リストから1週間に最大10点（10回）まで炭水化物を摂取できる。最終的には自分でいろいろ試して、続けて実行できそうかどうか、

炭水化物耐性が低い （週に0 〜 4点摂取可能）	炭水化物耐性が高い （週に8 〜 14点摂取可能）
糖尿病予備軍か2型糖尿病*（0）	糖尿病予備軍でも2型糖尿病でもない（+4）
ウエストに脂肪がついている（0）	ウエストに脂肪がついていない（+2）
座りっぱなしのライフスタイル（0）	活動的なライフスタイル（+4）
あまりエクササイズをしない（0）	週3 〜 5回レジスタンス運動かHIIT（+4）

＊糖尿病予備軍か2型糖尿病の人は「炭水化物不耐性」のため、先に紹介した「毎日食べたい食品」中心の食生活がいいだろう。糖尿病の治療薬を服用している人は、医師に相談すること。炭水化物の摂取を急激に制限すると、薬物治療の変更が必要になるか、糖尿病性ケトアシドーシスという、極めて危険な急性合併症を起こすリスクがあるからだ。

炭水化物スコア

あなた自身の体調はどうかによって決まる。頻繁に空腹を覚えるようなら、炭水化物の摂取量を減らしてみよう。あまり空腹を感じないのなら、増やしてもいいだろう。

そうして「自分の炭水化物スコア」がわかると、次のような高炭水化物食品も楽しめる。覚えておこう。以下で言及するフルーツの量は170グラムであり、リンゴやオレンジ1個分に相当する。昼間かエクササイズのあとの摂取がお勧めだ。

▼デンプン質の多い根菜。白い皮のジャガイモ、サツマイモ。

▼グルテンが入っていない未加工の穀物。ソバ、コメ（玄米、白米、野生米）、キビ、キヌア、ソルガム（コーリャン）、テフ（エチオピア原産の穀物）、グルテンフリーのオートミール、遺伝子組み換えでないトウモロコシやポップコーン。オート麦（もともとグルテンフリーだが、小麦を処理する工場の同じ製造ラインで加工される際に、グルテンが混入しやすい。パッケージにグルテンフリーと明示された

ものを探そう)。

▼甘味の強いフルーツ。リンゴ、アンズ、マンゴー、メロン、パイナップル、ザクロ、バナナはさまざまな栄養素や繊維質を含有する。乾燥させて、糖分を凝縮させたドライフルーツは食べすぎに注意。

コラム　穀物摂取を制限するよう勧める理由

あなたが体重オーバーで、お腹まわりに脂肪(内臓脂肪)がついていれば、インスリン抵抗性があり、血糖値が下がりにくい状態と見て間違いないだろう。

その場合、穀物を控えて、食物繊維やタンパク質中心の食生活に切り替えたほうがいい。穀物は人間にとって必須ではない。しかも、穀物の栄養素はほかの食品からでも簡単に、もっと凝縮したかたちか体内に吸収されやすいかたちで、補えるものばかりだ。

内臓脂肪がないか定期的にエクササイズに励んでいるのなら、オーガニックのトウモロコシや少量のコメを食べても構わない。だが、タンパク質や野菜、それも特にデンプン質でない野菜のほうが、より栄養密度が高いことを忘れずに。

ジーニアスな24時間の過ごし方

起床

「ジーニアス」な朝。それは、目覚まし時計の助けを借りずとも自然に目覚める朝のことだ。もちろん、そんなことはほとんどの人にとっては難しいだろう。だがもし可能なら、早めに就寝するのもひとつの手かもしれない。

いつも決まった時刻に起きる必要がある人は、目覚まし時計を使って快適な朝を迎えよう。お勧めは、目覚ましアプリの「スリープサイクル」だ。宣伝のつもりはまったくないが、このアプリを使えば、眠りが浅くなったタイミングでアラームが鳴る。唯一の欠点は、枕のすぐそばにスマートフォンを置いて眠る必要があることだ。つまり、眠らなければならないのに、ついついスマートフォンを使いたくなってしまう。就寝前に機内モードにしておくことを忘れずに。

午前中

さて朝、ベッドから起き出したあと、最初の優先事項は（たぶんトイレに行ったあとで）コップ1杯の水を飲むことだ。240㏄ほどでいい。私は電解質を補給するため、ミネラルソルト

(無機塩) をひとつまみ入れることが多い。

人は就寝中に脱水状態になる。ひと晩でどのくらいの水分を失うのかは、部屋の温度や湿度、夜間に汗をかいたかどうかによって違う。低炭水化物食を実践するとナトリウムが欠乏しやすい。質のいい塩をコップに少量加えることで、爽快な気分になる。特に、起床時にめまいがする人に効果がある。

コラム　よくある質問2

Q:毎日、どのくらいの水を飲むべきでしょうか。

A:軽い脱水症状でも認知機能が低下し、気分が悪くなるため、水分はこまめに補給しましょう。[7] 1日に必要な水の量について決まった答えはありませんが、一般的なアドバイスとして、起床後にコップ1杯の水を飲み、1日を通してこまめに水分補給をすることです。

尿の色が透明か薄い黄色を保つようにしましょう。スープやブロススープ、カフェインを含まない紅茶か、水分の多い野菜やフルーツを摂取することで、喉の渇きを抑えることができます。汗をかく活動だけでなく、カフェインの摂取によっても、水分摂取の必要性が増します。非常に乾燥した環境では、汗をかかなくても水分を失います。

朝起きて水分を補給したあと、次のステップは概日リズムの同調だ。その重要性については第2章で詳しく紹介した。太陽の光をしっかりまぶたに浴びることで、脳内にある体内時計のコントロールセンターをセットできる。

テラスや裏庭がないか、天気が悪くて日差しが浴びられない時には、窓を大きく開けるだけでもいい。午前中、自然光を浴びる時間を少なくとも30分は確保しよう。

そして、その時間を携帯電話のチェックではなく、ストレッチや深呼吸、瞑想の時間にあてるのだ。瞑想をするのなら、コーヒーやカフェイン入りの飲み物を摂取する前がお勧めだ。朝の瞑想は頭をすっきりさせ、その瞬間に意識を集中させ、1日の心の準備をするのにはもってこいの方法だ。基本的な瞑想法については前章を参照してほしい。

起床してだいぶ時間が経ったところで、ようやくお待ちかねのコーヒーに手を伸ばそう！それにはちゃんとしたわけがある。目が覚めた直後には、コルチゾールの分泌量がピークを迎える。コルチゾールは朝、脳が目を覚ます準備をするためのホルモンだ。

自然な概日リズムに伴い、起床後の30～45分後にコルチゾールの分泌量が減少しはじめるため、その頃に飲むコーヒーはからだに嬉しい1杯になる。

コラム　コーヒーはからだにいいのか悪いのか

カフェインを摂取すると、たとえ少量でも精神が鋭敏になる。身体能力や運動能力も一時的に向上する。とはいえ、過ぎたるは、なお及ばざるがごとし。カフェインは、疲労を感じさせる脳内の化合物の働きを妨げる。だが、コーヒーはなにもないところからエネルギーをつくり出しているわけではない。あとで使うエネルギーを〝前借り〟しているのだ。

カフェイン依存はパフォーマンスの低下を招く。そしてそれを補うために新しく飲むコーヒーは、前回飲んだあとの禁断症状を癒しているだけにすぎない。

誤解のないように言うと、コーヒーはからだにいい。コーヒーにまつわる文献を見ると、少なくとも一般の人にとっては健康にいいという説のほうが多い。ある大規模な調査では、毎日1杯飲む人は（デカフェであっても）、まったく飲まない人よりも心臓疾患、がん、脳卒中、糖尿病、呼吸器疾患、腎疾患による死亡率が、16年間で12%も低かった。また、1日に2〜3杯飲む人は18%も低かった。[8]

しかしながら、カフェイン耐性は人それぞれであり、とりわけストレスや遺伝子によって異なる。そのうえ、私たちが飲むコーヒーのサイズは以前よりも大きく、コーヒー自体も濃くなっている。約470ccの水出しコーヒーに含まれるカフェインの量は、驚くなかれ、200ミリグラムにものぼる。これは、自宅で淹れるコーヒー1杯の2倍に相当する量だ。ここでの教訓は、コーヒーを飲むと誰もがすばらしい気分になるわけではないことだ。

コーヒー依存とカフェインの過剰摂取という悪のループ（たいてい、気分高揚と疲労の負の連鎖）にはまり込んでしまったら、そのループを抜け出すために、数カ月に1〜2週間、コーヒー断ちをしよう（最初の2～3日は、ノンカフェインのコーヒーを飲んでも構わない）。最初の3～4日は最悪の気分でも、その後はもうコーヒーを飲む必要性を感じなくなるはずだ。

もしまたコーヒーを飲むことにした時には、カフェインの量を最小限に抑えよう。たとえば、小さなカップに1杯だけ飲む。そして、1週間に1日か2日飲まない日をつくり、コーヒーをあなたのからだに合わせる。その逆にしないこと。つまり、あなたのからだをコーヒーに合わせないことだ。

朝のエクササイズを楽しむ人は多い。エクササイズするのかどうかは、あなた次第だ！　私にとっては日課だが、1日のうちでいつエクササイズをしても、その効果はあまり変わらない。どの時間に汗を流すにしても、レジスタンス運動とＨＩＩＴを組み合わせよう。1日中デスクの前に座っていたか、その予定だという時には、有酸素運動も組み込みたい。第4章をもう1度チェックしてみよう。

コラム　便座の位置が高いトイレの恐ろしさ

日々使用するトイレの便座は、適切な高さであること。さもないと……消化器系の大惨事に見舞われる。私が借りているロサンゼルスの部屋のビルの管理者が、ある日、なんの前触れもなく、私の部屋のトイレを「障害を持つアメリカ人法」に基づく新しいトイレに替えてしまった。新しいトイレは、それまで使っていたトイレよりも、便座の位置がずっと高かった（確かに座面からの立ち座りはしやすいのかもしれないが、肝心の用を足すためにはまったく不向きだった）。

トイレを取り替えられたあと、私の消化機能がおかしくなってしまったのだ。残便感があり、常に膨満感がある。最悪だったのは、その理由がさっぱりわからなかったことだ。食生活を変えたわけでもない。数カ月も経ってようやくはたと気づいた。トイレのせいではないか！

その長い歴史のほとんどで、人間はしゃがんで排泄してきた。世界中で少なくとも12億人がいまもその格好で用を足している。この時、私が痛い思いをして学んだのは、位置の高い座面に座ると、恥骨直腸筋の働きで排泄が妨げられることだった。排泄の際には、ほぼまっすぐに（鈍角に）なっていなければならない直腸肛門角が、普段と同じく鋭角のままになってしまうのだ。

もしあなたのトイレも座面が高いなら、私と同じ方法を試してほしい。両足を置く台を設置して、膝が腰よりも高い位置に来るように（前傾姿勢になるように）するのだ。台に25ドル払っただけで、消化にも健康にもよく、もちろん明るい気分になれる。驚くような効果だ。

メニュー例1	メニュー例2	メニュー例3
牧草飼育牛の肉 （170グラム）	鶏の胸肉 （170グラム）	卵 （全卵Mサイズ3個）
濃い緑の葉もの野菜 （280グラム）	炒めたブロッコリー （280グラム）	以下を加えてスクランブルエッグにする
ドレッシング： ・エクストラバージン・オリーブオイル大さじ1～2 ・バルサミコ酢大さじ1～2 ・塩 ・胡椒 ・ガーリック	トッピング： ・レモン果汁 ・エクストラバージン・オリーブオイル ・赤唐辛子のフレーク ・マスタードシードパウダー ・塩	・ホウレンソウ（56グラム） ・ピーマンのみじん切り（56グラム） ・アボカド1／2 トッピング： ・エクストラバージン・オリーブオイル大さじ1 ・ピコ・デ・ガヨ*大さじ2

＊トマト、玉ねぎ、唐辛子などでつくるメキシコ料理の調味料。

朝食のメニュー例

午前中遅めの時間

午前中遅めの時間は、その日最初の食事をとるには最適な時間帯だ。もちろん、あなたにとってベストな時間帯があれば、その時に朝食を楽しんでもらえればいい。だが一般的なアドバイスとして、1日で最初の食事は起床の1～3時間後にとるようにしよう。そして、就寝の2～3時間前になったらもうなにも食べない。1日で最初の食事は、その日の食生活を決めるものと考えてほしい。

朝食は、タンパク質と野菜を半分ずつにしよう。私の定番のひとつは、脂質が多く色鮮やかな大盛りのサラダだ（脂質が多いというのは、栄養の吸収を助けるエクストラバージン・オリーブオイルをかけたもの、という意味だ）。あるいは、タンパク質と温野菜を一緒にとるのもいいだろう。いろいろ工夫してみることだ！　タンパク質と野菜の組み合わせは間違いない。

満足感も栄養もたっぷりだからだ。

あなたにとって最適な朝食を見つけたら、ぜひ習慣にしよう。朝食を抜くとグルコース代謝が低下するという報告があるが、それは毎日、朝食をとっている人の話だ。[9]すなわち、その日最初の食事が午前9時であろうと正午であろうと、あなた自身の習慣を守ったほうがいい。

「ジーニアス・ライフ」では時間生物学の最新研究を取り入れている。つまり、食事は生物学的に適正な時間帯にとることが望ましい。夕食は早めに済ませ、夜遅い時間には食べない。食事時間を一定の枠内に制限することで、いろいろなメリットがある。血糖値や血圧が低下し、炎症を引き起こす酸化ストレスも低減する[10]（スナック菓子の好きな人にとっては、全体的なカロリーの摂取量を減らしやすい、というおまけまである）。

食事の時にはいつもマインドフルになって、食べることに集中しよう。スマートフォンはしまい、テレビを見ながら食べない。調査によれば、雑誌やスマートフォンなど気が散るようなものが近くにあると、平均15％も余計にカロリーを摂取しがちだという。[11]

まずは、食事に対する意識を高めよう。そしてスマートフォンやテレビ、ゴシップ雑誌など、食事が疎かになりそうなものは排除しよう。そのふたつが、栄養をしっかりとりながら、カロリーも体重も減らすシンプルな方法かもしれない。

卵	エクストラバージン・オリーブオイル
塩	牧草飼育牛の乳でつくったバター
胡椒	リンゴ酢
ガーリックパウダー	レモンやライム
マスタードシードパウダー	バルサミコ酢

地中海式簡単クッキングの食材

夕方

夕方は夕食には理想的な時間だ。私たちの祖先が焚火のまわりに集まり、調理をして物語を語った時間帯だからだ（夜が深まるのに伴い、メラトニンの分泌が高まり、眠りを誘われる）。夕食時にテーブルに着いて、2〜3回ゆっくり深呼吸をすると、副交感神経系の働きが高まる。そして「休息と消化」モードになり、栄養の吸収を促すとともに消化不良も防いでくれる。

夕食ではタンパク質と野菜をたくさんとろう。いろいろな組み合わせを試してみよう。満足感のある栄養たっぷりの食事をしていれば、量を抑えたりカロリー計算をしたりする必要はない。もちろん、減量の停滞期を乗り切るためには有効かもしれないが。ブロッコリー、カリフラワー、芽キャベツなどのアブラナ科の野菜を炒めるか、ローストしたものを積極的に取り入れよう。

シェフはたいてい量より質を重視する。その哲学を私も全面的に支持したい。質のいい食材を使おう。おいしくて健康的な地中海式料理が簡単につくれ、しかも安く仕上げられる！　上のリストのような食材を常備しておきたい。

このようなシンプルな食材を使えば、どんな肉や野菜も風味よく、おいしく調理できる。ここでひとつ覚えておこう。エクストラバージン・オリーブオイルは、低~中温の料理に適していることだ。高温で加熱する時には、バターやギーを使ったほうがいい。エクストラバージン・オリーブオイルの瓶はテーブルに置いて、ソースとして使うのだ。

よく噛んで、時間をかけて食べよう。忘れないでほしい。消化は、あなたの口のなかではじまる。咀嚼《そしゃく》という単純な行為はただ胃酸や酵素を分泌して、食物の分解を促し、栄養の吸収を助けるだけではない。その食物に含まれる固有の化合物の生成も促す。

たとえばスルフォラファンは、生のアブラナ科の野菜(あるいは、マスタードシードパウダーを振りかけた温野菜)を、咀嚼する時に生成される。第5章で紹介した通り、スルフォラファンにはさまざまな環境汚染物質を解毒する作用がある。

食べ物に感謝しよう。肉を食べる時、あなたはその動物の命をいただいたのである。お腹いっぱいになったら、それが食べ終わる合図だ。夕食が済んだら「本日のキッチンは閉店」して、その日の食事は終わりにする。からだが消化を開始して、眠る準備をはじめる。言い換えれば、夕食はしっかり食べることだ。

外出時

人との交流は「ジーニアス・ライフ」の重要な部分だ。社会的なつながりを通して、長く充実した人生を送れるからだ（世捨て人として「ジーニアス・ライフ」を生きても意味はない！）。残念ながら、社交上の義務と健康上の目標が両立しないことも多く、仲間からの圧力でお酒を飲んだり、不健康な食べ物に手を伸ばしたりする。

つきあいで外出する時には、ヘルシー志向のレストランや、アルコールに関係のない活動を選ぼう。アルコールを飲む時に、ダメージを最小限に抑えるためのアドバイスを紹介しよう。

▼**ビールよりもスピリッツを選ぶ**。お勧めはウォッカやテキーラだ。糖分の高い割材《ミキサー》で割るのはやめる（苦み酒《ビターズ》やライムを加えるのは構わない）。ワインもいいが、糖分を控えるためにドライ（辛口）を選ぼう。

▼**アルコール1杯につきグラス1杯の水を飲む**。アルコールには利尿作用があるため、トイレに行く回数が増えたら、グラスの水に食塩を少々とライムをひと絞り加えた、即席の電解質補給水をつくって飲もう。

▼**腹を空かせて飲む**。空きっ腹で飲んではいけないという教えは、酔いのまわりを遅くするためだ。だが、あなたが自分の責任でほろ酔い気分を味わいたい時には、胃に固形物が少ないほうがほんの少量で酔いがまわる。そのほうが肝臓の負担も減る。消化などの作業を後まわしにして、肝臓がまずは毒素（アルコール）の排出を優先するからだ。

▼**就寝前に酔いを覚ます**。アルコールは睡眠を妨げる。睡眠による回復効果を最大限にするた

めには、酔いを覚ましてからベッドに入ろう。

忘れないでほしい。キーワードは「ほどほどに」だ！　女性は1日1杯、男性なら1〜2杯。そのくらいの分量であれば、スムーズな人づき合いやストレス解消など、アルコール摂取の恩恵を確保しつつ、ダメージを最小限に抑えられるだろう。

コラム　ジーニアス流カクテルもどき

節酒が退屈なものである必要はない。2019年にコロンビアの首都ボゴタを訪れた私は、地元の人が楽しむすばらしい飲み物を教えてもらった。通称「スパークリングウォーターのミチェラーダ」である。ミチェラーダとは、グラスの縁に塩をつけ、ビールをトマトジュースで割った、いかにもメキシコらしいアルコールだ。

ところが、そのコロンビア版はビールもトマトジュースも使わず、カロリーはゼロ。爽やかな飲み心地で健康的なうえ、つくるのも簡単なら、お金もあまりかからない。しかも、バーやレストランでカクテル同様に楽しめるとあって最高だ！

材料

ライム1／2〜1個　スパークリングウォーターか、セルツァー炭酸水350ミリリット

ル　氷6個　粗塩大さじ2　背の高いグラス1個　皿1枚

つくり方

皿に塩を広げる。

カットしたライムで、グラスの縁を湿らせる。

マルガリータをつくる時のように、グラスの縁を下にして、塩を広げた皿に押しつけ、むらなく塩がつくようにする。

グラスに氷を入れる。

ライム1／2を絞る（大きめのグラスの場合は多めに絞る）。

スパークリングウォーターをグラスに注ぎ入れる。

召し上がれ！　カロリーはゼロだが、ライムがビタミンCを、塩が電解質を補ってくれる。

見た目はカクテルだが、アルコール分はゼロだ！　体力を消耗することもない。

就寝前

夕食が済んだら、からだを休め、睡眠に向けて準備をはじめよう。映画やテレビを見たり、本を読んだりするのもいいだろう。映画やテレビを見ると決めたら、見終わったあとに緊張をほぐす時間があるように、うまくタイミングを図ろう。就寝のぎりぎり前まで視聴する場合には、ブルーライトカット眼鏡をかけると、メラトニンの分泌が抑制されにくい。眠る2～3時間前の着用が望ましい。

最後にあなたに伝えたいこと

本書で紹介したアドバイスが、からだと心の健康に役立つことを願っている。読者のみなさんが本書のアイデアを取り入れ、あなた自身の疑問を調べたり、いろいろな方法を試したりするきっかけにしてほしいのだ。健康についての答えはひとつではない。なぜなら、私たちはみんな遺伝子も違えば、習慣、居住環境、特定の疾患に対するかかりやすさも違うからだ。実際、健康に関する問いの答えは、そのほとんどが「人によりけり！」だ。人のニーズはそれぞれ異なる。しかも時間の経過に伴って変わる。いまのあなたのニーズは、10年後のニーズとは違っているはずだ。

私たちを取り巻く環境が健全なものではないことは間違いない。だが、本書で取り上げた項目は、読者のみなさんの健康と幸福感の向上に大きく役立つだろう。

科学は進化の一途をたどり、今日、真実だと思うことが、将来には誤りだったとわかるかもしれない。それでも、私たちは健康について、積極的な予防策をとらなければならない。私の母の話をすれば、母の症状に対して、極めて限られた選択肢しか残されていないと知った時、私は大きな衝撃を受けた。そして、そうなる前にできる限りのことをする重要性を痛感した。

私たちの世界は変わってしまった。電子機器がなくなることはない。照明は昼も夜も煌々と街や生活空間を照らし続け、今後もエアコンの効いた屋内で、プラスチック製品や加工食品に囲まれて暮らすことになる。

だが、あなたもあなたの愛する家族も正しい知識を身につけることで、さまざまな意思決定をして、1日、1カ月、1年を積み重ねていくことができる。病気になって若くして命を落とす必要はない。長く健康的な人生――「ジーニアス・ライフ」――を送るだけの価値が、あなたにはあるのだ。

からだと心を鍛え、正しい食生活を心がけ、心身にとって健康的な環境を整えよう。そうすれば、きっとあなたには、私の母のような多くの人たちとは違う運命が待っているはずだ。

謝辞

本を書くのは簡単ではない。しかも、家族の悲劇の真っただ中とあっては。だがありがたいことに、私のまわりには、毅然とした態度で前へ進むよう励ましてくれる人たちがいた。

まず感謝したいのは、執筆中にかけがえのない存在になってくれた、私のエージェントのジャイルズ・アンダーソンと、編集者のカレン・リナルディ、そして私の使命を信じ続けてくれたハーパー・ウェイブ社の人たちである。

私の兄弟のベニーとアンドルー、父のブルースにも感謝したい。そして、飼い猫のデライラにも。本書のなかでタイプミスがあったら、それは彼女のせいだ。

すばらしくて思いやりのある友だち、サラ・アン・スチュワートとクレイグ・クレメンツ。ふたりを心の底から愛している。

親友であり、アルツハイマー病予防のパイオニアでもあるリチャード・アイザックソン。まさにレジェンドだ。そのインスピレーションすべてと、私のメッセージに磨きをかけるために、いつもそばにいて助けてくれたことに感謝したい。

友人のマーク・ハイマン、デイヴィッド・パールマター、ドルー・ピューロヒット、アンドルー・ルア。

多大な支援を提供してくれた、ほかのジーニアスたち。クリスティン・ロバーグ、サル・ディ・ステファノ、クリス・マスタージョン、ケイト・アダムズ、キャロル・クウィアトコフスキー。

インスタグラム、フェイスブック、ユーチューブ、ツイッターの一人ひとりのフォロワーのみんな、ポッドキャスト「The Genius Life」のリスナーの方たち、信じられないほどすばらしい支援をいろいろとありがとう。

私のドキュメンタリー作品『Bread Head』を支援してくれたみんな。認知症予防の物語を映画を通して語るという私の能力を信じてくれたことと、みんなの忍耐強さに感謝したい。

私が本書で引用した論文や調査の研究者の方々に、謝意を表したい。驚くほどエレガントであり脆弱でもある、からだと心の神秘に光を当てることができたのも、みなさんのおかげだ。その地道な研究に深く感謝している。

そして、本書を読んでくださったあなた。あなたたちの支援がなかったら、本書を完成させることはできなかった。だから、読者のみなさんにもありがとうと言いたい。

原注

まえがき——母とのアルツハイマー闘病から学んだこと

1. Max Lugavere, Alon Seifan, and Richard S. Isaacson, "Prevention of Cognitive Decline," *Handbook on the Neuropsychology of Aging and Dementia* ed. Lisa Ravdin and Heather Katzen, (Springer, Cham, 2019), 205–29.
2. Hugh C. Hendrie et al., "APOE ε4 and the Risk for Alzheimer's Disease and Cognitive Decline in African Americans and Yoruba," *International Psychogeriatrics* 26.6 (2014): 977–85.
3. A. M. Noone et al., SEER Cancer Statistics Review, 1975–2015, National Cancer Institute, Bethesda, MD, https://seer.cancer.gov/csr/1975_2015/, based on November 2017 SEER data submission, posted to the SEER website, April 2018.
4. CDC Newsroom, "Cancers Associated with Overweight and Obesity Make Up 40 Percent of Cancers Diagnosed in the United States," Centers for Disease Control and Prevention, October 3, 2017, www.cdc.gov/media/releases/2017/p1003-vs-cancer-obesity.html.
5. Ashkan Afshin et al., "Health Effects of Dietary Risks in 195 Countries, 1990–2017: A Systematic Analysis for the Global Burden of Disease Study 2017," *Lancet* 393, no. 10184 (2019): 1958–72.
6. George DeMaagd and Ashok Philip, "Parkinson's Disease and Its Management: Part 1: Disease Entity, Risk Factors, Pathophysiology, Clinical Presentation, and Diagnosis," *P & T: A Peer-Reviewed Journal for Managed Care and Hospital Formulary Management* 40.8 (2015): 504–32.

序 章　現代生活が私たちの脳とからだにもたらすもの

1. Joana Araújo, Jianwen Cai, and June Stevens, "Prevalence of Optimal Metabolic Health in American Adults: National Health and Nutrition Examination Survey 2009–2016," Metabolic Syndrome and Related Disorders 17, no. 1 (2019): 46–52.
2. Jeffrey Gassen et al., "Inflammation Predicts Decision-Making Characterized by Impulsivity, Present Focus, and an Inability to Delay Gratification," *Scientific Reports* 9 (2019); Leonie J.T. Balter et al., "Selective Effects of Acute Low-Grade Inflammation on Human Visual Attention." *NeuroImage* 202 (2019): 116098; Felger, Jennifer C. "Imaging the Role of Inflammation in Mood and Anxiety-Related Disorders." *Current Neuropharmacology* 16, no. 5 (2018): 533–558.
3. Ole Köhler-Forsberg et al., "Efficacy of Anti-Inflammatory Treatment on Major Depressive Disorder or Depressive Symptoms: Meta-Analysis of Clinical Trials," *Acta Psychiatrica Scandinavica* 139.5 (2019): 404–19.

第1章　それを食べる前に、知っておきたいこと

1. Christopher D. Gardner et al., "Effect of Low-Fat vs. Low-Carbohydrate Diet on 12-Month Weight Loss in Overweight Adults and the Association with Genotype

Pattern or Insulin Secretion: The DIETFITS Randomized Clinical Trial," *JAMA* 319.7 (2018): 667–79.

2. Isaac Abel, "Was I Actually 'Addicted' to Internet Pornography?" *Atlantic*, June 7, 2013, www.theatlantic.com/health/archive/2013/06/was-i-actually-addicted-to-internet-pornography/276619/.
3. Kevin D. Hall et al., "Ultra-Processed Diets Cause Excess Calorie Intake and Weight Gain: An Inpatient Randomized Controlled Trial of Ad Libitum Food Intake," *Cell Metabolism* 30 (2019): 67–77.
4. Sadie B. Barr and Jonathan C. Wright, "Postprandial Energy Expenditure in Whole-Food and Processed-Food Meals: Implications for Daily Energy Expenditure," *Food & Nutrition Research* 54 (2010), doi:10.3402/fnr.v54i0.5144.
5. Gloria González-Saldivar et al., "Skin Manifestations of Insulin Resistance: From a Biochemical Stance to a Clinical Diagnosis and Management," *Dermatology and Therapy* 7.1 (2016): 37–51, doi:10.1007/s13555-016-0160–3.
6. W. J. Lossow and I. L. Chaikoff, "Carbohydrate Sparing of Fatty Acid Oxidation. I. The Relation of Fatty Acid Chain Length to the Degree of Sparing. II. The Mechanism by Which Carbohydrate Spares the Oxidation of Palmitic Acid," *Archives of Biochemistry and Biophysics* 57.1 (1955): 23–40.
7. Andrew A. Gibb and Bradford G. Hill, "Metabolic Coordination of Physiological and Pathological Cardiac Remodeling," *Circulation Research* 123.1 (2018): 107–28.
8. Deniz Senyilmaz-Tiebe et al., "Dietary Stearic Acid Regulates Mitochondria in Vivo in Humans," *Nature Communications* 9, no. 1 (2018): 3129.
9. P. W. Siri-Tarino et al., "Saturated Fat, Carbohydrate, and Cardiovascular Disease," *Americal Journal of Clinical Nutrition* 91, no. 3 (2010): 502–9, doi:10.3945/ajcn.2008.26285.
10. Christopher E. Ramsden et al., "Re-evaluation of the Traditional Diet-Heart Hypothesis: Analysis of Recovered Data from Minnesota Coronary Experiment (1968–73)," *BMJ* 353 (2016): i1246.
11. Stephan J. Guyenet and Susan E. Carlson, "Increase in Adipose Tissue Linoleic Acid of US Adults in the Last Half Century," *Advances in Nutrition* 6, no. 6 (2015): 660–64.
12. Manish Mittal et al., "Reactive Oxygen Species in Inflammation and Tissue Injury," *Antioxidants & Redox Signaling* 20.7 (2014): 1126–67.
13. Karen S. Bishop et al., "An Investigation into the Association Between DNA Damage and Dietary Fatty Acid in Men with Prostate Cancer," *Nutrients* 7, no. 1 (2015): 405–22, doi:10.3390/nu7010405.
14. H. Lodish et al., *Molecular Cell Biology*, 4th edition (New York: W. H. Freeman, 2000), section 12.4, "DNA Damage and Repair and Their Role in Carcinogenesis," available from https://www.ncbi.nlm.nih.gov/books/NBK21554/.*[1]
15. Shosuke Kawanishi et al., "Crosstalk Between DNA Damage and Inflammation in the Multiple Steps of Carcinogenesis," *International Journal of Molecular Sciences* 18, no. 8 (2017): 1808, doi:10.3390/ijms18081808.
16. Bruce N. Ames, "Prolonging Healthy Aging: Longevity Vitamins and Proteins," *Proceedings of the National Academy of Sciences* 115, no. 43 (2018): 10836–44.
17. Somdat Mahabir et al., "Dietary Magnesium and DNA Repair Capacity as Risk Factors for Lung Cancer," *Carcinogenesis* 29, no. 5 (2008): 949–56.
18. Takanori Honda et al., "Serum Elaidic Acid Concentration and Risk of Dementia: The Hisayama Study," *Neurology* (2019).

19. Jessica E. Saraceni, "8,000-Year-Old Olive Oil Found in Israel," *Archaeology*, www.archaeology.org/news/2833–141217-israel-galilee-olive-oil.
20. Felice N. Jacka et al., "A Randomised Controlled Trial of Dietary Improvement for Adults with Major Depression (the 'SMILES' trial)," *BMC Medicine* 15, no. 1 (2017): 23.
21. Marta Czarnowska and Elzbieta Gujska, "Effect of Freezing Technology and Storage Conditions on Folate Content in Selected Vegetables," *Plant Foods for Human Nutrition* 67, no. 4 (2012): 401–6.
22. Kristen L. Nowak et al., "Serum Sodium and Cognition in Older Community-Dwelling Men," *Clinical Journal of the American Society of Nephrology* 1, no. 3 (2018): 366–74.
23. Andrew Mente et al., "Urinary Sodium Excretion, Blood Pressure, Cardiovascular Disease, and Mortality: A Community-Level Prospective Epidemiological Cohort Study," *Lancet* 392, no. 10146 (2018): 496–506.
24. Loren Cordain et al., "Origins and Evolution of the Western Diet: Health Implications for the 21st Century," *American Journal of Clinical Nutrition* 81, no. 2 (2005): 341–54.
25. Robert R. Wolfe et al., "Optimizing Protein Intake in Adults: Interpretation and Application of the Recommended Dietary Allowance Compared with the Acceptable Macronutrient Distribution Range," *Advances in Nutrition* 8, no. 2 (2017): 266–75, doi: 10.3945/an.116.013821.
26. Robert W. Morton et al., "A Systematic Review, Meta-Analysis and Meta-Regression of the Effect of Protein Supplementation on Resistance Training-Induced Gains in Muscle Mass and Strength in Healthy Adults," *British Journal of Sports Medicine* 52, no. 6 (2017): 376–84, doi:10.1136/bjsports-2017–097608.
27. Michaela C. Devries et al., "Changes in Kidney Function Do Not Differ Between Healthy Adults Consuming Higher- Compared with Lower- or Normal-Protein Diets: A Systematic Review and Meta-Analysis," *Journal of Nutrition* 148, no. 11 (2018): 1760–75, doi:10.1093/jn/nxy197.
28. Stuart M. Phillips, Stéphanie Chevalier, and Heather J. Leidy, "Protein 'Requirements' Beyond the RDA: Implications for Optimizing Health," *Applied Physiology, Nutrition, and Metabolism* 41, no. 5 (2016): 565–72.
29. Claudia Martinez-Cordero et al., "Testing the Protein Leverage Hypothesis in a Free-Living Human Population," *Appetite* 59, no. 2 (2012): 312–15.
30. David S. Weigle et al., "A High-Protein Diet Induces Sustained Reductions in Appetite, Ad Libitum Caloric Intake, and Body Weight Despite Compensatory Changes in Diurnal Plasma Leptin and Ghrelin Concentrations," *American Journal of Clinical Nutrition* 82.1 (2005): 41–48; S. J. Long, A. R. Jeffcoat, and D. J. Millward, "Effect of Habitual Dietary-Protein Intake on Appetite and Satiety," *Appetite* 35, no. 1 (2000): 79–88.
31. Klaas R. Westerterp, "Diet Induced Thermogenesis," *Nutrition & Metabolism* 1, no. 1 (2004): 5, doi:10.1186/1743–7075–1–5.
32. Claire Fromentin et al., "Dietary Proteins Contribute Little to Glucose Production, Even Under Optimal Gluconeogenic Conditions in Healthy Humans," *Diabetes* 62, no. 5 (2013): 1435–42, doi:10.2337/db12–1208.
33. W. M. A. D. Fernando et al., "Associations of Dietary Protein and Fiber Intake with Brain and Blood Amyloid-β," *Journal of Alzheimer's Disease* 61, no. 4 (2018): 1589–98.
34. Joel Brind et al., "Dietary Glycine Supplementation Mimics Lifespan Extension by Dietary Methionine Restriction in Fisher 344 Rats," *FASEB Journal* 25, no. 1 (2011).
35. Richard A. Miller, et al. "Glycine Supplementation Extends Lifespan of Male and Female Mice," *Aging Cell* 18.3 (2019): e12953.

36. Enrique Meléndez-Hevia et al., "A Weak Link in Metabolism: The Metabolic Capacity for Glycine Biosynthesis Does Not Satisfy the Need for Collagen Synthesis," *Journal of Biosciences* 34, no. 6 (2009): 853–72.
37. Joseph Firth et al., "The Effects of Dietary Improvement on Symptoms of Depression and Anxiety: A Meta-Analysis of Randomized Controlled Trials," *Psychosomatic Medicine* 81, no. 3 (2019): 265–80, doi:10.1097/PSY.0000000000000673.
38. Donald R. Davis, Melvin D. Epp, and Hugh D. Riordan, "Changes in USDA Food Composition Data for 43 Garden Crops, 1950 to 1999," *Journal of the American College of Nutrition* 23, no. 6 (2004): 669–82.
39. Irakli Loladze, "Hidden Shift of the Ionome of Plants Exposed to Elevated CO_2 Depletes Minerals at the Base of Human Nutrition," *eLife* 3 (2014): e02245, doi:10.7554/eLife.02245.
40. Donald R. Davis, "Trade-Offs in Agriculture and Nutrition," *Food Technology* 59, no. 3 (2005): 120.
41. Marcin Baranski et al., "Higher Antioxidant Concentrations, and Less Cadmium and Pesticide Residues in Organically Grown Crops: A Systematic Literature Review and Meta-Analyses," *British Journal of Nutrition* 5, no. 112 (2014): 794–811.
42. Zhi-Yong Zhang, Xian-Jin Liu, and Xiao-Yue Hong, "Effects of Home Preparation on Pesticide Residues in Cabbage," *Food Control* 18, no. 12 (2007): 1484–87; Tianxi Yang et al., "Effectiveness of Commercial and Homemade Washing Agents in Removing Pesticide Residues on and in Apples," *Journal of Agricultural and Food Chemistry* 65, no. 44 (2017): 9744–52.
43. Martha Clare Morris et al., "Nutrients and Bioactives in Green Leafy Vegetables and Cognitive Decline: Prospective Study," *Neurology* 90, no. 3 (2018): e214–22.
44. Emily R. Bovier and Billy R. Hammond, "A Randomized Placebo-Controlled Study on the Effects of Lutein and Zeaxanthin on Visual Processing Speed in Young Healthy Subjects," *Archives of Biochemistry and Biophysics* 572 (2015): 54-57; Lisa M. Renzi-Hammond et al., "Effects of a Lutein and Zeaxanthin Intervention on Cognitive Function: A Randomized, Double-Masked, Placebo-Controlled Trial of Younger Healthy Adults." *Nutrients* 9.11 (2017): 1246, doi:10.3390/nu9111246.
45. Marcia C. de Oliveira Otto et al., "Everything in Moderation—Dietary Diversity and Quality, Central Obesity and Risk of Diabetes," *PLOS ONE* 10, no. 10 (2015): e0141341.
46. Bernard P. Kok et al., "Intestinal Bitter Taste Receptor Activation Alters Hormone Secretion and Imparts Metabolic Benefits," *Molecular Metabolism* 16 (2018): 76–87, doi:10.1016/j.molmet.2018.07.013.

第2章　あなたの体内時計を正しく整える方法

1. Valter D. Longo and Satchidananda Panda, "Fasting, Circadian Rhythms, and Time-Restricted Feeding in Healthy Lifespan," *Cell Metabolism* 23, no. 6 (2016): 1048–59, doi:10.1016/j.cmet.2016.06.001.
2. Patricia L. Turner and Martin A. Mainster, "Circadian Photoreception: Ageing and the Eye's Important Role in Systemic Health," *British Journal of Ophthalmology* 92, no. 11 (2008): 1439–44.
3. Neil E. Klepeis et al., "The National Human Activity Pattern Survey (NHAPS): A Resource for Assessing Exposure to Environmental Pollutants," *Journal of Exposure Science and Environmental Epidemiology* 11, no. 3 (2001): 231.
4. David Montaigne et al., "Daytime Variation of Perioperative Myocardial Injury in

Cardiac Surgery and Its Prevention by Rev-Erb Antagonism: A Single-Centre Propensity-Matched Cohort Study and a Randomised Study," *Lancet* 391, no. 10115 (2018): 59–69.

5. Fariba Raygan et al., "Melatonin Administration Lowers Biomarkers of Oxidative Stress and Cardio-Metabolic Risk in Type 2 Diabetic Patients with Coronary Heart Disease: A Randomized, Double-Blind, Placebo-Controlled Trial," *Clinical Nutrition* 38, no. 1 (2017): 191–96.
6. D. X. Tan et al., "Significance and Application of Melatonin in the Regulation of Brown Adipose Tissue Metabolism: Relation to Human Obesity," *Obesity Reviews* 12, no. 3 (2011): 167–88.
7. Ran Liu et al., "Melatonin Enhances DNA Repair Capacity Possibly by Affecting Genes Involved in DNA Damage Responsive Pathways," *BMC Cell Biology* 14, no. 1 (2013): 1.
8. Leonard A. Sauer, Robert T. Dauchy, and David E. Blask, "Polyunsaturated Fatty Acids, Melatonin, and Cancer Prevention," *Biochemical Pharmacology* 61, no. 12 (2001): 1455–62.
9. M. Nathaniel Mead, "Benefits of Sunlight: A Bright Spot for Human Health," *Environmental Health Perspectives* 116, no. 4 (2008): A160–67, doi:10.1289/ehp.116-a160.
10. Tina M. Burke et al., "Effects of Caffeine on the Human Circadian Clock in Vivo and in Vitro," *Science Translational Medicine* 7, no. 305 (2015): 305ra146–305ra146.
11. Lisa A. Ostrin, Kaleb S. Abbott, and Hope M. Queener, "Attenuation of Short Wavelengths Alters Sleep and the ipRGC Pupil Response," *Ophthalmic and Physiological Optics* 37, no. 4 (2017): 440–50.
12. James Stringham, Nicole Stringham, and Kevin O'Brien, "Macular Carotenoid Supplementation Improves Visual Performance, Sleep Quality, and Adverse Physical Symptoms in Those with High Screen Time Exposure," *Foods* 6, no. 7 (2017): 47.
13. Shawn D. Youngstedt, Jeffrey A. Elliott, and Daniel F. Kripke, "Human Circadian Phase-Response Curves for Exercise," *Journal of Physiology* 597, no. 8 (2019): 2253–68.
14. Katri Peuhkuri, Nora Sihvola, and Riitta Korpela, "Dietary Factors and Fluctuating Levels of Melatonin," *Food & Nutrition Research* 56, no. 1 (2012): 17252.
15. Kazunori Ohkawara et al., "Effects of Increased Meal Frequency on Fat Oxidation and Perceived Hunger," *Obesity* 21.2 (2013): 336–43; Hana Kahleova et al., "Meal Frequency and Timing Are Associated with Changes in Body Mass Index in Adventist Health Study 2," *Journal of Nutrition* 147, no. 9 (2017): 1722–28.
16. Eve Van Cauter, Kenneth S. Polonsky, and André J. Scheen, "Roles of Circadian Rhythmicity and Sleep in Human Glucose Regulation," *Endocrine Reviews* 18, no. 5 (1997): 716–38.
17. Frank A. J. L. Scheer et al., "Adverse Metabolic and Cardiovascular Consequences of Circadian Misalignment," *Proceedings of the National Academy of Sciences* 106, no. 11 (2009): 4453–58; Yukie Tsuchida, Sawa Hata, and Yoshiaki Sone, "Effects of a Late Supper on Digestion and the Absorption of Dietary Carbohydrates in the Following Morning," *Journal of Physiological Anthropology* 32, no. 1 (2013): 9.
18. Megumi Hatori et al., "Time-Restricted Feeding Without Reducing Caloric Intake Prevents Metabolic Diseases in Mice Fed a High-Fat Diet," *Cell Metabolism* 15, no. 6 (2012): 848–60.
19. Kelsey Gabel et al., "Effects of 8-Hour Time-Restricted Feeding on Body Weight and Metabolic Disease Risk Factors in Obese Adults: A Pilot Study," *Nutrition and Healthy Aging* preprint (2018): 1–9; Elizabeth F. Sutton et al., "Early Time-Restricted

Feeding Improves Insulin Sensitivity, Blood Pressure, and Oxidative Stress Even Without Weight Loss in Men with Prediabetes," *Cell Metabolism* 27, no. 6 (2018): 1212–21.
20. Manolis Kogevinas et al., "Effect of Mistimed Eating Patterns on Breast and Prostate Cancer Risk (MCC-Spain Study)," *International Journal of Cancer* 143, no. 10 (2018): 2380–89.
21. Catherine R. Marinac et al., "Prolonged Nightly Fasting and Breast Cancer Prognosis," *JAMA Oncology* 2, no. 8 (2016): 1049–55.
22. Patricia Rubio-Sastre et al., "Acute Melatonin Administration in Humans Impairs Glucose Tolerance in Both the Morning and Evening," *Sleep* 37, no. 10 (2014): 1715–19.
23. David Lehigh Allen et al., "Acute Daily Psychological Stress Causes Increased Atrophic Gene Expression and Myostatin-Dependent Muscle Atrophy," *American Journal of Physiology–Heart and Circulatory Physiology* 299, no. 3 (2010): R889–98.
24. Javier T. Gonzalez et al., "Breakfast and Exercise Contingently Affect Postprandial Metabolism and Energy Balance in Physically Active Males," *British Journal of Nutrition* 110, no. 4 (2013): 721–32.
25. Elizabeth A. Thomas et al., "Usual Breakfast Eating Habits Affect Response to Breakfast Skipping in Overweight Women," *Obesity* 23, no. 4 (2015): 750–59, doi:10.1002/oby.21049.
26. Ricki J. Colman et al., "Caloric Restriction Reduces Age-Related and All-Cause Mortality in Rhesus Monkeys," *Nature Communications* 5 (2014): 3557.
27. Rai Ajit K. Srivastava et al., "AMP-Activated Protein Kinase: An Emerging Drug Target to Regulate Imbalances in Lipid and Carbohydrate Metabolism to Treat Cardio-Metabolic Diseases," Thematic Review Series: New Lipid and Lipoprotein Targets for the Treatment of Cardiometabolic Diseases, *Journal of Lipid Research* 53 no. 12 (2012): 2490–514.
28. Belinda Seto, "Rapamycin and mTOR: A Serendipitous Discovery and Implications for Breast Cancer," *Clinical and Translational Medicine* 1, no. 1 (2012): 29.
29. Francesca LiCausi and Nathaniel W. Hartman, "Role of mTOR Complexes in Neurogenesis," *International Journal of Molecular Sciences* 19, no. 5 (2018): 1544, doi:10.3390/ijms19051544.
30. Alessandro Bitto et al., "Transient Rapamycin Treatment Can Increase Lifespan and Healthspan in Middle-Aged Mice," *eLife* 5 (2016): e16351.
31. Sebastian Brandhorst et al., "A Periodic Diet That Mimics Fasting Promotes Multi-System Regeneration, Enhanced Cognitive Performance, and Healthspan," *Cell Metabolism* 22, no. 1 (2015): 86–99, doi:10.1016/j.cmet.2015.05.012.
32. Ibid.
33. Sushil Kumar and Gurcharan Kaur, "Intermittent Fasting Dietary Restriction Regimen Negatively Influences Reproduction in Young Rats: A Study of Hypothalamo-Hypophysial-Gonadal Axis," *PLOS ONE* 8, no. 1 (2013): e52416.

第3章　ビタミンDをつくり出し、最大限活用する方法

1. Thomas J. Littlejohns et al., "Vitamin D and the Risk of Dementia and Alzheimer Disease," *Neurology* 83, no. 10 (2014): 920–28.
2. Lewis O. J. Killin et al., "Environmental Risk Factors for Dementia: A Systematic Review," *BMC Geriatrics* 16, no. 1 (2016): 175.
3. Joshua W. Miller et al., "Vitamin D Status and Rates of Cognitive Decline in a Multiethnic Cohort of Older Adults," *JAMA Neurology* 72, no. 11 (2015): 1295–303.

4. Jingya Jia et al. "Effects of Vitamin D Supplementation on Cognitive Function and Blood A -Related Biomarkers in Older Adults with Alzheimer's Disease: A Randomised, Double-Blind, Placebo-Controlled Trial." *Journal of Neurology, Neurosurgery & Psychiatry* (2019): jnnp-2018.
5. Robert Briggs et al., "Vitamin D Deficiency Is Associated with an Increased Likelihood of Incident Depression in Community-Dwelling Older Adults," *Journal of the American Medical Directors Association* 20, no. 5 (2019): 517–23.
6. Daniel A. Nation et al., "Blood–Brain Barrier Breakdown Is an Early Biomarker of Human Cognitive Dysfunction," *Nature Medicine* 25, no. 2 (2019): 270–76.
7. Peter Brøndum-Jacobsen et al., "25-hydroxyvitamin D and Symptomatic Ischemic Stroke: An Original Study and Meta-Analysis," *Annals of Neurology* 73, no. 1 (2013): 38–47.
8. Pauline Maillard et al., "Effects of Arterial Stiffness on Brain Integrity in Young Adults from the Framingham Heart Study," *Stroke* 47, no. 4 (2016): 1030–36; Joel Singer et al., "Arterial Stiffness, the Brain and Cognition: A Systematic Review," *Ageing Research Reviews* 15 (2014): 16–27.
9. Angela L. Jefferson et al., "Higher Aortic Stiffness Is Related to Lower Cerebral Blood Flow and Preserved Cerebrovascular Reactivity in Older Adults," *Circulation* 138, no. 18 (2018): 1951–62.
10. Noel T. Mueller et al., "Association of Age with Blood Pressure Across the Lifespan in Isolated Yanomami and Yekwana Villages," *JAMA Cardiology* 3, no. 12 (2018): 1247–49.
11. Daniel Lemogoum et al., "Effects of Hunter-Gatherer Subsistence Mode on Arterial Distensibility in Cameroonian Pygmies," *Hypertension* 60, no. 1 (2012): 123–28.
12. Ibhar Al Mheid et al., "Vitamin D Status Is Associated with Arterial Stiffness and Vascular Dysfunction in Healthy Humans," *Journal of the American College of Cardiology* 58, no. 2 (2011): 186–92.
13. Cedric F. Garland et al., "Meta-Analysis of All-Cause Mortality According to Serum 25-hydroxyvitamin D," *American Journal of Public Health* 104, no. 8 (2014): e43–50; Jacqueline A. Pettersen, "Vitamin D and Executive Functioning: Are Higher Levels Better?" *Journal of Clinical and Experimental Neuropsychology* 38, no. 4 (2016): 467–77.
14. Heike A. Bischoff-Ferrari et al., "Estimation of Optimal Serum Concentrations of 25-hydroxyvitamin D for Multiple Health Outcomes," *American Journal of Clinical Nutrition* 84, no. 1 (2006): 18–28.
15. John Paul Ekwaru et al., "The Importance of Body Weight for the Dose Response Relationship of Oral Vitamin D Supplementation and Serum 25-hydroxyvitamin D in Healthy Volunteers," *PLOS ONE* 9, no. 11 (2014): e111265.
16. Anas Raed et al., "Dose Responses of Vitamin D_3 Supplementation on Arterial Stiffness in Overweight African Americans with Vitamin D Deficiency: A Placebo Controlled Randomized Trial," *PLOS ONE* 12, no. 12 (2017): e0188424.
17. Donald Liu et al., "UVA Irradiation of Human Skin Vasodilates Arterial Vasculature and Lowers Blood Pressure Independently of Nitric Oxide Synthase," *Journal of Investigative Dermatology* 134, no. 7 (2014): 1839–46.
18. Yong Zhang et al., "Vitamin D Inhibits Monocyte/Macrophage Proinflammatory Cytokine Production by Targeting MAPK Phosphatase-1," *Journal of Immunology* 188, no. 5 (2012): 2127–35.
19. Kai Yin and Devendra K. Agrawal, "Vitamin D and Inflammatory Diseases," *Journal of Inflammation Research* 7 (2014): 69.

20. JoAnn E. Manson et al., "Vitamin D Supplements and Prevention of Cancer and Cardiovascular Disease," *New England Journal of Medicine* 380, no. 1 (2019): 33–44.
21. Aaron Lerner, Patricia Jeremias, and Torsten Matthias, "The World Incidence and Prevalence of Autoimmune Diseases Is Increasing," *International Journal of Celiac Disease* 3, no. 4 (2015): 151–55.
22. Wendy Dankers et al., "Vitamin D in Autoimmunity: Molecular Mechanisms and Therapeutic Potential," *Frontiers in Immunology* 697, no. 7 (2017), doi:10.3389/fimmu.2016.00697.
23. Ruth Dobson, Gavin Giovannoni, and Sreeram Ramagopalan, "The Month of Birth Effect in Multiple Sclerosis: Systematic Review, Meta-Analysis and Effect of Latitude," *Journal of Neurology, Neurosurgery, and Psychiatry* 84, no. 4 (2013): 427–32.
24. Emily Evans, Laura Piccio, and Anne H. Cross, "Use of Vitamins and Dietary Supplements by Patients with Multiple Sclerosis: A Review," *JAMA Neurology* 75, no. 8 (2018): 1013–21.
25. Barbara Prietl et al., "Vitamin D Supplementation and Regulatory T Cells in Apparently Healthy Subjects: Vitamin D Treatment for Autoimmune Diseases?" *Israel Medical Association Journal: IMAJ* 12, no. 3 (2010): 136–39.
26. Tara Raftery et al., "Effects of Vitamin D Supplementation on Intestinal Permeability, Cathelicidin and Disease Markers in Crohn's Disease: Results from a Randomised Double-Blind Placebo-Controlled Study," *United European Gastroenterology Journal* 3, no. 3 (2015): 294–302.
27. Danilo C. Finamor et al., "A Pilot Study Assessing the Effect of Prolonged Administration of High Daily Doses of Vitamin D on the Clinical Course of Vitiligo and Psoriasis," *Dermato-Endocrinology* 5, no. 1 (2013): 222–34, doi:10.4161/derm.24808.
28. Yasumichi Arai et al., "Inflammation, but Not Telomere Length, Predicts Successful Ageing at Extreme Old Age: A Longitudinal Study of Semi-Supercentenarians," *EBioMedicine* 2, no. 10 (2015): 1549–58.
29. Adam Kaplin and Laura Anzaldi, "New Movement in Neuroscience: A Purpose-Driven Life," *Cerebrum: The Dana Forum on Brain Science*, Dana Foundation, vol. 2015.
30. J. Brent Richards et al., "Higher Serum Vitamin D Concentrations Are Associated with Longer Leukocyte Telomere Length in Women," *American Journal of Clinical Nutrition* 86, no. 5 (2007): 1420–25, doi:10.1093/ajcn/86.5.1420.
31. Karla A. Mark et al., "Vitamin D Promotes Protein Homeostasis and Longevity via the Stress Response Pathway Genes skn-1, ire-1, and xbp-1," *Cell Reports* 17, no. 5 (2016): 1227–37.
32. Angela Carrelli et al., "Vitamin D Storage in Adipose Tissue of Obese and Normal Weight Women," *Journal of Bone and Mineral Research* 32, no. 2 (2016): 237–42, doi: 10.1002/jbmr.2979.
33. John Paul Ekwaru et al., "The Importance of Body Weight for the Dose Response Relationship of Oral Vitamin D Supplementation and Serum 25-hydroxyvitamin D in Healthy Volunteers," *PLOS ONE* 9, no. 11 (2014): e111265, doi:10.1371/journal.pone.0111265.
34. Elizabet saes da Silva et al., "Use of Sunscreen and Risk of Melanoma and Non-melanoma Skin Cancer: A Systematic Review and Meta-Analysis," *European Journal of Dermatology* 28, no. 2 (2018): 186–201; Leslie K. Dennis, Laura E. Beane Freeman, and Marta J. VanBeek, "Sunscreen Use and the Risk for Melanoma: A Quantitative Review," *Annals of Internal Medicine* 139, no. 12 (2003): 966–78; Michael Huncharek and Bruce

Kupelnick, "Use of Topical Sunscreens and the Risk of Malignant Melanoma: A Meta-Analysis of 9067 Patients from 11 Case–Control Studies," *American Journal of Public Health* 92, no. 7 (2002): 1173–77.

35. J. MacLaughlin and M. F. Holick, "Aging Decreases the Capacity of Human Skin to Produce Vitamin D_3," *Journal of Clinical Investigation* 76, no. 4 (1985): 1536–38, doi: 10.1172/JCI112134.
36. J. Christopher Gallagher, "Vitamin D and Aging," *Endocrinology and Metabolism Clinics of North America* 42, no. 2 (2013): 319–32, doi:10.1016/j.ecl.2013.02.004.
37. Fahad Alshahrani and Naji Aljohani, "Vitamin D: Deficiency, Sufficiency and Toxicity," *Nutrients* 5, no. 9 (2013): 3605–16, doi:10.3390/nu5093605.
38. Emma Childs and Harriet de Wit, "Regular Exercise Is Associated with Emotional Resilience to Acute Stress in Healthy Adults," *Frontiers in Physiology* 5, no. 161 (2014), doi:10.3389/fphys.2014.00161.
39. Bruce S. McEwen and John C. Wingfield, "The Concept of Allostasis in Biology and Biomedicine," *Hormones and Behavior* 43.1 (2003): 2–15.
40. Michael T. Heneka, "Locus Ceruleus Controls Alzheimer's Disease Pathology by Modulating Microglial Functions Through Norepinephrine," *Proceedings of the National Academy of Sciences of the United States of America* 107.13 (2010): 6058–63, doi:10.1073/pnas.0909586107.
41. Joanna Rymaszewska et al., "Whole-Body Cryotherapy as Adjunct Treatment of Depressive and Anxiety Disorders," *Archivum Immunologiae et Therapiae Experimentalis* 56.1 (2008): 63–68, doi:10.1007/s00005-008-0006–5.
42. Christoffer van Tulleken et al., "Open Water Swimming as a Treatment for Major Depressive Disorder," *BMJ Case Reports* 2018 (2018), doi:10.1136/bcr-2018-225007.
43. P. Šrámek et al., "Human Physiological Responses to Immersion into Water of Different Temperatures," *European Journal of Applied Physiology* 81, no. 5 (2000): 436–42.
44. Wouter van Marken Lichtenbelt and Patrick Schrauwen, "Implications of Nonshivering Thermogenesis for Energy Balance Regulation in Humans," *American Journal of Physiology–Regulatory, Integrative and Comparative Physiology* 301, no. 2 (2011): R285–96.
45. P. Šrámek et al., "Human Physiological Responses to Immersion into Water of Different Temperatures," *European Journal of Applied Physiology* 81, no. 5 (2000): 436–42.
46. Wouter van Marken Lichtenbelt et al., "Healthy Excursions Outside the Thermal Comfort Zone," *Building Research & Information* 45, no. 7 (2017): 819–27; Mark J.W. Hanssen et al., "Short-Term Cold Acclimation Improves Insulin Sensitivity in Patients with Type 2 Diabetes Mellitus," *Nature Medicine* 21, no. 8 (2015): 863.
47. Gregory N. Bratman et al., "Nature Experience Reduces Rumination and Subgenual Prefrontal Cortex Activation," *Proceedings of the National Academy of Sciences* 112, no. 28 (2015): 8567–72.
48. Tatsuo Watanabe et al., "Green Odor and Depressive-Like State in Rats: Toward an Evidence-Based Alternative Medicine?" *Behavioural Brain Research* 224, no. 2 (2011): 290–96.
49. MaryCarol Rossiter Hunter, "Urban Nature Experiences Reduce Stress in the Context of Daily Life Based on Salivary Biomarkers," *Frontiers in Psychology* 10 (2019): 722.
50. Pascal Imbeault, Isabelle Dépault, and François Haman, "Cold Exposure Increases Adiponectin Levels in Men," *Metabolism* 58. no. 4 (2009): 552–59.
51. Arnav Katira and Peng H. Tan, "Evolving Role of Adiponectin in Cancer-Controversies and Update," *Cancer Biology & Medicine* 13, no. 1 (2016): 101.

52. Juhyun Song and Jong Eun Lee, "Adiponectin as a New Paradigm for Approaching Alzheimer's Disease," *Anatomy & Cell Biology* 46, no. 4 (2013): 229–34, doi:10.5115/acb.2013.46.4.229.
53. Tanjaniina Laukkanen et al., "Sauna Bathing Is Inversely Associated with Dementia and Alzheimer's Disease in Middle-Aged Finnish Men," *Age and Ageing* 46, no. 2 (2016): 245–49.
54. Vienna E. Brunt et al., "Passive Heat Therapy Improves Endothelial Function, Arterial Stiffness and Blood Pressure in Sedentary Humans," *Journal of Physiology* 594, no. 18 (2016): 5329–42.
55. Joy Hussain and Marc Cohen, "Clinical Effects of Regular Dry Sauna Bathing: A Systematic Review," *Evidence-Based Complementary and Alternative Medicine* 2018: 1857413, doi:10.1155/2018/1857413.
56. Małgorzata Żychowska et al., "Effects of Sauna Bathing on Stress-Related Genes Expression in Athletes and Non-athletes," *Annals of Agricultural and Environmental Medicine* 24, no. 1 (2017): 104–7.
57. Minoru Narita et al., "Heterologous μ-opioid Receptor Adaptation by Repeated Stimulation of κ-opioid Receptor: Up-regulation of G-protein Activation and Antinociception," *Journal of Neurochemistry* 85, no. 5 (2003): 1171–79.
58. Barbara A. Maher et al., "Magnetite Pollution Nanoparticles in the Human Brain," *Proceedings of the National Academy of Sciences* 113, no. 39 (2016): 10797–801.
59. Xin Zhang, Xi Chen, and Xiaobo Zhang, "The Impact of Exposure to Air Pollution on Cognitive Performance," *Proceedings of the National Academy of Sciences* 115, no. 37 (2018): 9193–97.
60. Mafalda Cacciottolo et al., "Particulate Air Pollutants, APOE Alleles and Their Contributions to Cognitive Impairment in Older Women and to Amyloidogenesis in Experimental Models," *Translational Psychiatry* 7, no. 1 (2017): e1022.
61. Jia Zhong et al., "B-vitamin Supplementation Mitigates Effects of Fine Particles on Cardiac Autonomic Dysfunction and Inflammation: A Pilot Human Intervention Trial," *Scientific Reports* 7 (2017): 45322.
62. Xiang-Yong Li et al., "Protection Against Fine Particle-Induced Pulmonary and Systemic Inflammation by Omega-3 Polyunsaturated Fatty Acids," *Biochimica et Biophysica Acta (BBA)—General Subjects* 1861, no. 3 (2017): 577–84.
63. Isabelle Romieu et al., "The Effect of Supplementation with Omega-3 Polyunsaturated Fatty Acids on Markers of Oxidative Stress in Elderly Exposed to PM(2.5)," *Environmental Health Perspectives* 116, no. 9 (2008): 1237–42.
64. David Heber et al., "Sulforaphane-Rich Broccoli Sprout Extract Attenuates Nasal Allergic Response to Diesel Exhaust Particles," *Food & Function* 5, no. 1 (2014): 35–41.
65. Patricia A. Egner et al., "Rapid and Sustainable Detoxication of Airborne Pollutants by Broccoli Sprout Beverage: Results of a Randomized Clinical Trial in China," *Cancer Prevention Research* 7, no. 8 (2014): 813–23, doi:10.1158/1940–6207.CAPR-14–0103.
66. Fabricio Pagani Possamai et al., "Antioxidant Intervention Compensates Oxidative Stress in Blood of Subjects Exposed to Emissions from a Coal Electric-Power Plant in South Brazil," *Environmental Toxicology and Pharmacology* 30, no. 2 (2010): 175–80.

第４章　からだと脳のための５つのエクササイズ

1. Steven F. Lewis and Charles H. Hennekens, "Regular Physical Activity: Forgotten Benefits," *American Journal of Medicine* 129, no. 2 (2016): 137–38.

2. Christian von Loeffelholz and Andreas Birkenfeld, "The Role of Non-exercise Activity Thermogenesis in Human Obesity," *Endotext [Internet]*, MDText.com, Inc., 2018.
3. Theodore B. VanItallie, "Resistance to Weight Gain During Overfeeding: A NEAT Explanation," *Nutrition Reviews* 59, no. 2 (2001): 48–51.
4. James A. Levine, Norman L. Eberhardt, and Michael D. Jensen, "Role of Nonexercise Activity Thermogenesis in Resistance to Fat Gain in Humans," *Science* 283, no. 5399 (1999): 212–14.
5. Lionel Bey and Marc T. Hamilton, "Suppression of Skeletal Muscle Lipoprotein Lipase Activity During Physical Inactivity: A Molecular Reason to Maintain Daily Low-Intensity Activity," *Journal of Physiology* 551.Pt.2 (2003): 673–82, doi:10.1113/jphysiol.2003.045591.
6. M. R. Taskinen and E. A. Nikkilä, "Effect of Acute Vigorous Exercise on Lipoprotein Lipase Activity of Adipose Tissue and Skeletal Muscle in Physically Active Men," *Artery* 6, no. 6 (1980): 471–83.
7. Sophie E. Carter, et al., "Regular Walking Breaks Prevent the Decline in Cerebral Blood Flow Associated with Prolonged Sitting," *Journal of Applied Physiology* 125.3 (2018): 790–98.
8. Ira J. Goldberg et al., "Regulation of Fatty Acid Uptake into Tissues: Lipoprotein Lipase- and CD36-Mediated Pathways," *Journal of Lipid Research* 50 Suppl. (2009): S86–90, doi:10.1194/jlr.R800085-JLR200.
9. Justin R. Trombold et al., "Acute High-Intensity Endurance Exercise Is More Effective Than Moderate-Intensity Exercise for Attenuation of Postprandial Triglyceride Elevation," *Journal of Applied Physiology* 114, no. 6 (2013): 792–800.
10. Francesco Zurlo et al., "Low Ratio of Fat to Carbohydrate Oxidation as Predictor of Weight Gain: Study of 24-h RQ," *American Journal of Physiology-Endocrinology and Metabolism* 259, no. 5 (1990): E650–57.
11. Joana Araújo, Jianwen Cai, and June Stevens, "Prevalence of Optimal Metabolic Health in American Adults: National Health and Nutrition Examination Survey 2009–2016," *Metabolic Syndrome and Related Disorders* 17.1 (2019): 46–52.
12. Gian Paolo Fadini et al., "At the Crossroads of Longevity and Metabolism: The Metabolic Syndrome and Lifespan Determinant Pathways," *Aging Cell* 10, no. 1 (2011): 10–17.
13. Hidetaka Hamasaki et al., "Daily Physical Activity Assessed by a Triaxial Accelerometer Is Beneficially Associated with Waist Circumference, Serum Triglycerides, and Insulin Resistance in Japanese Patients with Prediabetes or Untreated Early Type 2 Diabetes," *Journal of Diabetes Research* 2015 (2015).
14. Elin Ekblom-Bak et al., "The Importance of Non-exercise Physical Activity for Cardiovascular Health and Longevity," *British Journal of Sports Medicine* 48, no. 3 (2014): 233–38.
15. Bernard M. F. M. Duvivier et al., "Minimal Intensity Physical Activity (Standing and Walking) of Longer Duration Improves Insulin Action and Plasma Lipids More Than Shorter Periods of Moderate to Vigorous Exercise (Cycling) in Sedentary Subjects When Energy Expenditure Is Comparable," *PLOS ONE* 8, no. 2 (2013): e55542.
16. Carter et al., "Regular Walking Breaks."
17. Ernest R. Greene, Kushum Shrestha, and Analyssa Garcia, "Acute Effects of Walking on Human Internal Carotid Blood Flow," *FASEB Journal* 31, no. 1 Suppl. (2017): 840–23.

18. Chun Liang Hsu et al., "Aerobic Exercise Promotes Executive Functions and Impacts Functional Neural Activity Among Older Adults with Vascular Cognitive Impairment," *British Journal of Sports Medicine* 52, no. 3 (2018): 184–91.
19. Aron S. Buchman et al., "Physical Activity, Common Brain Pathologies, and Cognition in Community-Dwelling Older Adults," *Neurology* 92, no. 8 (2019): e811–22.
20. Mark A. Hearris et al., "Regulation of Muscle Glycogen Metabolism During Exercise: Implications for Endurance Performance and Training Adaptations," *Nutrients* 10, no. 3 (2018): 298, doi:10.3390/nu10030298.
21. Brad Jon Schoenfeld and Alan Albert Aragon, "How Much Protein Can the Body Use in a Single Meal for Muscle-Building? Implications for Daily Protein Distribution," *Journal of the International Society of Sports Nutrition* 15, no. 1 (2018): 10.
22. Alan Albert Aragon and Brad Jon Schoenfeld, "Nutrient Timing Revisited: Is There a Post-exercise Anabolic Window?" *Journal of the International Society of Sports Nutrition* 10, no. 1 (2013): 5.
23. Ibid.
24. George A. Brooks, "Cell–Cell and Intracellular Lactate Shuttles," *Journal of Physiology* 587.Pt.23 (2009): 5591–600, doi:10.1113/jphysiol.2009.178350.
25. Patrizia Proia et al., "Lactate as a Metabolite and a Regulator in the Central Nervous System," *International Journal of Molecular Sciences* 17, no. 9 (2016): 1450, doi:10.3390/ijms17091450.
26. Laurel Riske et al., "Lactate in the Brain: An Update on Its Relevance to Brain Energy, Neurons, Glia and Panic Disorder," *Therapeutic Advances in Psychopharmacology* 7, no. 2 (2016): 85–89, doi:10.1177/2045125316675579.
27. Proia et al., "Lactate as a Metabolite."
28. Margaret Schenkman et al., "Effect of High-Intensity Treadmill Exercise on Motor Symptoms in Patients with de Novo Parkinson's Disease: A Phase 2 Randomized Clinical Trial," *JAMA Neurology* 75, no. 2 (2018): 219–26.
29. Jenna B. Gillen et al., "Twelve Weeks of Sprint Interval Training Improves Indices of Cardiometabolic Health Similar to Traditional Endurance Training Despite a Five-fold Lower Exercise Volume and Time Commitment," *PLOS ONE* 11, no. 4 (2016): e0154075.
30. Robert Acton Jacobs et al., "Improvements in Exercise Performance with High-Intensity Interval Training Coincide with an Increase in Skeletal Muscle Mitochondrial Content and Function," *Journal of Applied Physiology* 115, no. 6 (2013): 785–93.
31. Masahiro Banno et al., "Exercise Can Improve Sleep Quality: A Systematic Review and Meta-Analysis," *PeerJ* 6 (2018): e5172, doi: 10.7717/peerj.5172.
32. Joseph T. Flynn et al., "Clinical Practice Guideline for Screening and Management of High Blood Pressure in Children and Adolescents," *Pediatrics* 140, no. 3 (2017): e20171904.
33. Jeff D. Williamson et al., "Effect of Intensive vs. Standard Blood Pressure Control on Probable Dementia: A Randomized Clinical Trial," *JAMA* 321, no. 6 (2019): 553–61.
34. Lisa A. Te Morenga et al., "Dietary Sugars and Cardiometabolic Risk: Systematic Review and Meta-Analyses of Randomized Controlled Trials of the Effects on Blood Pressure and Lipids," *American Journal of Clinical Nutrition* 100, no. 1 (2014): 65–79.
35. Tessio Rebello, Robert E. Hodges, and Jack L. Smith, "Short-Term Effects of Various Sugars on Antinatriuresis and Blood Pressure Changes in Normotensive Young Men," *American Journal of Clinical Nutrition* 38, no. 1 (1983): 84–94.

36. Huseyin Naci et al., "How Does Exercise Treatment Compare with Antihypertensive Medications? A Network Meta-Analysis of 391 Randomised Controlled Trials Assessing Exercise and Medication Effects on Systolic Blood Pressure," *British Journal of Sports Medicine* (2018): 53, (2018): 859–69.
37. Eric D. Vidoni et al., "Dose-Response of Aerobic Exercise on Cognition: A Community-Based, Pilot Randomized Controlled Trial," *PLOS ONE* 10, no. 7 (2015): e0131647, doi:10.1371/journal.pone.0131647.
38. Lin Li et al., "Acute Aerobic Exercise Increases Cortical Activity During Working Memory: A Functional MRI Study in Female College Students," *PLOS ONE* 9, no. 6 (2014): e99222.
39. Fengqin Liu et al., "It Takes Biking to Learn: Physical Activity Improves Learning a Second Language," *PLOS ONE* 12, no. 5 (2017): e0177624.
40. Felipe B. Schuch et al., "Are Lower Levels of Cardiorespiratory Fitness Associated with Incident Depression? A Systematic Review of Prospective Cohort Studies," *Preventive Medicine* 93 (2016): 159–65.
41. Ioannis D. Morres et al., "Aerobic Exercise for Adult Patients with Major Depressive Disorder in Mental Health Services: A Systematic Review and Meta-Analysis," *Depression and Anxiety* 36, no. 1 (2019): 39–53.
42. Brett R. Gordon et al., "Association of Efficacy of Resistance Exercise Training with Depressive Symptoms: Meta-Analysis and Meta-Regression Analysis of Randomized Clinical Trials," *JAMA Psychiatry* 75, no. 6 (2018): 566–76.
43. Brett R. Gordon et al., "The Effects of Resistance Exercise Training on Anxiety: A Meta-Analysis and Meta-Regression Analysis of Randomized Controlled Trials," *Sports Medicine* 47, no. 12 (2017): 2521–32.
44. Friederike Klempin et al., "Serotonin Is Required for Exercise-Induced Adult Hippocampal Neurogenesis," *Journal of Neuroscience* 33, no. 19 (2013): 8270–75.
45. Kristen M. Beavers et al., "Effect of Exercise Type During Intentional Weight Loss on Body Composition in Older Adults with Obesity," *Obesity* 25, no. 11 (2017): 1823–29, doi:10.1002/oby.21977.
46. Emmanuel Stamatakis et al., "Does Strength-Promoting Exercise Confer Unique Health Benefits? A Pooled Analysis of Data on 11 Population Cohorts with All-Cause, Cancer, and Cardiovascular Mortality Endpoints," *American Journal of Epidemiology* 187, no. 5 (2017): 1102–12.
47. Yorgi Mavros et al., "Mediation of Cognitive Function Improvements by Strength Gains After Resistance Training in Older Adults with Mild Cognitive Impairment: Outcomes of the Study of Mental and Resistance Training," *Journal of the American Geriatrics Society* 65, no. 3 (2017): 550–59.
48. Ivan Bautmans, Katrien Van Puyvelde, and Tony Mets, "Sarcopenia and Functional Decline: Pathophysiology, Prevention and Therapy" *Acta Clinica Belgica* 64, no. 4 (2009): 303–16.
49. Monique E. Francois et al., "'Exercise Snacks' Before Meals: A Novel Strategy to Improve Glycaemic Control in Individuals with Insulin Resistance," *Diabetologia* 57, no. 7 (2014): 1437–45.
50. Brad J. Schoenfeld et al., "Influence of Resistance Training Frequency on Muscular Adaptations in Well-Trained Men," *Journal of Strength & Conditioning Research* 29, no. 7 (2015): 1821–29.
51. Laura D. Baker et al., "Effects of Growth Hormone–Releasing Hormone on Cognitive

Function in Adults with Mild Cognitive Impairment and Healthy Older Adults: Results of a Controlled Trial," *Archives of Neurology* 69, no. 11 (2012): 1420–29, doi:10.1001/archneurol.2012.1970.
52. Gabrielle Brandenberger et al., "Effect of Sleep Deprivation on Overall 24 h Growth-Hormone Secretion," *Lancet* 356, no. 9239 (2000): 1408.
53. Johanna A. Pallotta, and Patricia J. Kennedy, "Response of Plasma Insulin and Growth Hormone to Carbohydrate and Protein Feeding," *Metabolism* 17.10 (1968): 901–8.
54. Helene Nørrelund, "The Metabolic Role of Growth Hormone in Humans with Particular Reference to Fasting," *Growth Hormone & IGF Research* 15, no. 2 (2005): 95–122.
55. Rachel Leproult and Eve Van Cauter, "Effect of 1 Week of Sleep Restriction on Testosterone Levels in Young Healthy Men," *JAMA* 305, no. 21 (2011): 2173–4, doi:10.1001/jama.2011.710.
56. Flavio A. Cadegiani and Claudio E. Kater, "Hormonal Aspects of Overtraining Syndrome: A Systematic Review," *BMC Sports Science, Medicine & Rehabilitation* 9, no. 14 (2017), doi:10.1186/s13102-017-0079–8.
57. Nathaniel D. M. Jenkins et al., "Greater Neural Adaptations Following High- vs. Low-Load Resistance Training," *Frontiers in Physiology* 8 (2017): 331.

第5章　実はこんなにある、私たちを蝕む危険な物質

1. Robert Dales et al., "Quality of Indoor Residential Air and Health," *CMAJ: Canadian Medical Association Journal* 179, no. 2 (2008): 147–52, doi:10.1503/cmaj.070359.
2. "Bisphenol A (BPA)," *National Institute of Environmental Health Sciences*, U.S. Department of Health and Human Services, www.niehs.nih.gov/health/topics/agents/sya-bpa/index.cfm; Buyun Liu et al., "Bisphenol A Substitutes and Obesity in US Adults: Analysis of a Population-Based, Cross-Sectional Study," *Lancet, Planetary Health* 1.3 (2017): e114–22, doi:10.1016/S2542–5196(17)30049–9.
3. Rachael Beairsto, "Is BPA Safe? Endocrine Society Addresses FDA Position on Commercial BPA Use," *Endocrinology Advisor*, October 24, 2018, www.endocrinologyadvisor.com/home/topics/general-endocrinology/is-bpa-safe-endocrine-society-addresses-fda-position-on-commercial-bpa-use/.
4. Subhrangsu S. Mandal, ed., *Gene Regulation, Epigenetics and Hormone Signaling*, vol. 1 (TK: John Wiley & Sons, 2017).
5. Julia R. Varshavsky et al., "Dietary Sources of Cumulative Phthalates Exposure Among the US General Population in NHANES 2005–2014," *Environment International* 115 (2018): 417–29.
6. Kristen M. Rappazzo et al., "Exposure to Perfluorinated Alkyl Substances and Health Outcomes in Children: A Systematic Review of the Epidemiologic Literature," *International Journal of Environmental Research and Public Health* 14, no. 7 (2017): 691, doi:10.3390/ijerph14070691; Gang Liu et al., "Perfluoroalkyl Substances and Changes in Body Weight and Resting Metabolic Rate in Response to Weight-Loss Diets: A Prospective Study," *PLOS Medicine* 15, no. 2 (2018): e1002502, doi:10.1371/journal.pmed.1002502.
7. Ying Li et al., "Half-Lives of PFOS, PFHxS and PFOA After End of Exposure to Contaminated Drinking Water," *Occupational and Environmental Medicine* 75, no. 1 (2018): 46–51.
8. Katherine E. Boronow et al., "Serum Concentrations of PFASs and Exposure-Related Behaviors in African American and Non-Hispanic White Women," *Journal of Exposure Science & Environmental Epidemiology* 29, no. 2 (2019): 206.

9. Patricia Callahan and Sam Roe, "Big Tobacco Wins Fire Marshals as Allies in Flame Retardant Push," chicagotribune.com, March 21, 2019, www.chicagotribune.com/ct-met-flames-tobacco-20120508-story.html.
10. Julie B. Herbstman et al., "Prenatal Exposure to PBDEs and Neurodevelopment," *Environmental Health Perspectives* 118, no. 5 (2010): 712–19.
11. Carla A. Ng et al., "Polybrominated Diphenyl Ether (PBDE) Accumulation in Farmed Salmon Evaluated Using a Dynamic Sea-Cage Production Model," *Environmental Science & Technology* 52, no. 12 (2018): 6965–73.
12. Sumedha M. Joshi, "The Sick Building Syndrome," *Indian Journal of Occupational and Environmental Medicine* 12, no. 2 (2008): 61–64, doi:10.4103/0019–5278.43262.
13. P. D. Darbre et al., "Concentrations of Parabens in Human Breast Tumours," *Journal of Applied Toxicology* 24, no. 1 (2004): 5–13.
14. Damian Maseda et al., "Nonsteroidal Anti-inflammatory Drugs Alter the Microbiota and Exacerbate *Clostridium difficile* Colitis While Dysregulating the Inflammatory Response," *mBio* 10, no. 1 (2019): e02282–18, doi:10.1128/mBio.02282–18.
15. Mats Lilja et al., "High Doses of Anti-inflammatory Drugs Compromise Muscle Strength and Hypertrophic Adaptations to Resistance Training in Young Adults," *Acta Physiologica* 222, no. 2 (2018): e12948.
16. Dominik Mischkowski, Jennifer Crocker, and Baldwin M. Way, "From Painkiller to Empathy Killer: Acetaminophen (Paracetamol) Reduces Empathy for Pain," *Social Cognitive and Affective Neuroscience* 11, no. 9 (2016): 1345–53.
17. Claudia B. Avella-Garcia et al., "Acetaminophen Use in Pregnancy and Neurodevelopment: Attention Function and Autism Spectrum Symptoms," *International Journal of Epidemiology* 45, no. 6 (2016): 1987–96.
18. C. G. Bornehag et al., "Prenatal Exposure to Acetaminophen and Children's Language Development at 30 Months," *European Psychiatry* 51 (2018): 98–103.
19. John T. Slattery et al., "Dose-Dependent Pharmacokinetics of Acetaminophen: Evidence of Glutathione Depletion in Humans," *Clinical Pharmacology & Therapeutics* 41, no. 4 (1987): 413–18.
20. Xueya Cai et al., "Long-Term Anticholinergic Use and the Aging Brain," *Alzheimer's & Dementia* 9, no. 4 (2013): 377–85, doi:10.1016/j.jalz.2012.02.005.
21. Shelly L. Gray et al., "Cumulative Use of Strong Anticholinergics and Incident Dementia: A Prospective Cohort Study," *JAMA Internal Medicine* 175, no. 3 (2015): 401–7, doi:10.1001/jamainternmed.2014.7663.
22. Ghada Bassioni et al., "Risk Assessment of Using Aluminum Foil in Food Preparation," *International Journal of Electrochemical Science* 7, no. 5 (2012): 4498–509.
23. Clare Minshall, Jodie Nadal, and Christopher Exley, "Aluminium in Human Sweat," *Journal of Trace Elements in Medicine and Biology* 28, no. 1 (2014): 87–88.
24. Pranita D. Tamma and Sara E. Cosgrove, "Addressing the Appropriateness of Outpatient Antibiotic Prescribing in the United States: An Important First Step," *JAMA* 315, no. 17 (2016): 1839–41.
25. Jordan E. Bisanz et al., "Randomized Open-Label Pilot Study of the Influence of Probiotics and the Gut Microbiome on Toxic Metal Levels in Tanzanian Pregnant Women and School Children," *mBio* 5, no. 5 (2014): e01580–14.
26. Les Dethlefsen et al., "The Pervasive Effects of an Antibiotic on the Human Gut Microbiota, as Revealed by Deep 16S rRNA Sequencing," *PLOS Biology* 6, no. 11 (2008): e280, doi:10.1371/journal.pbio.0060280.

27. Tsepo Ramatla et al., "Evaluation of Antibiotic Residues in Raw Meat Using Different Analytical Methods," *Antibiotics* 6.4 (2017): 34, doi:10.3390/antibiotics6040034; Khurram Muaz et al., "Antibiotic Residues in Chicken Meat: Global Prevalence, Threats, and Decontamination Strategies: A Review," *Journal of Food Protection* 81, no. 4 (2018): 619–27.
28. Marcin Barański et al., "Higher Antioxidant and Lower Cadmium Concentrations and Lower Incidence of Pesticide Residues in Organically Grown Crops: A Systematic Literature Review and Meta-Analyses," *British Journal of Nutrition* 112, no. 5 (2014): 794–811.
29. Jotham Suez et al., "Post-antibiotic Gut Mucosal Microbiome Reconstitution Is Impaired by Probiotics and Improved by Autologous FMT," *Cell* 174, no. 6 (2018): 1406–23.
30. Ruth E. Brown et al., "Secular Differences in the Association Between Caloric Intake, Macronutrient Intake, and Physical Activity with Obesity," *Obesity Research & Clinical Practice* 10, no. 3 (2016): 243–55.
31. Tetsuhide Ito and Robert T. Jensen, "Association of Long-Term Proton Pump Inhibitor Therapy with Bone Fractures and Effects on Absorption of Calcium, Vitamin B_{12}, Iron, and Magnesium," *Current Gastroenterology Reports* 12, no. 6 (2010): 448–57, doi:10.1007/s11894-010-0141–0.
32. Elizabet saes da Silva et al., "Use of Sunscreen and Risk of Melanoma and Non-melanoma Skin Cancer: A Systematic Review and Meta-Analysis," *European Journal of Dermatology* 28, no. 2 (2018): 186–201; Leslie K. Dennis, Laura E. Beane Freeman, and Marta J. VanBeek, "Sunscreen Use and the Risk for Melanoma: A Quantitative Review," *Annals of Internal Medicine* 139, no. 12 (2003): 966–78; Michael Huncharek and Bruce Kupelnick, "Use of Topical Sunscreens and the Risk of Malignant Melanoma: A Meta-Analysis of 9067 Patients from 11 Case-Control Studies," *American Journal of Public Health* 92, no. 7 (2002): 1173–77.
33. Cheng Wang et al., "Stability and Removal of Selected Avobenzone's Chlorination Products," *Chemosphere* 182 (2017): 238–44.
34. Murali K. Matta et al., "Effect of Sunscreen Application Under Maximal Use Conditions on Plasma Concentration of Sunscreen Active Ingredients: A Randomized Clinical Trial," *JAMA* 321, no. 21 (2019): 2082–91.
35. Naoki Ito et al., "The Protective Role of Astaxanthin for UV-Induced Skin Deterioration in Healthy People—A Randomized, Double-Blind, Placebo-Controlled Trial," *Nutrients* 10, no. 7 (2018): 817, doi:10.3390/nu10070817.
36. Rui Li et al., "Mercury Pollution in Vegetables, Grains and Soils from Areas Surrounding Coal-Fired Power Plants," *Scientific Reports* 7, no. 46545 (2017).
37. Nicholas V. C. Ralston et al., "Dietary Selenium's Protective Effects Against Methylmercury Toxicity." *Toxicology* 278.1 (2010): 112–123.
38. Philippe Grandjean et al., "Cognitive Deficit in 7-Year-Old Children with Prenatal Exposure to Methylmercury," *Neurotoxicology and Teratology* 19, no. 6 (1997): 417–28.
39. Ondine van de Rest et al., "APOE ε4 and the Associations of Seafood and Long-Chain Omega-3 Fatty Acids with Cognitive Decline," *Neurology* 86, no. 22 (2016): 2063–70.
40. Martha Clare Morris et al., "Association of Seafood Consumption, Brain Mercury Level, and APOE ε4 Status with Brain Neuropathology in Older Adults," *JAMA* 315, no. 5 (2016): 489–97, doi:10.1001/jama.2015.19451.
41. Jianghong Liu et al., "The Mediating Role of Sleep in the Fish Consumption–Cognitive Functioning Relationship: A Cohort Study," *Scientific Reports* 7, no. 1 (2017): 17961;

Joseph R. Hibbeln et al. "Maternal Seafood Consumption in Pregnancy and Neurodevelopmental Outcomes in Childhood (ALSPAC Study): An Observational Cohort Study." *The Lancet* 369.9561 (2007): 578–585.

42. Maria A. I. Åberg et al., "Fish Intake of Swedish Male Adolescents Is a Predictor of Cognitive Performance," *Acta Paediatrica* 98, no. 3 (2009): 555–60.
43. Margaret E. Sears et al., "Arsenic, Cadmium, Lead, and Mercury in Sweat: A Systematic Review," *Journal of Environmental and Public Health* 2012, no. 184745 (2012), doi:10.1155/2012/184745.
44. T. T. Sjursen et al., "Changes in Health Complaints After Removal of Amalgam Fillings," *Journal of Oral Rehabilitation* 38, no. 11 (2011): 835–48, doi:10.1111/j.1365–2842.2011.02223.x.
45. R. C. Kaltreider et al., "Arsenic Alters the Function of the Glucocorticoid Receptor as a Transcription Factor," *Environmental Health Perspectives* 109, no. 3 (2001): 245–51, doi:10.1289/ehp.01109245
46. Frederick M. Fishel, *Pesticide Use Trends in the United States: Agricultural Pesticides,* University of Florida IFSAS Extension, http://edis.ifas.ufl.edu/pi176.
47. Isioma Tongo and Lawrence Ezemonye, "Human Health Risks Associated with Residual Pesticide Levels in Edible Tissues of Slaughtered Cattle in Benin City, Southern Nigeria," *Toxicology Reports* 3, no. 2 (2015): 1117–35, doi:10.1016/j.toxrep.2015.07.008.
48. Wissem Mnif et al., "Effect of Endocrine Disruptor Pesticides: A Review," *International Journal of Environmental Research and Public Health* 8, no. 6 (2011): 2265–303, doi:10.3390/ijerph8062265.
49. Carly Hyland et al., "Organic Diet Intervention Significantly Reduces Urinary Pesticide Levels in U.S. Children and Adults," *Environmental Research* 171 (2019): 568–75.
50. Julia Baudry et al., "Association of Frequency of Organic Food Consumption with Cancer Risk: Findings from the NutriNet-Santé Prospective Cohort Study," *JAMA Internal Medicine* 178, no. 12 (2018): 1597–606; Luoping Zhang et al., "Exposure to Glyphosate-Based Herbicides and Risk for Non-Hodgkin Lymphoma: A Meta-analysis and Supporting Evidence," *Mutation Research/Reviews in Mutation Research* (2019).
51. Timothy Ciesielski et al., "Cadmium Exposure and Neurodevelopmental Outcomes in U.S. Children," *Environmental Health Perspectives* 120, no. 5 (2012): 758–63, doi:10.1289/ehp.1104152.
52. Marcin Barański et al., "Higher Antioxidant and Lower Cadmium Concentrations and Lower Incidence of Pesticide Residues in Organically Grown Crops: A Systematic Literature Review and Meta-analyses," *British Journal of Nutrition* 112, no. 5 (2014): 794–811.
53. Rodjana Chunhabundit, "Cadmium Exposure and Potential Health Risk from Foods in Contaminated Area, Thailand," *Toxicological Research* 32, no. 1 (2016): 65–72, doi: 10.5487/TR.2016.32.1.065.
54. "New Study Finds Lead Levels in a Majority of Paints Exceed Chinese Regulation and Should Not Be on Store Shelves," *IPEN*, ipen.org/news/new-study-finds-lead-levels-majority-paints-exceed-chinese-regulation-and-should-not-be-store.
55. "Lead in Food: A Hidden Health Threat," Environmental Defense Fund, EDF Health, June 15, 2017.
56. "Health Effects of Low-Level Lead Evaluation," National Toxicology Program, National Institute of Environmental Health Sciences, U.S. Department of Health and Human Services, ntp.niehs.nih.gov/pubhealth/hat/noms/lead/index.html.

57. Olukayode Okunade et al., "Supplementation of the Diet by Exogenous Myrosinase via Mustard Seeds to Increase the Bioavailability of Sulforaphane in Healthy Human Subjects After the Consumption of Cooked Broccoli," *Molecular Nutrition & Food Research* 62, no. 18 (2018): 69 1700980.
58. J. W. Fahey et al., "Broccoli Sprouts: An Exceptionally Rich Source of Inducers of Enzymes That Protect Against Chemical Carcinogens," *Proceedings of the National Academy of Sciences of the United States of America* 94, no. 19 (1997): 10367–72, doi:10.1073/pnas.94.19.10367.
59. Michael C. Petriello et al., "Modulation of Persistent Organic Pollutant Toxicity Through Nutritional Intervention: Emerging Opportunities in Biomedicine and Environmental Remediation," *Science of the Total Environment* 491–492 (2014): 11–16, doi:10.1016/j.scitotenv.2014.01.109.
60. K. D. Kent, W. J. Harper, and J. A. Bomser, "Effect of Whey Protein Isolate on Intracellular Glutathione and Oxidant-Induced Cell Death in Human Prostate Epithelial Cells," *Toxicology in Vitro* 17, no. 1 (2003): 27–33.

第6章　高まるいっぽうのストレスと不安を緩和する方法

1. Michael G. Gottschalk and Katharina Domschke, "Genetics of Generalized Anxiety Disorder and Related Traits," *Dialogues in Clinical Neuroscience* 19, no. 2 (2017): 159–68; Falk W. Lohoff, "Overview of the Genetics of Major Depressive Disorder," *Current Psychiatry Reports* 12, no. 6 (2010): 539–46, doi:10.1007/s11920-010-0150–6.
2. Andrea H. Weinberger et al., "Trends in Depression Prevalence in the USA from 2005 to 2015: Widening Disparities in Vulnerable Groups," *Psychological Medicine* 48, no. 8 (2018): 1308–15.
3. Conor J. Wild et al., "Dissociable Effects of Self-Reported Daily Sleep Duration on High-Level Cognitive Abilities," *Sleep* 41, no. 12 (2018), doi:10.1093/sleep/zsy182.
4. Esther Donga et al., "A Single Night of Partial Sleep Deprivation Induces Insulin Resistance in Multiple Metabolic Pathways in Healthy Subjects," *Journal of Clinical Endocrinology & Metabolism* 95, no. 6 (2010): 2963–68.
5. Jerrah K. Holth et al., "The Sleep-Wake Cycle Regulates Brain Interstitial Fluid Tau in Mice and CSF Tau in Humans," *Science* 363, no. 6429 (2019): 880–84.
6. Thomas J. Moore and Donald R. Mattison, "Adult Utilization of Psychiatric Drugs and Differences by Sex, Age, and Race," *JAMA Internal Medicine* 177, no. 2 (2017): 274–75.
7. Seung-Schik Yoo et al., "The Human Emotional Brain without Sleep—A Prefrontal Amygdala Disconnect," *Current Biology* 17.20 (2007): R877–78.
8. Haya Al Khatib, S. V. Harding, J. Darzi, and G. K. Pot. "The Effects of Partial Sleep Deprivation on Energy Balance: A Systematic Review and Meta-Analysis." *European Journal of Clinical Nutrition* 71, no. 5 (2017): 614; Jenny Theorell-Haglöw et al., "Sleep Duration is Associated with Healthy Diet Scores and Meal Patterns: Results from the Population-Based EpiHealth Study." *Journal of Clinical Sleep Medicine* (2019).
9. Tony T. Yang et al., "Adolescents with Major Depression Demonstrate Increased Amygdala Activation," *Journal of the American Academy of Child and Adolescent Psychiatry* 49, no. 1 (2010): 42–51.
10. Yoo et al., "The Human Emotional Brain Without Sleep."
11. Eti Ben Simon and Matthew P. Walker, "Sleep Loss Causes Social Withdrawal and Loneliness," *Nature Communications* 9, no. 3146 (2018).

12. Seung-Gul Kang et al., "Decrease in fMRI Brain Activation During Working Memory Performed after Sleeping Under 10 Lux Light," *Scientific Reports* 6, no. 36731 (2016).
13. Brendan M. Gabriel and Juleen R. Zierath, "Circadian Rhythms and Exercise—Re-setting the Clock in Metabolic Disease," *Nature Reviews Endocrinology* 15, no. 4 (2019): 197–06.
14. Behnood Abbasi et al., "The Effect of Magnesium Supplementation on Primary Insomnia in Elderly: A Double-Blind Placebo-Controlled Clinical Trial," *Journal of Research in Medical Sciences: The Official Journal of Isfahan University of Medical Sciences* 17, no. 12 (2012): 1161–69.
15. Cibele Aparecida Crispim et al., "Relationship Between Food Intake and Sleep Pattern in Healthy Individuals," *Journal of Clinical Sleep Medicine* 7, no. 6 (2011): 659–64, doi:10.5664/jcsm.1476.
16. Adrian F. Ward et al., "Brain Drain: The Mere Presence of One's Own Smartphone Reduces Available Cognitive Capacity," *Journal of the Association for Consumer Research* 2, no. 2 (2017): 140–54.
17. Ji-Won Chun et al., "Role of Frontostriatal Connectivity in Adolescents with Excessive Smartphone Use," *Frontiers in Psychiatry* 9, no. 437 (2018): doi:10.3389/fpsyt.2018.00437.
18. Melissa G. Hunt et al., "No More FOMO: Limiting Social Media Decreases Loneliness and Depression," *Journal of Social and Clinical Psychology* 37, no. 10 (2018): 751–68.
19. Matteo Bergami et al., "A Critical Period for Experience-Dependent Remodeling of Adult-Born Neuron Connectivity," *Neuron* 85, no. 4 (2015): 710–17.
20. Jennifer E. Stellar et al., "Positive Affect and Markers of Inflammation: Discrete Positive Emotions Predict Lower Levels of Inflammatory Cytokines," *Emotion* 1, no. 2 (2015): 129.
21. Norman C. Reynolds Jr. and Robert Montgomery, "Using the Argonne Diet in Jet Lag Prevention: Deployment of Troops Across Nine Time Zones," *Military Medicine* 167, no. 6 (2002): 451–53.
22. Andrew Herxheimer and Keith J. Petrie, "Melatonin for the Prevention and Treatment of Jet Lag," *Cochrane Database of Systematic Reviews* 2 (2002).
23. Enzo Tagliazucchi et al., "Increased Global Functional Connectivity Correlates with LSD-Induced Ego Dissolution," *Current Biology* 26, no. 8 (2016): 1043–50.
24. Julie Scharper, "Crash Course in the Nature of Mind," *Hub*, September 1 2017, hub.jhu.edu/magazine/2017/fall/roland-griffiths-magic-mushrooms-experiment-psilocybin-depression/.
25. Tanja Miller and Laila Nielsen, "Measure of Significance of Holotropic Breathwork in the Development of Self-Awareness," *Journal of Alternative and Complementary Medicine* 21, no. 12 (2015): 796–803.
26. Mette Sørensen et al., "Long-Term Exposure to Road Traffic Noise and Incident Diabetes: A Cohort Study," *Environmental Health Perspectives* 121, no. 2 (2013): 217–22, doi:10.1289/ehp.1205503.
27. Manfred E. Beutel et al., "Noise Annoyance Is Associated with Depression and Anxiety in the General Population—The Contribution of Aircraft Noise," *PLOS ONE* 11, no. 5 (2016): e0155357, doi:10.1371/journal.pone.0155357.
28. Ivana Buric et al., "What Is the Molecular Signature of Mind-Body Interventions? A Systematic Review of Gene Expression Changes Induced by Meditation and Related Practices," *Frontiers in Immunology* 8, no. 670 (2017), doi:10.3389/fimmu.2017.00670.

29. Nicola S. Schutte and John M. Malouff, "A Meta-Analytic Review of the Effects of Mindfulness Meditation on Telomerase Activity," *Psychoneuroendocrinology* 42 (2014): 45–48.
30. Julia C. Basso et al., "Brief, Daily Meditation Enhances Attention, Memory, Mood, and Emotional Regulation in Non-experienced Meditators," *Behavioural Brain Research* 356 (2019): 208–20.
31. Ibid.
32. David R. Kille, Amanda L. Forest, and Joanne V. Wood, "Tall, Dark, and Stable: Embodiment Motivates Mate Selection Preferences," *Psychological Science* 24, no. 1 (2013): 112–14.
33. Cigna, "Cigna's U.S. Lonliness Index," https://www.multivu.com/players/English/8294451-cigna-us-loneliness-survey/.
34. American Psychological Association, "So Lonely I Could Die," August 5, 2017, https://www.apa.org/news/press/releases/2017/08/lonely-die.

第7章　初心者のためのジーニアス・ライフ実践法

1. Miao-Chuan Chen, Shu-Hui Fang, and Li Fang, "The Effects of Aromatherapy in Relieving Symptoms Related to Job Stress Among Nurses," *International Journal of Nursing Practice* 21, no. 1 (2015): 87–93.
2. Alessio Fasano, "Zonulin and Its Regulation of Intestinal Barrier Function: The Biological Door to Inflammation, Autoimmunity, and Cancer," *Physiological Reviews* 91, no. 1 (2011): 151–75.
3. Gitanjali M. Singh et al., "Estimated Global, Regional, and National Disease Burdens Related to Sugar-Sweetened Beverage Consumption in 2010," *Circulation* 132, no. 8 (2015): 639–66.
4. Anallely López-Yerena et al., "Effects of Organic and Conventional Growing Systems on the Phenolic Profile of Extra-Virgin Olive Oil," *Molecules* 24, no. 10 (2019): 1986.
5. Michele Drehmer et al., "Total and Full-Fat, but Not Low-Fat, Dairy Product Intakes Are Inversely Associated with Metabolic Syndrome in Adults," *Journal of Nutrition* 146, no. 1 (2015): 81–89.
6. Alpana P. Shukla et al., "Effect of Food Order on Ghrelin Suppression," *Diabetes Care* 41, no. 5 (2018): e76–77, doi:10.2337/dc17–2244.
7. Nathalie Pross, "Effects of Dehydration on Brain Functioning: A Life-span Perspective," *Annals of Nutrition and Metabolism* 70 Suppl.1 (2017): 30–36.
8. Song Yi Park et al., "Association of Coffee Consumption with Total and Cause-Specific Mortality Among Nonwhite Populations," *Annals of Internal Medicine* 167, no. 4 (2017): 228–35.
9. Elizabeth A. Thomas et al., "Usual Breakfast Eating Habits Affect Response to Breakfast Skipping in Overweight Women," *Obesity* 23, no. 4 (2015): 750–59, doi:10.1002/oby.21049.
10. Elizabeth F. Sutton et al., "Early Time-Restricted Feeding Improves Insulin Sensitivity, Blood Pressure, and Oxidative Stress Even Without Weight Loss in Men with Prediabetes," *Cell Metabolism* 27, no. 6 (2018): 1212–21, doi:10.1016/j.cmet.2018.04.010.
11. Renata Fiche da Mata Gonçalves, et al., "Smartphone Use While Eating Increases Caloric Ingestion," *Physiology & Behavior* 204 (2019): 93–99.

参考情報

●邦訳

＊1 H.ロディッシュほか著『分子細胞生物学　第4版』(上・下、東京化学同人、2001年)。

●情報源

ジーニアスたちが集うフェイスブックのコミュニティ「The Cortex」に参加しよう

http://maxl.ug/thecortex

確かな情報が知りたい？　それとも、ジーニアスたちとつながりたい？　「The Cortex」をぜひ試してほしい。私のプライベートなフェイスブックのコミュニティだ（コーテックスは「大脳皮質」の意味）。心身の健康を求めて旅を続けている人たちが、ヒントや秘訣、レシピ、研究結果などを投稿、共有できる。参加者の多くが「ジーニアス・ライフ」の経験豊富な実践者だが、まだ始めたばかりだという人たちもいる。自己紹介を忘れないで！

私のドキュメンタリー映画『Bread Head』を視聴しよう

私の物語を描いた『Bread Head』は、認知症予防をテーマとした初めての、そして唯一の長編ドキュメンタリー映画である。記憶に障害が出るすでに何十年も前に、脳には変化が現れている。

公式ニュースレターに登録しよう

www.maxlugavere.com

わかりやすく噛み砕いた研究結果を直接手に入れたい人には、私のニュースレターをお勧めする。健康改善に役立つ調査記事（読みやすい概要付き）、インタビュー、ちょっとした情報を定期的に配信している。スパムメールはなし。いつでも登録解除できる。

お勧め製品

http://maxl.ug/TGLresources

私が気に入っているブルーライトカット眼鏡や、お勧めのオンラインの瞑想コースについて、あるいは空気清浄機や浄水器の新製品、からだにいい塩について知りたい——本書を読んだあとに、そんなふうに興味が湧くのももっともだろう。私は長年にわたって、あちこちの製造業社と交流し、いろいろな製品を試してきた。上記のサイトにアクセスすれば、私のお勧め製品がわかるはずだ（しかも割引価格で手に入る)。どれも私自身が厳しく吟味して、実際に使っているものばかりだ。

信頼性の高い情報源

確かな情報を入手する最善の方法は、信頼性が高く、できるだけ科学的な情報が得られるサイトを選ぶことだ。科学的な研究を追跡して探し出す時には、次のようなサイトを試してみよう。

■ ScienceDaily

www.sciencedaily.com

大学や科学雑誌、研究機関のプレスリリースを掲載するサイト。研究発表が添付されている場合も多い。幅広い分野の研究を集めており、画面上で「Health News」をスクロールするか、メニューバーの「Health」を選択すると、優れた情報にアクセスできる。

注意：大学のプレスリリースは必ずしも完全とはいえないが、優れた出発点となり、たいてい元の研究論文へのリンクが貼ってある。プレスリリースと論文の両方を読めば、研究をどう解釈すればいいのかもわかる。プレスリリースはジャーナリストが記事を書く際の情報源である場合が多い。つまり、このサイトはあなたを情報源に直接つないでくれるのだ！

■ Medical Xpress

www.medicalxpress.com

上記サイトと同様の役割を果たすが、医療・ヘルス関連に特化している。

■ EurekAlert!

www.eurekalert.org

プレスリリースを掲載しているという点で上記ふたつのサイトと似ているが、本サイトは科学雑誌『サイエンス』を発行するアメリカ科学振興協会が運営している。

■ PubMed

www.ncbi.nlm.nih.gov/pubmed

私が調査をする時によく使うのがこのサイトだ。PubMedを検索する時には、最後に「site:nih.gov」と加えよう。たとえば「Alzheimer's insulin site:nih.gov」と入力すれば、NIH（アメリカ国立衛生研究所）のウェブサイト（PubMedはその一部）上で、アルツハイマー病とインシュリンに関するあらゆる記事が検索できる。

私への連絡方法

講演やコーチングの依頼、そのほか挨拶だけでも、私に連絡を取りたい方は次の方法で。

www.maxlugavere.com
info@maxlugaverere.com
Instagram.com/maxlugavere
Facebook.com/maxlugavere
twitter.com/maxlugavere

著者紹介

マックス・ルガヴェア（Max Lugavere）

映画製作者。健康・科学専門のジャーナリスト。著書*Genius Foods: Become Smarter, Happier, and More Productive While Protecting Your Brain for Life*（未邦訳）はニューヨークタイムズ・ベストセラーとなり、すでに8カ国語で出版された。また、食事とライフスタイルによる認知症予防がテーマの、世界初のドキュメンタリー映画『Bread Head』を監督した。iTunesの健康関連ポッドキャストでナンバーワンとなった「The Genius Life」のホストを務める。「The Dr. Oz Show」や「The Rachael Ray Show」「The Doctor's Farmacy」に頻繁に出演するほか、「Medscape」「VICE」「Fast Company」「CNN」「The Daily Beast」にも寄稿してきた。NBCの「Nightly News」「Today Show」『ウォール・ストリート・ジャーナル』紙でも紹介された。世界各国からの講演依頼も多く、「South by Southwest」「The New York Academy of Sciences」をはじめ、スウェーデンの「Biohacker Summit Stockholm」ほかでも講演を行ってきた。

【訳者紹介】
江口泰子（えぐち　たいこ）
翻訳家。法政大学法学部卒業。編集事務所、広告企画会社勤務を経て現職。訳書に『結局、自分のことしか考えない人たち――自己愛人間への対応術』『うちの親には困ったものだ――老いた親とうまくつきあう方法』（以上、草思社）、『21世紀の脳科学――人生を豊かにする3つの「脳力」』『ケネディ暗殺 50年目の真実』（以上、講談社）、『ブレグジット秘録――英国がEU離脱という「悪魔」を解き放つまで』『ザ・フォーミュラ――科学が解き明かした「成功の普遍的法則」』（以上、光文社）、『140字の戦争――SNSが戦場を変えた』（早川書房）、『THINK WILD――あなたの成功を阻むすべての難問を解決する』（ダイヤモンド社）ほか多数。

GENIUS LIFE（ジーニアス・ライフ）
万全の体調で生き抜く力

2021 年 6 月 24 日発行

著　者――マックス・ルガヴェア
訳　者――江口泰子
発行者――駒橋憲一
発行所――東洋経済新報社
〒103-8345　東京都中央区日本橋本石町 1-2-1
電話＝東洋経済コールセンター　03(6386)1040
https://toyokeizai.net/

カバーデザイン……橋爪朋世
D T P……………アイランドコレクション
印刷・製本………丸井工文社
編集担当…………佐藤朋保
Printed in Japan　　ISBN 978-4-492-80092-8